「心の病」
発病メカニズムと
治療法の研究
―精神保健福祉学序説―

宇野 弘之 著

国書刊行会

「心の病」発病メカニズムと治療法の研究
―精神保健福祉学序説―
目次

序　章　安全な社会を願って ………………………………… 5

第1章　現代社会の病理 …………………………………… 15
　第1節　ストレス、慢性病の時代 ……………………… 15
　第2節　病理社会論――現代社会が喪失したもの …… 19
　第3節　現代社会病 心の病 …………………………… 21
　第4節　現代社会における人間の存在 ………………… 25
　第5節　ニヒリズムの超克 ……………………………… 36
　第6節　生きる意味 ……………………………………… 41
　第7節　人間生活の基本 睡眠について ……………… 44
　第8節　正しい呼吸法について ………………………… 49
　第9節　応病与薬 ………………………………………… 59
　第10節　人生の諸段階 体と心の発達 ………………… 71

第2章　人間学 精神医学の諸思想 ……………………… 85
　第1節　現代哲学の基本問題 心と体について ……… 85
　第2節　現代思想 精神医学の潮流 …………………… 87
　　第1項　クレペリンの精神病理学説 ………………… 87
　　第2項　フッサールの現象学の方法と現象学的精神病理学 …… 90
　　第3項　ルードヴィッヒ・ビンスワンガー ………… 96
　　第4項　ベルグソン学説 ……………………………… 99
　　第5項　ミンコフスキーの「現実との生ける接触の喪失」概念　101
　　第6項　ジャネの精神衰弱論 …………………………102
　　第7項　サリヴァン ……………………………………105

第8項　ジャクソンの解体（退行）理論 …………………………106
　第9項　ハイデッガーの存在論的方法の現象学 …………………106
　第10項　シャルコー …………………………………………………107
　第11項　メダルト・ボス ……………………………………………108
　第12項　V・E・フランクル ………………………………………109
　第13項　グリージンガー ……………………………………………111
　第14項　呉秀三 ………………………………………………………113
　第15項　ブロイラー …………………………………………………113

第3章　人間の一生 …………………………………………………115
第1節　子ども時代 …………………………………………………115
第2節　三つ子の魂 …………………………………………………123
　第1項　発作性疾患　てんかん ……………………………………126
　第2項　精神遅滞・知的発達障害 …………………………………128
　第3項　微細脳機能障害 ……………………………………………130
　第4項　早期幼児自閉症 ……………………………………………130
　第5項　生活の基本睡眠と睡眠障害 ………………………………132
　第6項　摂食障害 ……………………………………………………140
第3節　児童期 ………………………………………………………142
　第1項　児童精神医学の歴史 ………………………………………143
　第2項　児童期の精神病理　その根底にあるもの ………………147
　第3項　幼児自閉症の精神病理学的研究について ………………151
　第4項　小児期崩壊性障害 …………………………………………167
　第5項　学習障害 ……………………………………………………167
　第6項　発達性言語障害 ……………………………………………169
　第7項　多動性障害・注意欠陥障害 ………………………………171
　第8項　習癖異常・夜尿症・遺糞症・抜毛症 ……………………173
　第9項　吃音・緘黙症 ………………………………………………175
　第10項　チック・トゥーレット症候群 ……………………………176

第11項	子どもの心身症	177
第12項	反芻・異食・哺育障害	182
第13項	子どものヒステリー	184

第4節 思春期 青年・人間性の開花 …………………………185
　第1項　人間としての苦悩 …………………………………191
　第2項　アイデンティティー論 ……………………………195
　第3項　モラトリアム人間 …………………………………198
　第4項　現代若者の心の苦悩 ………………………………201
　第5項　現代青年のモデル臨床像 …………………………203
　第6項　現代精神病理学の重要鍵概念 山アラシ・ジレンマ ……205
　第7項　現代社会病 …………………………………………206
　第8項　青年期の心の病（特有な病） ……………………208
　第9項　人間苦悩の解決の試み ブッダ …………………217
　第10項　心の病救済と大乗仏教精神 ………………………219
　第11項　宗教の概念 …………………………………………221
　第12項　心身症ＰＳＤについて ……………………………226
　第13項　自然治癒力 …………………………………………230
　第14項　心の病，発病メカニズムの解明と治療法 ………243
第5節 壮年期 …………………………………………………261
第6節 老年期 …………………………………………………268

おわりに…………………………………………………………273

序　章　安全な社会を願って

　今日ほど，狂気が日常生活の中で広く話題となり，ニュースの社会面を埋めつくす時代社会も希であろう．まさに「狂気に刃物」である．私たちは安全な社会を願うであろう．その点でも，精神保健は現代社会の社会的要請，役割大といえるだろう．

　現代社会福祉の各分野論，高齢者福祉・児童福祉・障害者福祉は，それぞれ重要領域に違いないが，なかでも障害者福祉論は，身体障害者・知的障害者・精神障害者福祉の3領域において福祉論を展開できる．特に，新しく社会福祉の枠組に位置づけられた精神障害者福祉論は，現代人の心の病を臨床福祉の視座より探求する新しい学問領域として，今まさに注目されていよう．

　わが国の障害者福祉関係法は，第二次世界大戦後，1947(昭和22)年の児童福祉法，1949(昭和24)年の障害者福祉法を先駆けとし，1960(昭和35)年の精神薄弱者福祉法，身体障害者雇用促進法，1970(昭和45)年の心身障害者対策基本法と順次制定整備され，精神障害者は1950(昭和25)年の精神衛生法の制定以来，もっぱら医療の対象とされて障害者福祉の対象とはみなされず，1987(昭和62)年の「精神保健法」の改訂を経て，1993(平成5)年の障害者基本法の制定，1995(平成7)年の精神保健及び精神障害者福祉に関する法律（略称「精神保健福祉法」）への改正により，ようやく障害者福祉法としての内容を包含するに至った．

　平成5年に157万人といわれた精神障害者は，平成8年には約217万人に増加し，今日では300万人にも達したであろうともいわれる．

　青少年の残虐きわまりない犯罪事件は新聞の社会面報道をよくにぎわし，まさに社会の安全にとっても精神障害者をどのように理解しサポートするか，現代社会の重要課題となっているといえよう．

　願わくは，「生きる」ということは健康な生の営みでありたい．だが，

社会病としての心の病は神経症，精神病等，まことにやっかいなもので，病気になり病人になるということは，個人にとって苦痛をともなう不幸であり，社会にとっても損失をともなう災厄である．

　社会の安全，安全な社会のためには，精神保健福祉士の心優しい精神障害者のサポートが必要であり，その育成も現代社会の重要課題であろう．

　発病者の治療および社会復帰の中心となるのは精神科医と精神保健福祉士であるという視座より，私どもはまず何よりも精神保健福祉士の育成を念じると同時に，「現代人の心の病，発病とそのメカニズムおよび治療法の解明」を，精神病理学を含めた臨床福祉の視点より研究論述を試みるのも重要なテーマであると考えられよう．

　ＰＳＷ(Psychiatric Social Worker) は，地域社会において発生するさまざまな精神衛生の諸問題に，ソーシャル・ワーカーの技術をもって対応していく．専門職種としてわが国にも誕生し，精神医学ソーシャル・ワーカーとして活躍し始めている．

　米国では，1905年マサチューセッツ総合病院で初めてこの業務が行なわれ，1913年ボストン州立精神病院のサウザード院長とジャレット主任によって「精神科ソーシャル・ワーク」と名づけられた歴史があるが，わが国における組織的試みは1948年国立国府台病院の村松常雄院長が米国にならい導入したのが初めてである．

　ＰＳＷの業務は，(1) 対象者のもつ家族，環境要因を調査し，(2) 対象者のかかえた問題に関する情報収集，(3) 社会保障制度の活用の手引き，(4) 福祉医療施設の紹介，(5) 社会復帰のための住居，職業斡旋等の対象者に対する直接的援助と，(6) 一般の人々に対する精神障害者についての教育啓蒙等であろう．

　心の病，抑うつ症，神経症（ノイローゼ），身心症等が増大する現代高度産業社会においては，これまで力量が注がれた(7) 精神障害者の社会的処遇の改善運動に並行し，(8) 過剰なストレスおよび健康について一般市民全体も対象にすえる時を迎えてきている．

　精神保健福祉士は，地域社会において発生するさまざまな「精神衛生」Mental Hygiene 精神の健康の保持増進，精神病，欲求不満等，不健康の予

防を目的とする学問やその実践の諸問題に，ソーシャル・ワークの技術をもって対応していく専門職種であろう．

　ソーシャル・ワーク Social Work は，生活上困難をかかえる個人や集団または特定の社会的諸問題をかかえる地域社会が，社会福祉の諸施策，その他の社会資源を活用しながら，その困難や問題を解決，改善していけるよう専門的知識と技術を用い，人々との総合作用を通して援助していく活動である．

　現代の精神医学には，さまざまな伝統を汲んだ各種理論および治療法が共存並立しており，米国における主なものは140種類存在するといわれている．

　患者が今，精神科医に行った場合，それぞれの学説，理論によって違ったアプローチの治療を受けることになる．フロイトが創始した精神療法とその理論による精神分析医，認識学派の治療者，行動学派の治療者 Behavior Therapist，プライマル，スクリーム，感情体験を重視する学派の治療者，心の病は身体的な病気の一種であると考える治療者，身体学派，力動的治療者など，治療方法はそれぞれ持ち味もあるが，異なる治療方法を実践することになろう．

　精神医学 Psychiatry は人間の身体における心，精神の病的異常を対象としその予防法，治療法を研究する医学であり，1808年にドイツのライル Reil, J.C. が初めて用いた言葉である．
生物学的要因のみならず心理的，実存的，社会文化的要因を包括的に捉える診断学であり治療学であろう．

　精神機能に障害のある状態の人で，その程度が日常生活に支障をきたすほどひどかったり，本人がその状態に異常に苦しむ場合の精神障害者の多くは，行動異常と観察されようが知覚，思考，感情，自我，意思，意識，記憶等の面の傷害として捉えることができるであろう．

　精神障害には，それが身体上の徴候を生ずる場合と，身体上の傷病が病的な精神的反応を生ずる場合がある．心身一如の人間存在を，身体と精神とに二分し二元論で扱うことが多かった臨床医学であるが，全人的な立場から患者の診断を行なうことの必要性や可能性を主張する精神身体

医学 Psychosomatic Medicine の視点もあろう．

　社会福祉領域の専門職者ＰＳＷは，医学との深いつながりをもつ．特に，精神医学の知識と理解は必要不可欠であろう．

　現代人の心の病を扱う治療法のひとつ，心理療法を耳にしたことがあるであろう．

　心理療法 Psychotherapy は，治療者とクライエントの対人関係を通し，クライエントの身心の種々の症状の除去，対人関係の調整，問題行動や態度の改変，人格的発達等を援助していく方法であり，サイコセラピー，精神療法として知られていよう．①

　理論的主流は，(a) 精神分析論を基礎とした精神分析療法，(b) Ｃ・Ｒ・ロジャーズのクライエント中心療法（非指示的カウンセリング），(c) 行動療法等が知られている．

　(a) 精神分析療法は多くの神経症者や精神病者を対象とし，(b) クライエント中心療法（非指示的カウンセリング）は対人関係における軽度な障害をもつ人を対象とする傾向があり，(c) 行動療法は行動理論を背景とし，もっぱら症状の除去や行動の改変をめざす．

　心理療法にはこのほか，(d) 催眠療法，(e) 集団療法，(f) 遊戯療法，(g) ゲシュタルト療法，(h) 家族療法，(i) 心理療法，(j) 森田療法，(k) 内観療法等もある．

　最近，音楽療法 Music Therapy も注目されている．文書療法 Episto Therapy は，自己修養法，危機対処法として効果的であろうし，森田療法，仏教の応病与薬治療，禅の瞑想，内観法，読書療法 Biblio Therapy もある．

　ドイツ語 Verruckt（狂っている）は，もともと「位置がずれている」という意味から派生し，日本語の「狂い」も，時計の狂い，機械の狂い等の言いまわしもあるように，位置のずれ，真実からのずれを意味している．

　病状の回復，自己実現を助けることが精神医学の目的とすれば，達成の目的となる自己実現，適切で理想的な精神状態は，どのような状態なのであろうか．

　人生は生きるに値するかという生存理由，生きる価値または意味は，人生における最も重要な哲学的課題であろう．

ただ呼吸しているだけでなく，生の内容がゆたかに充実しているという生存充実感，生きがい，それは素朴な形で生命の基礎そのものに密着しているであろう．そのような問題も，人間存在の基本として総合的に考えてみる必要があろう．

本書著述の視点は人間学，「心の病」発病メカニズムの解明および治療法の一考察であり，臨床の視点による総合的探求である．

相補医療 Complementary Medicine 代替医療 Complementary and alternative Medicine：CAM について

心の病の治療法を，代替医療，東洋医学，西洋医学の融合医学によって考察しようとする試みがある．

代替医療とは現代西洋医学を補完し，またはそれに代わりうる医学体系および治療法を総称したものと定義され，人間の本来もつ「自然治癒力」の賦活，増進という目標をもち，オータナティブ・メディシン Alternative Medicine（代替医療），コンプリメンタリー・アンド・オータナティブ・メディシン Complementary and Alternative Medicine（ＣＡＭ補完，代替医学），近代医療と伝統医療を結合したインデグレイト・メディシン Integrative Medicine（統合医学）をいう．オータナティブは二者択一の選択肢，代わりの（代替）という意味であり，コンプレマンタリーは敬意を表わす，称賛する，招待する，無料のという意味である．

代替医療は欧米では急速に普及し，日本でもさまざまな形で取り組まれている．日本の医療は，明治の文明開化時にそれまでの伝統医療であった漢方医学を捨て去ってドイツ医学を取り入れ，戦後はアメリカ的な病院医療が主体となった．戦後のわが国の非衛生的な貧困な時代において一面成功したかに見えたのであるが，高度成長期も終え，不況，少子高齢社会の今，これまでの医療を見直す時期がきているといわれる．先進国では現代医療の見直しが叫ばれだした．

1992 年米国では，それまでの西洋医学一辺倒の医学への反省が見られ，国立衛生研究所に代替医療研究室が設置され，東洋医学，アーユルヴェーダ医学，イスラム医学，ハーブ，カイロプラクティック，ヨガ，アロマテ

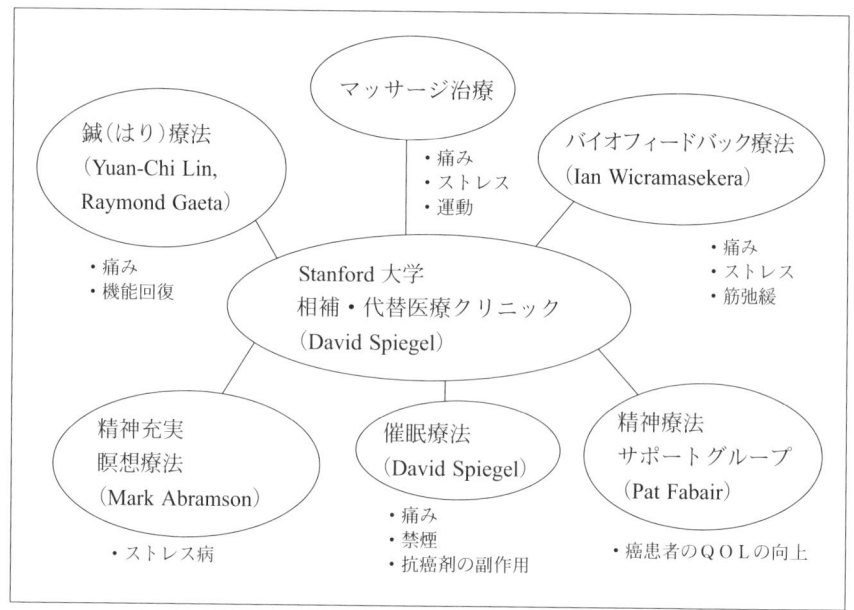

Stanford 大学相補・代替医療クリニック

ラピー等近代西洋医学以外の伝統伝承医学 Traditional Medicine,さらに疾病改善のため,イメージ療法,芸術療法,音楽療法等の代替医療等に光が当てられ,英国も同様,国家規模で現代医学との統合を模索している.

現代医学は感染症,急性疾患,器質的疾患,救急医療等にすぐれていて,この領域では,まさに西洋医学であるが,代替医療は生活習慣病,老人病,機能性疾患,ストレス病等保健や疾病に重点を置く.西洋医学ですべての治療ができるわけでなく限界があり,薬害をはじめ医療ミス不信も手伝って,西洋医学への反省と医療費の抑制という観点から代替医療が見直されようとしているといえよう.

さて伝統医学,トラディショナル・メディシンは人類の長年の智慧を集積し,継承してきたものであり,医療文化そのものといいうる.近代医学は病気という個の世界にこだわり過ぎ,病人といった人間全体を見過ごしてきた感がある.伝統医学の世界では,すべての医療の対象は病気におかされた人間である.②

このように，米国では近代西洋医療のほか東洋医学や代替医療等を含めて統合医療と称して新しい医療を構築しようとする試みがこの30年間に見られ，1996年カリフォルニア大学Davisに最初の「代替医療」の大学コースがつくられた．
　アメリカでは，各種の伝統医学・鍼，マッサージ，カイロプラクティック，精神心理療法，イメージ療法等が実際の医療を相補，代替するものとして利用されつつあり，その効果と安全性が検討されつつある．③
　健康な州 Healthy State，癒しの州 Healing State と呼ばれるハワイ州の代替医療も，最近注目されている．
　代替医療に携わる専門職も，それぞれハワイ州の認可を受けた鍼灸師 Acupuncturists が287人（人口1万人対2.4），整体師 Chiro-Practors が261人（同2.2），マッサージ師 Massage Therapists が549人（同21.5）と，対人口比でもかなりの数で（1997年のデータ），その数は年々増加しているという．
　ハワイ大学の看護学部では，鍼灸，カイロプラクティック，漢方医学はもとより，ハワイ独自の薬草 Herb，ロミロミマッサージ Lomilomi Massage，グループによる話し合い療法，Hooponopono; Group Talking to Health Relationships or Situations）などの代替医療が授業に取り入れられており，看護やホスピスケアの現場などで活用されているという．
　その一例として，ハワイで採れる薬草であるカバ Kava が不安神経症や不眠症に効果があることが臨床試験で明らかにされており，医療や看護の現場での利用が試みられているという．
　またスターン教授は，「人間が本来持っているエネルギー，いわゆる気（ハワイ語ではマナ）が治癒に重要な役割を果たしている」と，東洋医学の「気」が治療の場で重要な役割を果たしていること，東洋医学と西洋医学の融合・統合化の必要性を強調している．④

高齢者と代替医療

　高齢者は多臓器疾患が多く，1人で多くの疾患を有することが多いので，西洋医学の薬を投与する場合，薬剤も多くなろう．

漢方薬は1つの方剤で多くの効能をもっているので投与する薬剤が少なくてすみ，また老年病は慢性疾患が多く薬剤の投与期間が長いため，漢方薬は薬効が緩徐であり，なおかつ副作用が少ないので，高齢者には有効である．西洋医学・東洋医学の利点と欠点を理解し，互いに長所をうまく取り入れた医療体系を取り組むことが，老年医療には大切といえよう．

1. 漢方薬
   (1) 健忘，心気虚，精神神経症状，うつ状態，不眠等……遠志，人参，竜骨，桂枝菖蒲，麦門冬，柴胡加竜骨牡蠣湯，抑肝散，釣藤散，黄連解毒湯，当帰芍薬散
   (2) 消化器症状（便秘）……大黄剤，桂枝加芍薬湯，大建中湯，麻子仁丸
   (3) 泌尿器科系前立腺肥大による排尿障害……八味丸，清心蓮子飲
2. 腰痛，関節痛，筋肉痛等の除去……鍼灸治療
3. 痴呆症の患者……音楽療法，ペット療法

などが有効であろう．

　明治維新以降，ヨーロッパ文化を取り入れることが時代の主流になるにつれ，わが国にはオランダ，ドイツおよびその周辺諸国から薬や医療技術の知識，西洋のサイエンス（科学）が輸入され，それ以前は東洋医学が中心であった日本も，第二次世界大戦のころにはヨーロッパ医学が世界の中心的役割を果たしていたものの，次第にアメリカの医学が台頭してきて現在に至り，医学の中心は漢方から西洋医学へと移り，東洋医学は斜陽の一途をたどることとなり，科学の世紀は現在もなお衰えず続いているといえよう．

　心と身体の関係を重視する立場の医学を「身心医学」といい，心と身体を一体として考えることは非常に大切ことであるが，心の病には身体が関係しているし，また身体の病のときは心にも影響が及ぶ．この忘れがちな，大切なことが注目され始めている．

　心が身体と一体的存在であるといっても，心にはそれに特有な構造や法則があり，人間の心とて千差万別，特有なパーソナリティーが素質に生育して，環境条件等多くの要因の作用を受けて形成されてゆく．心の動

きの中で身体的変化を最も鮮明に示すのは感情であり，喜び，悲しみ，笑い，泣く，怒り，怖れ等による身体的変化がともなう．思考も，身体の活動が随伴していよう．

　心と身体との関係は心から身体という一方通行ではなく，身体から心への影響も関与していて，その人の生きる社会や環境が決定的といってよいほど関連をもっている．身体を通じて社会の情報をうけとり，処理し，それを利用しながら身体を通じて社会に働きかける．その意味では，社会学や歴史学とも関連をもつであろう．21世紀の今日，東洋そのものを見直そうとするうねりが全世界に広まりつつあるが，西洋医学と東洋医学との共存共栄の道を探して補完しあおうとする代替医療も今，考え始められている．

　註① Psychotherapy を心理学者は「心理療法」，精神科医は「精神療法」と呼ぶ傾向がつよい．
　　② 難沼恒雄・小松かつ子編著『仏教医学の道を探る』東方出版，2000年，pp.13,14.
　　③『医学のあゆみ』Vol.191，No.7，1999.11.13，p.811.
　　④『看護展望』2001-1，Vol.25，No.1-104 参照.

第1章　現代社会の病理

第1節　ストレス，慢性病の時代

　現代は心理的ストレスの時代とよくいわれる．ストレスとは，外部からの力によって生じる物体の歪みという力学的，工学的な学術用語であったが，1930年代にカナダの生理学者セリエが一般適応症候（状）群学説を打ち出して以来，生理学，医学，心理学等の領域で広く使用される用語となった．

　適応症候（状）群 Adaptation Syndrome　セリエ説は，外力の加わった生体では下垂体ヘ副腎皮質系が活動し，副腎資質ホルモンの過量分泌をきたして抵抗するが，この活動の機能低下によって種々の疾患（高血圧，関節リュウマチ，結節性動脈周囲炎，ショック，急性胃腸潰瘍等）をひき起こすという．①

　外部有害刺激 Stressor に対する生体適応反応をさしてストレスと呼ぶ学説であろう．

　病状の浸透は，ちょうど日本経済が高度成長をとげつつあった時期と符節を合する現代病として顕現しており，その意味で現代社会は必ずしも健康で人間的な時代でないことは誰もが実感できるであろう．②

　産業形態の変化にともなう高度の分業化，オートメーション化，テクノロジーの高度化と組織の巨大化にともなう新たな人間性の危機があらわれ，あらためて人間性，人間の本質が問われていよう．

　生きる意味を問わない現代社会ともいわれる酸欠状態，非人間的で息苦しい社会，人間疎外 Alienation，本来あるべき自己自身に無関係の関係に立たしめられる現象である．現代的神経症のいくつかのタイプ，そこに共通に見出されるのは，自由な自己を創造的に生かそうとする欲求がたとえあっても，今日の技術化，機械化された社会環境に圧倒されて知らず知らず挫折していく姿があり，現代は慢性病の時代ともいわれる．

　感染症や救急的疾病も多いが，今日，日常的話題になっているのは成人

病，難治病，身心症等であろう．

　成人病 Senile Disease は従来，老人病と呼ばれてきた疾患（動脈硬化，高血圧症，癌腫，肺気腫，糖尿病，骨の退行性変化等）で，向老期にその発病を認めることが多い．外国にはこれに相当する医学用語がないが，わが国では成人病と呼ばれ，よく耳にする病名である．

　無病息災，達者でいられること，病気をせぬよう神仏によく祈願する人の姿がみられる．信仰医療，憩いと祈りの場も必要であろう．ボケ封じ観音，ポックリ寺，癌封じ観音等もあり，現代人の願い，祈りは存在する．

　1930年代にカナダの生理学者セリエが一般適応症候（状）群学説をうちだし，外部有害刺激，ストレッサー Stressor に対する生体の適応反応をさしてストレスといったと述べたが，文明化と経済優先のがんじがらめな現代社会の中で生まれた言葉である．精神的肉体的な不満は，うまく発散できなければストレスは溜まる一方であり，発散できぬ精神的ストレスは，自分の身体へ取り込んで身体に不調をきたす．身心症 Psychosomatic Diseases である．身心症とは，心理的，情動的因子に起因する身体的病態の総称で，自律神経支配下の臓器障害である．大人，子ども，若者の間でも，喘息や胃潰瘍，高血圧，種々の内分泌疾患等の身心症がふえている．爆発的なストレス発散へと発展する暴走族，校内暴力，家庭内暴力，いじめ等もあろう．現代社会の高度な文明化と経済発展の恩恵を享受しながらも，その副作用として複雑にからみあった心の問題を抱え，現代社会は彷徨うのである．

神経症 Neurose

　ドイツ語が日本語化し，一般にノイローゼとして知られる．1777年スコットランドの医者カレン Cullen, W. によって「神経症」という用語が導入された．精神的な葛藤や圧迫による心の病気であるが，精神病ではない．

　⑴ 不安神経症　強い不安や恐れを症状として表わすもの
　⑵ 強迫神経症　くり返し考えたり行動したりするもの
　⑶ 抑うつ神経症　悩みや葛藤から気分の沈むもの

(4) ヒステリー　不安や恐怖が身体症状へと置き換えられるもの等の種類に分けられる．

症状は多種多彩で感覚，運動，内臓系の障害，不安，特殊な恐怖，引きこもり，記憶障害，夢遊状態，トランス状態，不眠，煩悶といった精神の不調をきたす．患者自身は現実レベルで病気のことをむしろ強すぎるくらい意識していて，その多くはそれに悩みながら何となく日常生活を続けることができる．不安や恐怖に苦しみながらも，現実感覚を失っていないのが神経症であろう．神経症は現在，特定の性格傾向を基盤にして心因性，環境因性に生ずる身心の機能性障害であると考えられている．根底には不安と抑うつが認められる．患者は「病識」および現実検討力をもっている．

神経症は心理的原因から頭痛，動悸，不眠等をおこす疾患であり，ノイローゼ，神経衰弱，ヒステリーの類であり，精神病と違い，人格が障害されず，身体的異常は認められない．身心症は精神的な要因でおこる身体疾患であり，食欲不振，狭心症，性的機能障害などの症状があろう．

現代病「ノイローゼ」は不安内向型が増加傾向にあり，都会人に多いといわれる．いかに生きるか，外界にどう適応していくか，生活表層的，機能的側面に懸命にならざるをえず，何のために生きるかという人生の内面的意義，生存理由を問おうとしない．自分自身との対面を避け，さわがしい雑踏に身を案じて生きているからであろう．

生存の根底にある「生きがい」の重要性を説くものに「生きがい論」がある．

　　生きがいというものは，人間がいきいきと生きていくために，空気と同じようになくてはならないものである．しかし，私たちの生きがいをおびきやすいものが，まつわりついているためであろう．

　　諸行無常の鐘の声……，私たち日本人のききなれたことばには，この事実に対する静かな認識とあきらめがあらわれている．老，死，病，苦．仏陀太子を求道へと追いやった人生の四苦は，現代もなお人間生存の尊厳たる事実である．

　　人間が，どうしても逃れえない力の重圧のもとにあえぐような，ぎ

りぎりの状況をヤスパースは限界状況と呼んだ．これをもたらすものとしてハイデッカーは死と責，ヤスパースは死，苦，争，ガブリエル・マルセルは死と背信，サルトルは死と他人をあげた．いずれにせよ，生きがいをうばい去るような状況は，一応限界状況とよんでいいだろう．

　明るい日常生活のなかで平穏に暮らしているとき，ひとは人生のこのような面には気がついていない．ひとはそれぞれの生涯のなかで，ちがった時期に，ちがった形で，人生の行手にたちふさがるこの壁のようなものにつきあたり，その威力を思い知る．その時には必ず生きがいということが問題になるであろう．このような悲しみと苦しみにみちた人生もなお生きるのに値するかと．自分はこれから何を生きがいにして生きていったらよいのかと．

　時代がどのように変わり，政治形態や社会のしくみがどのように改変されようとも，人生のこの面はとりのぞくことができないのではなかろうか．学問や社会政策の進歩によって，病や老や死の脅威がどれほど遠ざけられたとしても，要するにそれは相対的なことでしかありえない．精神安定剤や麻酔剤で苦悩に対する感受性を低下させたり，精神賦活剤で元気をつけたりしても，結局はその場しのぎにすぎない．③

心という漢字は，もともと人間の心臓をかたどった文字で繊細な血管を通じて血液を全身にしみわたらせる機能を表わし，それは人間存在の中心的機能であると考えられている．

　心とは何なのか問いつめられると全体にわたってすべてを網羅する答えはだしにくいのです．ただ私としては人間が人間として行動していくときに，主体性を保って生きていく，そのもととなるのが心ではないだろうか．そう理解しております．④

つまり，心とは人間の主体的生き方の根本ということができるというのである．

　戦後わが国は，経済を柱に豊かさを念じて今日に至り，苦難克服をし，敗戦国家が今日ほど，廃墟の中から豊かな社会を形成できたのは，驚天動

地である．しかしながら今日，何か日本人は大切な忘れ物をしていないか，豊かな世の中にはなったが，何か世の中がおかしい．歪んでいると，人命軽視や，若い世代にまでおよぶさまざまな残酷極まりない数々の社会問題に，物だけの豊かさでよいのだろうか，21世紀に至って，人々はそう気づき始めているのではなかろうか．

  註① 緒方知三郎編『常用医語辞典』金原出版，昭和43年，p.520.
  ② 宮本忠雄『現代の異常と正常』平凡社，昭和47年，p.261.
  ③ 神谷美恵子著作集1『生きがいについて』みすず書房，1980年，p.95.
  ④ 鈴木二郎・中村元・藤田真一『脳とこころをさぐる』朝日選書408，1990年，p.204.

第2節　病理社会論──現代社会が喪失したもの

　最初は精神医学者として出発し『精神病理学総論』を著わした実存哲学者ヤスパース Jaspers, Karl（1883-1969）は，20世紀は本質的に精神分裂病的状況であるという意味の言葉を述べた．「ヒステリーは本質的に18世紀であり，これに対して精神分裂病はとりわけ20世紀文明と親和性をもっている」と．

　現代の都市文化は，冠状動脈硬化症，高血圧症，胃潰瘍，喘息等の現代諸病を多発せしめていないだろうか．「狂気」は文化や社会と密接な関係を有しており，その時代の文化を映し出す鏡ともいわれる．

　現代文化の社会にあっては画一性，非精神性，物質的豊かさの尊重が急速に高まり，現代の科学文化の社会の多忙さと空しさの中で，われわれはややもすると自身を見失ってしまいがちである．

　情報の過多な世界，多忙な生活にあけくれ，言い知れぬ空虚感に襲われて，人生や心のよりどころ，自己固有の存在の仕方を忘却し，心のふるさとを忘却してしまいがちの現代人の私たちは，何か大切なものを失い，自己存在のよりどころを求めてあがいているようにも思える．それは現代社会に生きる人間一人一人の危機的ともいえる状況であろう．

現代社会は，よく病んでいるといわれる．

　親子の断絶，教師と生徒間の不信，離婚の急激な増加，モラトリアム人間の増加等，現代的人間関係の病理は，すべて大都会における現代文明の病理とも考えられ，さらに家族の病理，学校，地域，職場の病理，文化の病理等，現代社会の精神病理は21世紀に入り，これからいっそう深刻になりそうである．

　現代社会は何か大切なものを喪失してしまったのではなかろうかと思うのは，私だけであろうか．喪失してしまった大切なものとは何であったのであろうか．

　資本主義社会には欠陥があり，その欠陥を補充する社会福祉の政策制度の存在に，現代社会福祉の意義もあろう．「資本主義社会の論理は，機械的な規格性への依遵の程度によって人間の価値測定をおこなう．生きるものから人格性を奪い，彼の存在を物格化する不可避性はこの基準からのずれによって人々を狂いの状況へと疎外する」．①

　その人間の疎外，現代社会における非人間的な状態，無力性，無意味性，孤立性，無規範性，自己疎隔から人間性が回復されて，自らの主体性をもって自由な社会に生きる自由な個人の在り方，生きる意味の哲学を身につけておく必要があろう．その根底に豊かな「人間論」をもたぬ単なる技術に堕した治癒法は，決して病を癒すことはできず，人間とはいったい何なのだろうかという探究，理解がない限り，人間の身心の異常，病気を解けないのではないだろうか．人間とはいったい何なのかという基本的な人間存在の哲学的叡智が不可欠な時代が訪れているのではなかろうか．

　都市社会，現代産業社会，脱工業化社会，情報化社会の時代にあって，その文化的環境，そこで発現した精神障害，精神疾患は，個人の生活史と社会の歴史，特定の文化的環境のなかで，当の病者が接する環境との摩擦，生の断面で発生する．

　とすれば，人間の生活にとって社会環境は，精神衛生にとっても重要な意味あいをもつことになろう．

註① 佐々木斐夫『狂気と文化―病理社会論序説―』東海大学出版会，1980年，p.6 参照．

第3節　現代社会病 心の病

　社会病としての心の病気は，今日，精神病と神経症に区別されるのが常であろう．
　精神病 Atienatio Mentis（異常精神の）Psychosis（Mental Disorder）は，今日では精神障害といわれているが，狭義には精神病は異常人格，異常体験反応，先天性精神薄弱を除いた純粋に病的なものをいう．
　人生航路にあって青年期は最も重篤な精神疾患のひとつ，統合失調症，精神分裂病（破瓜型）の現われる時期でもあり，躁うつ病もよく見られる．
　一般に，神経症のほうは軽症でたちのよい病気であり，精神病のほうは重症でたちの悪い病気と考えられがちである．①
　精神病　病者自身は自分が病気であるという認識を欠き，現実を判断する力が失われ常識を大きく逸脱する奇異な言動を示し，通常のコミュニケーションが不可能に近い病気である．
　(1) 統合失調症（分裂病）　人間としての総合性を失い，自己中心的な幼児的レベルにまで人格が解体する．思考のつながりを失う思考障害を主症状とする．一人でぶつぶつしゃべる独語があったり，意味がないのににやにや笑う空笑いがある．
　(2) 躁うつ病　人格の解体を示す代わりにもっぱら気分の上昇，下降と精神運動性の興奮，抑止等の情動障害を主症状とする．定かな理由もなく昂揚して誇大的になったり逆に深く沈み込んだりする．
　フロイトの精神発達論　精神病の病理は，
　(1) 統合失調症（分裂病）について　0歳から1歳半ごろまでの口唇期における自律性の確立や主体性の基盤となる基礎的な人格形成に欠陥があり，後の青春期以降になって通常の生き方ができなくなると考えられている．
　(2) 躁うつ病　1歳半から2歳半ごろまでの「肛門期」前半における社

会習慣の基礎を獲得する人格形成に歪みがあり後に情動面を中心に障害が起こると考えられている．発達的な精神障害にあって，神経症ようりも早期，つまり乳幼児期の親子関係が原因とされている．

　神経症は，私たちがよく耳にするノイローゼ Nourosis のことである．解剖的な変化を認めえない心因的な機能的障害として現われるもので，心因性反応とも呼ばれている．

　動機となる心因的刺激がなければ発病するものではなく，その人の「人格」，社会的，家庭的「環境」等，発病素因の存在は複雑であろう．神経衰弱，神経質，脅迫神経症，不安神経症，ヒステリー等のノイローゼである．

　内因性三大精神病のひとつに精神分裂症 Schizo-phren-ia（分裂−神経症），統合失調症がある．

　破瓜型・緊張型・妄想型・混合型に分かれ，一般的には初期は神経症の症状を示すが，神経症と異なる点は，人との感情的接触に欠けている．

　症状は次第に「人格の高度な変化」として現われ，種々の「妄想」「行為体験」「幻覚」が起こり，「衝動行為」が多くなり，急性の場合「昏迷」「興奮状態」も起こる．末期は「人格欠陥」が著しい状態となる．

　一連の向精神薬による治療効果，1952年クロールプロマジンの登場以来，1968年マンフレッド・ブロイラー Bleuler, M. がいうとおり，分裂病（統合失調症）は軽症化が証明されている．

　　　常識が解体することは分裂病の基本障害の一つである．分裂病者は自分では正しい行いをしているはずなのに，周囲の者とのコミュニケーションにズレが生じ，理解されない．したがって彼らは，次第に自分だけの，常識を逸脱した（妄想的）世界に閉じこもり，行動的にも感情的にも外界と交流することを極力避けるようになる．それは「生」を求めて生から遠ざかり，しかも誰からも理解されない孤独な，むなしい営みの世界なのである．

　　こういう見方をすると，分裂病の心的世界も少しは理解しやすく，また，分裂病が常識の変更や組み替えを多く求められる，子供から大

年齢層	発達段階		
0	乳児期		てんかん 精神遅滞 微細脳機能障害
1	幼児期	睡眠障害（夜驚症など） 摂食障害（拒食など） 言語障害（吃音，舌たらず） 神経症性習癖異常 （チックなど） 夜尿	早期幼児自閉症
6	児童期	神経症（動物恐怖，集団ヒステリー），心身症	てんかん
12	青年期	神経症（対人恐怖，強迫神経症） 思春期やせ症 シンナー乱用 自殺，非行 登校拒否	精神分裂病（統合失調症） 躁うつ病
25	成人期	アルコール依存症 神経症	
45	初老期	初老期うつ病 初老期妄想病	初老期痴ほう 脳血管障害性痴ほう
65	老年期	老年期神経症 自殺 うつ病	老年期痴ほう 脳血管障害性痴ほう 老年期うつ病 意識混濁（せん妄）

人への境界線上の青春期に発病しやすいことも理解できるであろう．

②
マンフレッド・ブロイラーの父 Bleuler, Eugen（1857-1937）はスイスの精神医学者である．クレペリンの早期痴呆の名称に対し精神分裂病（精神機能の分裂が特徴）という名を提唱，基本症状と副症状，一次症状と二次症状を分けた．教科書 Lehbuch der Psychiatric（1916）は，死後，息子により補訂されて刊行された．

躁うつ病 Manic-depressive Psychosis は循環性精神病，周期性精神病ともいい，「感情障害」を主徴とする内因性精神病である．

躁状態を躁病 Mania といい，爽快と興奮の状態の期間，それは内因性による感情の爽快と意欲行為の興奮を主軸とする「感情異常」である．青春期，青年期に初発し，経緯はうつ病より短く数週間で寛解するが，再発率も高い．

うつ病 Depression，メランコリー Melancholia（英）は憂うつ，抑制の状態，憂うつと意欲の抑制を主徴とし，精神的には不安・活動不能感，厭世的悲観的気分，思考渋滞，さらには絶望感，自殺企図等に至ることもある．

経過は数日ないし数か月，時には数年にわたることもあり，躁とうつを周期的に反復しながら日常生活を営むであろう．

精神病理学の視点で見ると，今日高度に文明化したゆとりのないストレスフルな社会状況を反映して，神経症的な不安や葛藤をはらむ「神経症性うつ病」や心気症状を呈する「仮面うつ病」が増えていよう．

乳児期から老年期に至る心の病気は，前ページの表のとおりである．③

現代社会には，心の病発生の素地がある．精神障害として初めて狂気を規定したのは，近代の精神医学であろう．精神障害といっても，
(1) 頭部外傷後遺症　脳の損傷のために起こる精神障害
(2) 進行まひ　梅毒スピロフェータが脳にのぼって起こす異常
(3) 神経症　心の悩みがひき起こす
(4) てんかん
(5) 統合失調症（精神分裂症）
(6) 躁うつ病、神経症等がある。

現代企業において人間は「才能をもつ人」として捉えられて，人材が大切にされ，身体病の早期発見（結核，成人病，がん）は，管理がゆきとどいていよう．しかし，経済主体のもつ責任，技術主義，利潤追求が，いつの間にか自然に人間，企業構成員の「心」を蝕んでいき，技術的現実性，経

済的合理主義が貫かれると人間を人材として扱い，人間性は次第に歪んで，その犠牲者が続いて現われる危険性をはらんでいる．

　都市化という現実も，人々の生活心理に影響を与え，その人なりの人生観，価値観等の個性が失われる可能性がある．この傾向は，将来もっと強く現われてくると予測される．

　それに拮抗する良識は，強い「不安」を生み，この不安に蝕まれると，うつ型の「神経症」発生の素地が形づくられる．

　統合失調症（精神分裂症）も，うつ病も神経症もすべて感情の障害に属する病気であり，ここに「心」をもつ人間をたいせつにしなくてはならないというごく平凡な事実の重みがある．

　経済・物の重視にかたより，たいせつな人間の「心」を忘れてはいなかったか，21世紀の今日，その反省が求められている．

　これからの企業も，人間のこの「心」をなおざりにしたら「うつ病」的なジリ貧に陥っていくに違いなく，それでは企業と人間の将来は悲観的にならざるをえないであろう．

　誰もがもっている精神的可能性が「奇形」を生みださないことを，これから考えていかなくてはならず，それには誰もが自己の「心」を失うことなく，また人間の心の重さを尊重する愛情と謙譲さが必要であることは間違いないであろう．④

　　註① 秋元波留夫『心の病気と現代』東京大学出版会，1976年，p.2.
　　　② 森省二『正常と異常のはざま』講談社現代新書，1989年，pp.46-47.
　　　③ 渡辺昌祐・洲脇寛・大月三郎編『精神分裂病・うつ病・躁病』保健同人社，1990年，p.30 参照．
　　　④ 平井富雄『精神衛生管理 企業のなかの神経症』中公新書287，昭和47年，pp.169-185 参照．

第4節　現代社会における人間の存在

　誕生に始まり死で終わる人間の一生は，人が生きている間，人がこの世

で生きていくその人生，人間としての存在を意味する．

「人生朝露の如し」「人生は短く芸術は長し」「人生意気に感ず」という私達の人生は「わずか50年」「人生70，古来稀也」といわれ，70歳まで長生きをする人はきわめて希な時代もあった．

明治24年から明治31年にかけての平均寿命は男42.8歳，女44.3歳であったが，昭和45年8月には，平均寿命は男69.18歳，女74.67歳と，人間の寿命は著しく長くなり，21世紀のわが国は世界最長寿国、長寿者がさらにふえ，少子高齢社会を迎えている．

その人間の生存，存在 being, Sein は有（う）といい，アリストテレス以来，哲学的課題として今日まで探求されつづけている．アリストテレスにおいては，存在は他のものに依拠することなくそれ自体である．これは実体 Substantia として基本 Substratum としてあることであり，他のものに依拠してあるのではないと，「ある」の哲学的な意味を展開している．近代日本の哲学者で日本的な人生の意味を問い，それに一定の回答を与えた西田哲学は，「絶対無」という概念を打ち出して独我論の克服を論理的に突破し，東洋的日本的哲学を構築しようとした．処女作『善の研究』1911（明治44）年は人生の問題を中心に人生論，哲学書として著述されていて，一読に値する名著であろう．

さて，現実に事実としてある現実存在 Existentia は可能性 Possibilitas を現実化する存在でもあり，現実存在にあって自己自身の存在を問題にしつつ自己の在り方を選び投企する人間の意識的，主体的存在を実存 Existenz とし，ハイデガーは存在者の存在 Sein そのものをとりあげ，その存在意味を探求する問いを存在論的 Ontologisch と呼んだ．①

フッサールの現象学から出発し基礎的存在論を展開するハイデガーは，まず人間存在を問題にする．人間存在は他の存在者の存在および自己自身の存在を存在了解 Seinsverständnis する存在である．このような人間存在を「現存在」Dasein と名づけ，存在一般を問題にする通路として実存 Exsistenz を分析する．それは他の存在に先行するものとしての基礎的存在論 Fundamental Ontologie, 実存哲学である．サルトルも実存哲学者として「現象学的存在論」を展開した．②

存在に関する考察は，西欧のみならずインドにおいても古くから存在する．

仏陀 Gotama Buddha（巴）Gautama Buddha（梵）は，存在の様相とその本質を如実（ありのまま）に知見して人格を完成し「覚れる者」「目ざめた人」となった歴史的人格である．仏陀の出家の原因はどこにあったか．仏陀の心内におけるやむにやまれぬ至真なる要求，内的な動機は「苦よりの解脱」にあったといわれる．仏陀の成道は縁起法の静観によると考えられているが，何故に生，老死の苦があるか，次第にその因を内へ内へと追求してゆき，何があるから生，老死の苦があるか．何がないとき生，老死の苦がないか．どうすれば生，老死の苦はなくなるか．人生の苦悩「生，老死」，すなわち「生苦」「老苦」「死苦」，老，病，死の苦しみを解脱せんがための哲学的思索にあって，老病死は「無常苦」を代表するものであった．仏教において苦を悟るとき，最も重要な意味を荷うのは「無常苦」である．

諸行無常，一切皆苦，無常なるものはすべて苦である．生老病死という人生の捉え方は，人生苦，「苦しむ人間」の存在，苦悩する人間を問題としている．苦痛におそわれると生身の人間の心と身体は分裂し，しかもその心を統一する自我も打撃をうける．

仏陀は「苦よりの解脱」を求めて修行の旅（出家）に出た．仏陀が出家して道を求められた内的動機は，苦よりの解脱にあった．人間が人間として生活してゆく上においてどうしても脱れることのできない，いろいろな苦悩，その苦悩を超える道を発見するため仏陀は出家したのであり，菩提樹下において静観せられたのも，ただこの苦悩を解脱する道を身証するためであった．それ故に，仏陀はまず人間苦，無常苦の如実の相を直視せられたのであり，それが十二縁起観では「生」「老死」をもって示されている．この「生」「老死」によって代表せられる人間苦，無常苦の原因を内へ内へと追求してゆく．

ここに仏教の広くいえば宗教の立場があり，いわゆる推理的順序による十二縁起の順観がある．生，老死によって代表せられる人間苦の原因を内へ内へ追求し最後に到達したものは何であったかというと，それは

「わたくしの心」であった．それが十二縁起説では「識(しき)」の語をもって示されている．すなわち，苦悩のよって来る因由を求め求めて遂に心の内容のいかんによるとした．苦悩の原因を求め求めて遂に人間の心の在り方いかんの上にそれを見出したということが，一応，十二縁起説（観）の結論であった．苦悩の原因は，各人各人の心の内容いかんによる．

　どのような心の内容をもっている場合に苦悩があり，どのような内容の場合は苦悩はないか，その点を明瞭に打ち出すために行(ぎょう)と無明(むみょう)の二支が追加せられ，「行，無明」を内容とするような「識(しき)」にあって生，老死の苦があり，無明の滅と行の滅とを内容とするような「識」にあっては生，老死の苦はない．無明とは智慧(ちえ)のないこと，仏教の真理を自覚していない状態である．これは凡夫(ぼんぷ)の心（「識」）の内なる相であり，そのような内相をもつ凡夫の心の働きが次の行である．智慧は仏教の真理に目覚め，悟らしめるものであるから，これは無明の滅であり，解脱は心が束縛せられぬ自主自由な境地に生きることであるが，そのように心を束縛しているものは凡夫の飽くなき"執着"である．

　解脱とは，渇愛(かつあい)の滅した境地にほかならない．意識的な人間の生存（有）は，主観の識と客観の名色(みょうしき)とが接触して識が種々の活動を起こすところから始まり，識の内容を調べてみると，凡夫にあっては「無明」を内なる相とし，求めて飽くことなき我欲渇愛を外なる相とする．「行(ぎょう)」は人間としての生活にほかならぬ．人間生活を中核体として成り立つ具体的な人間生存は，それぞれの生活によってそれ相応に内容づけられた生存であり，「行→識」の上に示されているとおり，生活は識の働きにほかならない．無明と渇愛を内容とする「識」が，外に向かって種々に活動する．その働きが具体的な人間の生存，凡夫の生活（行）である．無明を内なる相とし，渇愛を外なる相とするところの識は無明，渇愛に応ずるところの生活（行）を構成し，そのような生活（行）は再びその人の識をいよいよ無明，渇愛をもって内容づける．凡夫としての生活者の内容的構造である．このような構造を有する生活者の内面的相貌は生，老死をもって人間苦の代表として出され，生活者の内面的相貌を研尋して遂に心の在り方いかんに帰せしめたところは，極めて唯心的な理解といえよう．

人間存在，人生そのものを仏教思想は「生老病死」すなわち，生まれること・老いてゆくこと・病にかかること・死ぬことの四苦「苦」と捉え，治癒的臨床としての応病与薬・般若の智慧によって人々に正しい教えを授け，人々を解脱せしめる抜苦与薬の根本的叡智を悟りとした．

人々の精神的素質に従って法を説くのを，医師が病に対応した薬を与えることに喩え応病与薬というが，病に応じて薬を与える方便により人を救う，病薬対治の法である．

仏陀を医者の王と呼ぶことは古くから行なわれ，人間の種々の迷い，とりわけ貪り・怒りなどを「病」と称した．人間を迷い・貪り・怒る病的な存在者として捉えたのであろう．

迷いとは，悟りの対で見分けがつかぬ，物事の真実を知らず，誤ったことに執着している境地である．万物の現象・人間性に根ざす情意的煩悩である．心が錯乱しているため，自分が望んでいることとは別のことをしている心，東に向かおうとして西へ行くようなことする心，迷心である．

迷いの生存の根源には，貪欲（むさぼり）・瞋恚（いかり）・愚痴（無知，おろかさ），善根を害する三つの煩悩，三毒がある．瞋は，いかり・腹立ち・憎しみいかること・うらみであり，瞋恚は身心を熱悩せしめ，諸の悪行を起こさせる，瞋病・いかりの病である．痴は，ものの道理をわからぬおろかさ・無知・無明をいい，根本煩悩のひとつである．痴者・迷える者・痴人であろう．

身近なところでは痴呆性老人の「痴」を思いだす．痴呆性老人は，精神保健福祉の対象として最も多い現代病であり，心の病であろう．

心の病は，われわれの現在の根底にある根本的な無知・無明・根本的な煩悩を原因としており，迷妄のため物事の真実を理解できない愚痴の心作用であるという．

人々の心の病を癒す法の薬を与えるという意味で，仏陀や菩薩は医師に喩えられ，医王（すぐれた医者，大医王），病を治療する医者の中の王といわれた．

仏陀はまず，現実世界の苦悩の実態を精細に説明し，その後に，この苦

悩の原因を人間精神の内奥に見出し，さらに人類がもつべき正しき理想としての苦悩の滅却する意義を明らかにし，最後にこの涅槃(ねはん)に至るべき修道の方法を教える．これが，いわゆる四諦の教法である．この教法は，人間を人間の外側からでなく，内側から照顕(しょうけん)する根本的な光に照らして究明したものである．③

　若き日の仏陀は，
　　印度のカピラバッツ城の王子として何不自由なく暮らしていたが感じるところあって出家したそうである．そして経験した苦悩は並大抵ではなかった．それは身をもって苦しんだ問題であるといわれている．即ち「生老病死」である．人間生まれて来れば次第に老人になる．そして最後は病気になって死んでしまう．これはいまさらうまでもない平凡極まる事実である．それをとやかく言ってみたところで，どうにもならない．これが普通のドライな人間の考え方である．それが気になるのが宗教家や哲学者である……万人（衆生）をこの悩みと宿命から済度しようと願いをかけたわけである．これを弥陀の本願という．生物が老いて死ぬのは当然のことであるが，それが当然であるとすましていられるのは，それを自分から離れた現象として客観的に考えているからである．宗教はそういう態度では起こらない．宗教は人間の実存に直結するものだと言った．実存というのは第三者の立場から距離をへだてて何かを考えたり見たりする態度ではない．④

宗教は主体的問題，その解決の道であろう．われら生存者の苦しみの本質は何であろうか．

　一般的に「苦しみ」という場合には，「自己の欲するがままにならぬこと」「自己の希望に副わぬこと」をいうのであって，必ずしも生理的な苦痛，あるいは心理的な苦悩のみを意味しているのではない．「苦しみ」の原語 dukkha（巴），duḥkha（梵）を漢訳仏典では，「凶」を訳していることがある．「他に従属することはすべて苦しみであり，自由（主体性）はすべて楽しみである．」このように仏教で「苦しみ」というときには，感覚的な苦痛と精神的心理的な苦悩をいずれ

をも意味し得るのである．

　　原始仏教における「苦しみ」とは，われわれがとらわれていて，自由ならざる境地にあることを意味するのである．⑤

自由ならざる境地が苦であるという．非主体的存在としての苦であろう．

　　老，病，死は人の忌み嫌うものである．しかしそれがある故に，人はどのように生きたらよいか，ということを深刻に反省する．そういう点から考えてみると逆縁が実は順縁となるのである．われわれが忌み嫌い，耳にするのさえ嫌だと思う老いと病と死とがあるからこそ，われわれは真実の生命を生きることが可能なのである．

　　「人間の寿命は短い．善はなさねばならぬ．清らかな修行は行われなければならぬ．生まれた者が死なぬということはない．たとえ長く生きたとしても，百年か，或いはそれよりも少し長いだけである．」

　　すべてこのように移り行くことを認識することによって，現実に即した柔軟性に富んだ実践原理が成立するのである．⑥

真実の生命を生きる自由（主体性）の発見，その根本的認識，基礎的な智慧として「人生」苦の「認識」が必要であるというのである．

現代社会における宗教の役割とは、いったい何であろうか．

現代人の心の病，神経症的な病状，精神保健福祉の対象者は，世界の文明国で増大し，わが国においても例外ではない状況にあろう．

現代人の心の悩みを救うことが，それが宗教・仏教の大切な社会的役割であり，心の病の治療は，この病状を起こす原因を形成したであろう「現代科学」で可能であろうか．

　　現代は自分の神経や心理のバランスを失ったような人がふえている．こういう状況に対して宗教が発言することがあり得る．また現代の自然科学もこの分野における宗教を無視できなくなっている．精神衛生学もこれと関連して現代最も重要な分野になりつつある．これは倫理道徳がしばしばリゴリズム的なストレスを起こすのに対して，自然科学的に人間の衛生を考えて精神がいつもさわやかでおるように工夫するものである．身の上相談はもとより，その他神経

衰弱とか被害妄想とか分裂症とか色々の障害を予防医学的な意味も含めて治療したり相談に乗ったり指導したりする．これをカウンセリング（counseling）という．こうなると宗教のすることにますます接近して行く．こういうところで宗教病理学が宗教の側からと同じ問題に接近して行く．つまり昔から宗教は心の悩みを救うことが重要な仕事だからである．⑦

　宗教には，心の悩みを救うという大切な社会的役割がある．カウンセリングのみならず，臨床仏教福祉にはターミナルケアー・ホスピス（ビハーラ）や精神保健福祉士の活動，クリニカルなケースワークがある．

　神経症的症状は，世界の文明国，現代文明生活の国に増大している．

　問題の所在は，この治療はこの症状を起こす原因となった現代科学ではできない点であり，ここに現代科学の盲点があろう．その解決の一翼を担うのが臨床宗教学・臨床仏教学であり，臨床の視点に立つソーシャルケースワークであろう．

　　宗教と宗教学ついて再び考えてみると，それは臨床医学と基礎医学の関係に似ている．前者は直接患者の脈を取るし治療をする．宗教家でいうと信者に直接触れて教化したり救済をする．ところが後者は，直接患者には触れない．したがって宗教学は，それでもって人々を教化したり救済することはしない．しかし，臨床医学は必ず基礎医学を経なければならない．宗教学も宗教家にとって必要なものでなければならない．宗教学は実際の宗教よりも抽象的でピンぼけしているようだが，それはあらゆる宗教に対する基礎となるものであるからである．⑧

　臨床の視点は患者を直接治療し，救済する臨床医学同様の治療的意味をもつ．病薬対治の法，応病与薬としての仏教福祉臨床の提言なのである．

　さて，私たちの扱うクライエント，そのヒューマンサービスには「人間」の理解が必要なことはいうまでもなかろう．人間存在とはなんぞや，人間をよく知らねばならぬであろう．そのテーゼは臨床仏教福祉の視座にとっても大切な問題であるはずである．

人間は身体的存在であり、同時に身体は精神・心の働きをもっている。心（人間の精神）には、
(1) citta チッタ（心）
(2) vijñāna ヴィジュニヤーナ（識）
(3) manas マナス（意）
の三概念があり、心自体、心の主体的部分、心の当体は心王と呼ばれ、心の認識対象すべて（総相）を取りまとめる働きをなす。

心の働き・心作用・精神作用・精神現象を心所といい、心王の家来に喩えられる。心（心王）とその作用、内面（心所）との二面が心について考えられるが、それは仏教の基本姿勢である。

仏教の心の分類法は以上のように明瞭であるが、心の分析に携わる多くの学問において、大きな発展をみたのは、心の働きに関する観察と分析であって、心そのものの本体論はさして大きな結果を生まなかった。というのは、釈尊（ブッダ）は極めて形而上学的、宗教的課題の論議より、むしろ経験を重視した姿勢をもち、心そのものの把握は不可能であっても、心の働きを観察することにより「心そのもの」の把握に近づきうる、と考えたからである。⑨

人間の存在は五蘊と仏教では表現する。仏教の人間観は、人間存在を五蘊と考え、五蘊皆空・無我の教えを説く。人間は五つの要素・集まりからできている。蘊（skandha）は積集・集まりを意味し、われわれの存在、われらの個人存在は物質的・肉体的面と精神面からなり、物質面・精神面の五つの集積が、われわれを形成している。

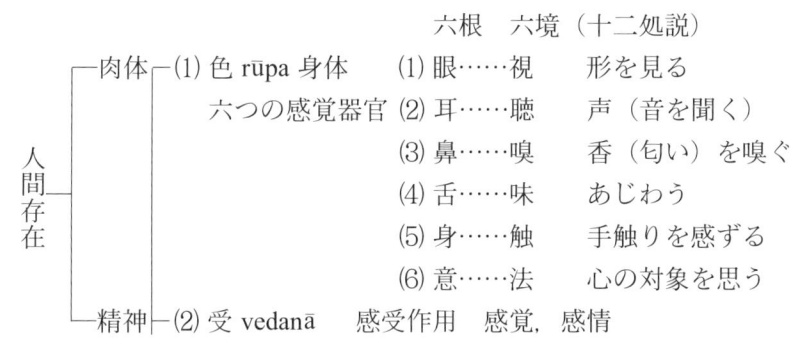

```
                          六根　六境（十二処説）
       ┌─肉体─┬(1) 色 rūpa 身体    (1) 眼……視　形を見る
       │         └六つの感覚器官   (2) 耳……聴　声（音を聞く）
人                                  (3) 鼻……嗅　香（匂い）を嗅ぐ
間                                  (4) 舌……味　あじわう
存                                  (5) 身……触　手触りを感ずる
在                                  (6) 意……法　心の対象を思う
       └─精神─┬(2) 受 vedanā    感受作用　感覚, 感情
```

```
├─(3) 想 saṃjña      表象作用   心に浮かぶ像
├─(4) 行 saṃskāra    意志作用   意志衝動，欲望を起こす心の動き
└─(5) 識 vijñāna     認識作用   認識したり識別したりする作用
                              意識そのもの，心の活動
```

　小乗仏教の伝統的心分類法は，一般に七十五法として知られている．

　色法として，物質的な構成要素が十一法あげられる．これは「認識論」といえるだろう．認識論とは，感覚・知覚から記憶・思考までの意識の作用，広い意味での「知識」「知る」という作用と，その結果えられるものをいうのであろう．西洋哲学史にあっては，認識論的な問題の指摘は，ソクラテス・プラトン・アリストテレスの思想に見いだされ，さらに自覚的に中心的課題としたのはロックの『人間悟性論』が最初であろう．

　ロックが認識の起源，確実性，範囲を論じたことを継続したのがカントの先験的認識論であり，哲学において認識論は形而上学と並んで2部門を形成している．西洋哲学の認識論 Epistemology に相当する用語が仏教にはなく，西洋の認識論に相当する言葉がない点で，印度哲学の認識論は西洋哲学と異なった問題点をもっていることが知られよう．

　形而上学的なものとは，経験を超えた超経験的な本質的実在をいい，変化する経験的なものを形而下的なものという。

　仏教の「心」分類の基本方向は「認識論」的であって「形而上学的」ではない。六処説は，精神活動がそれを通じて起る六つの領域であり，六つの感受機能，心と五官，耳・目・口・鼻・感覚等の働きをする官能・器官をいう。

(1) 眼処……視覚（見る），視覚が働くことにより展開する認識の世界
(2) 耳処……聴覚が働くことにより展開する認識の世界
(3) 鼻処……嗅覚が働くことにより展開する認識の世界
(4) 舌処……味覚の認識世界
(5) 身処……身体の触覚による認識世界，以上は感覚の世界である．
(6) 意処……観念の世界，心作用の中から感覚を除いた部分，思うこと・思惟作用である．

　六処は主客未分の認識の事実であろう．六処には主観（六内入処 cha

ajjhattikāni āyatanāni) と客観 (六外入処 cha bāhirāni āyatanāni) があり，合わせて十二処と呼び，十二処で一切の認識の世界が尽くされると考え，部派仏教時代，優勢な考えとなった．

六内処は六種の知覚であり，心を生長せしめる眼内処・耳内処・舌内処・身内処・意内処の六種である．知識の成立する六つの場である．

六外処は自身の外にある色外処(しきげしょ)・声外処(しょう)・香外処(こう)・味外処(み)・触外処(そく)・法外処(ほう)の外界の対象の六つの場，色・声・香・味・触・法をいう．処とは，心や心作用の対象としてそれらを生成させるものである．合わせて十二処という．

眼・耳等の六つの器官とその対象，主観面である六つの場と客観的である外的な六つの場とに対応関係があるのをまとめて述べたもので，(1) 眼と色形，(2) 耳と音声，(3) 鼻と香り，(4) 舌と味，(5) 皮膚と触られるもの，(6) 心と考えられるものとの対立関係である．

見る・聞く・嗅(か)ぐ・味わう・触れる・知り，思うの6種の心の働きを起こす例と，それらの働きを起こされる対象，見られるもの，聞かれるもの，嗅がれるもの，味わわれるもの，触れられるもの，知られ思われるもの，つまり主観の例の六つの器官六根と客観の例の六つの対象六境の十二の場，よりどころを十二処というのである．

認識主観には六識あり，認識は六根に依処していると仏教では考える．

(1) 六識とは，眼識・耳識・鼻識・舌識・身識・意識であり，識 vijñāna ヴィジュニヤーナは「分けて知る」判断のこと．六識は感覚的認識・直接知覚である．感覚・感じは，外界の刺激が脳の中枢に伝わっておこる意識の現象であり，認識とは事柄を認めて知ること，知るという心の働きのことである．知覚は，はっきり知ることである．身でいえば，六識身，6種類の識が集まって「識」といわれる．身 kāya カーヤは「集まり」という意味である．

(2) 認識は六根に依処している。六根は認識能力・知覚能力，根 indriya は能力を意味する．眼根・耳根・鼻根・舌根・身根・意根が六根であり，認識の基本としてある．六識には根が必要であり，所依の根（能力）なしには識は機能しない．意識の活動を支えているものが意根 mano-indriya

であり，それぞれ根をもっている．したがって認識の対象は，必然的に六つの領域に分割される．

(3) 六境　認識の対象を境 viṣaya ヴィシャヤといい，色・声・香・味・触・法を六境という．

(1) 六識，(2) 六根，(3) 六識を合わせて十八界という．18 の要素が人間の身心において複雑に入り混じっているという界 dhātu ダートゥとは「要素」の意味である．眼界・色界・眼識界・耳界・声界・耳識界・鼻界・香界・鼻識界・舌界・味界・舌識界・身界・触界・身識界・意界・法界・意識界を十八界という．⑩

　　註① 山崎正一・市川浩編『現代哲学事典』講談社現代新書，1970 年，p.414.
　　② 村治能就編『哲学用語辞典』東京堂出版，昭和 49 年，p.264.
　　③ 山口益・横超慧日・船橋一哉『仏教学序説』平楽寺書店，1961 年，p.19.
　　④ 仁戸田六三郎『宗教学』通信教育大学講座，昭和 41 年，p.238.
　　⑤ 前掲『仏教学序説』pp.42-43.
　　⑥ 中村元『原始仏教 その思想と生活』ＮＨＫブックス，昭和 45 年，pp.66,76.
　　⑦ 前掲『仏教学序説』pp.93,94.
　　⑧ 同，pp.144-145.
　　⑨ 前掲『宗教学』p.120.
　　⑩ 平川彰「原始仏教の認識論」『講座仏教思想』第 2 巻，理想社，1974 年，p.15.

第 5 節　ニヒリズムの超克

人の一生というものは，おのれの「生」を生き耐えるのにたる究極的な支え，価値意識なしには人はとうてい生きえないであろう．通常，人生の意味，生きるに値する価値意識，価値観をもって生活しているかのように思える．

それらに対して，人間の生存の無意味さを主張する思想上の立場に Nihilism 虚無主義がある．Nihil は，虚無，無価値というラテン語に由来す

る．

　ニヒリズムが自覚的に取り上げられたのは19世紀半ば以降のことであり，哲学的問題としてニヒリズムを正面から取り上げたのはニーチェ Nietzsch, F.W. (1844-1900) である．ニヒリズムの到来を，ヨーロッパ精神の必然的帰結として真正面から受けとめ，積極的に哲学上の問題として考察した最初の哲学者といえよう．

　ニーチェは遺稿集『権力への意志』において「ニヒリズムとは何を意味するのか．最高価値が価値を喪失するということ，目標が欠けていること，『何のために？』という問いへの答えが欠けていることである」と語る．

　数千年来ヨーロッパの歴史を支えてきた地盤，その文化や思想，倫理や宗教の根底そのものに破綻が感じられ，人間の生活が根本的によりどころを失い，人間の存在そのものが疑問符となって19世紀の後半以来，周期的にヨーロッパを襲う．人生がよりどころのないものと感じられ，人間存在が空しいものと自覚され，歴史的現実の底で，虚無 Nihil に逢着する．

　ニーチェのニヒリズムの自覚は「神は死んだ」という時代への診断のうちにうかがわれ，

　(a) 神の否定　それは，はじめ人間がつくったものでありながら，それを人間以上のものと信ずることによって，それに救いを求めようとした，そういう神が死んだということ．

　(b) 理性の否定　人間が信じ絶対性を与えた理性も実は意志の所産，手段にすぎない．

　2つの特徴により，生の目的は失われ，そのために存在の全体とその統一が破壊され，存在の意味が疑われ，存在それ自体すら疑われるに至る．ニーチェは，これを時代の必然と語る．①

　つまり，自己の存在が無根拠なものとして自己自身に露呈されてくる，そういう実存的な問題．われわれの歴史的な生が，客観精神としての根拠を喪失し，その生を支える価値体系が崩落し，歴史的，社会的生の全体がよりどころを失った社会的現実をニヒリズムは示す．

内的には精神的頽廃の徴候であり，外的には社会秩序の崩壊，その世界にある人間の存在そのもの，現実の歴史とそのうちに生きる人間がその根拠を問われる．

歴史と自己の最も深い超越的な根底に「無」が顕わになる時，実存の立場での歴史の形而上学が可能になり，ニヒリズムは最も根源的に歴史哲学的なのであろう．

日本における戦後の一つの傾向，徴候となっているニヒリズムの意義について，『ニヒリズム』の著者西谷啓治は，精神的基盤を失った日本について次のように述べている．

> 西洋にはキリスト教とギリシア哲学とから伝統している信仰や倫理や思想があり，そういうものの統一が人間形成の原動力となっている．現在それがいかに動揺しているとしても，なお力強く生きて居り，それと闘う者には必死の決断がいるというようなものである．然るに我々にはそれがない．過去に於いては仏教と儒教がそういう基盤であったが，それは既に力を失っている．我々の精神的根柢には，その意味で全くの空白があり真空がある．それは恐らく日本の歴史初まって以来，曾て起こったことのなかった現象である．明治の中期までは，極めて高度に発達した伝統としての精神的基盤が，なお人々の心のうちに残っていた．その当時の日本人にはなお精神的な核があり実体があった．彼等が西洋の文物を無類の速さで摂取し得たのは，根本的な意味での実力が，つまり精神的実体の力が，彼等にあったからである．然るに，ヨーロッパ（－アメリカ）化が進むにつれて，その後の世代からはそういう精神的核心ともいうべきものが漸を遂いて失われ，現在では我々の根柢に大きな空白を残しているのである．現在のわが国における多彩な文化も，一層深くこれを見れば，空白の上に揺らぐ影の如きものにすぎない．最も悪いことは，その空白が決して闘い取られた空白，「生き抜かれた」虚無ではなくして，伝統の断絶によって自然に発生した空虚だということである．精神的核心は，恰も蒸発したかのように，何時のまにか無くなったのである．②

日本人の精神的基盤に空虚が生じたのは，われわれが自分自身を忘れてひたむきに西洋化に進んだためであり，西洋文化を無批判に受け取った，ヨーロッパ人自身が既にその文化を自分で信じなくなっていたということを知らずにそれを受け取ったという意味と，自分自身を忘れるという意味とが二重に含まれている．

　　現在の我々は，明治の日本人とは根本的に違った，むしろ全く逆な境位にある．それは戦争の結果，強国の道が挫折したというためだけではない．むしろ，ずっと以前から明治の人々がもっていた叡智やモラル・エナージーが喪失され，その代わりそれと時期を同じくして，彼等が無邪気に信頼していた西洋文化の危機が，我々の眼にも顕著になって来たからである．……現在の我々は自己のうちに於ける精神的実体の喪失と時を同じくして，ヨーロッパ人自身の自己批判を知り，就中そのニヒリズムを知ったのである．……西洋文化の行手に——従ってまた我々の西洋化の行手に——立ちはだかっている危険をはっきり自覚し，「ヨーロッパの最上の人々」による危機の解剖，近代の超克への努力を我々自身の問題とすべきということである．それは今までの西洋化の方向を，その窮まる処まで突き詰めることを意味するであろう．他方ではヨーロッパのニヒリズムは，我々が，忘れられた我々自身へ再び復るべきだということを教え，東洋文化の伝統を再び顧みるべきだということを教える．もとより，その伝統は現在の我々には失われているものである．我々にとって，それは再発見さるべきものである．③

　欧米化とともに精神的核心を喪失した日本人には，忘れたしまった自身へ再び帰る東洋文化の再発見の課題があろう．東洋文化の伝統，就中，仏教の「空」とか「無」とかの立場が新しい問題，それはわれわれの西洋化という未来への方向であると同時に，伝統への再結合という過去への方向でもある．過去を未来へ，未来を過去へ媒介する創造，さきにいったような意味において世代の系列のうちでの思考を回復し，祖先への責任を果たすということ，伝統された精神的高貴を担うということである．

　現在のわれわれの底に潜む空虚を自覚させ，われわれの境位に転換を

与え，その空虚の克服に対する可能性を開くべき意義をもっている．さきに所謂自乗された危機を超える道を切り開くべき意義をもつ．

　ショーペンハウエルが仏教に深い関心を寄せた後を受けて，ニーチェもそのニヒリズム論においては絶えず仏教を問題にして，しかし恐らくショーペンハウエルの仏教観に基づいた彼は，最後まで本当に仏教，特に大乗仏教を理解しなかった．彼は，「無（無意味なるもの）が永遠に」という最も極端なニヒリズムを「仏教のヨーロッパ的形態」と呼び，ヨーロッパを訪れるべきニヒリズム的カタストローフを「第二の仏教」ともいっている．仏教がヨーロッパのいたるところで窃かに歩を進めているともいう．彼はヨーロッパにおけるニヒリズムの到来を仏教の再来と見なした．そういう彼の仏教観によれば，仏教は生と意志との完全なる否定ということにおいて，彼のいう意味でのデカダンスの極まるところであった．

　しかし実は，そういうニヒリズム的な仏教観においてではなく，大乗仏教のうちにはニヒリズムを超克したニヒリズムすらもが至たらんとしていまだ至りえないような立場が含まれているのである．しかし，その立場も現在では歴史的現実に現われず，過去の伝統のうちに埋もれている．それが取り出され現実化される道は，われわれのヨーロッパ化がその至り着くところを先取りし，ヨーロッパのニヒリズムがわれわれの痛切な問題となることによってであると，ニヒリズムの克服する道もわれわれ自身の仕方，われわれ自身の創造でなければならず，その時，永く伝統された東洋の精神文化は，新しい転身を経て，再び生きてくるであろうと問題点を明らかにしている．④

　　註①『哲学事典』平凡社，昭和46年，p.1053「ニヒリズム」参照．
　　　②西谷啓治『ニヒリズム』「我々にとってのニヒリズムの意義」創文社，昭和
　　　　41年．pp.220-234．
　　　③同．pp.229-230．
　　　④同．pp.232-234参照．

第6節　生きる意味

　酔生夢死とは生きがいのあることをせず，うかうかと一生を過ごすことを意味する言葉であるが，食べて，寝て，働いてを繰り返していれば，一生は夢のように通りすぎていく．人生航路，終着駅も近くなって，自分は何をしてきたのだろうと思う．悔いのない人生，充実した一生を心から喜べる人は何人いるであろうか．

　生きる意味，生きがいについては，昔から人生の真実，叡智として探求されている．

　「一番大切なことは，ただ生きることではなく，よりよく生きることである．吟味を欠いた人生は人間として生きるに値しないものである」(Sōkratēs 470-399 B.C. ソクラテス)，「人はただ生きるだけでなくよりよく生きることを求める」(Platōn 427-347 B.C. プラトン)——もし人間が食べて寝るだけの生涯であったならば，それは動物，畜生と大して変わりがないという．

　では，人間の生き方とはいったい何なのであろうか．

　何を生涯の目的とするのか．生涯において何の生活目標をもたず何の目的も認めないとすれば，存在の意味は消え，がんばりとおすよりどころを失い，無意味感に悩むであろう．

　生きる価値や意味を与える「生きがい論」は，すこぶる重要である．人生航路，行路，人生の歩み方であろう．

　生きるに値する人生，生きる価値，意味のある人生の生存理由，各人が心の中でもつ「価値」観，自分の生活に意味を与える目標意識，その目標がどれだけはっきりしているか，その鮮度のいかんにより，生きがいも決まってくるであろう．

　一般によくいわれることは，人は生きる目標をもつべきであり，生きる目標への挑戦，自分の果たすべき役割の自覚が重要ということである．

　その勇気，希望によって，生存充実感があらわれよう．生存充実感，存在の根源的理由，生存充実感がうまく満たされないと，心の病，神経症になる可能性があるという．

現代社会における生きがい論は，精神的廃人に陥り病気等で普通の生活ができなくなることの予防，生ける屍でない生き生き人生の構築哲学としても必要不可欠であろう．

　生きがい感を喪失した人は，破局感を常に味わい，足場を失ったように感じる．価値体系が崩壊，疎外と孤独に悩み，無意味感，絶望にさいなまれ，ニヒルになり，不安と苦しみ悲しみがわきあがり，自分の値打ち，自分の存在の必要性がなくなったように感じて，自暴自棄に陥ったりする．

　現代社会福祉においてもＱＯＬ（Quality Of Life）クオリティ・オブ・ライフという生活の質，人生の質，生命の質，生き方の質が注目されているが，それは「生きがい論」に密接に関係があろう．生きがい，幸福感，生の充実感，暮らしやすさである．

　本当に心豊な人生を送っているか．自分が自身の人生に責任をもって主体的に生きているか．主体的に生きていく，生きる目標をしっかり定め，生きがいをもって生活しているか．ロボット人間ではないか．人まね人生ではないか．人間疎外，無気力，無意味感にとらわれていないか．生きがいを奪われていないか．

　人生航路の途上にあって青年時代には，本当の自分の確立，アイデンティティーの確立が発達段階として重要であるといわれている．

　自分とは何か，何のために生きているのか，自己実現，自分らしさの構築，創造的な生き方の発見，意味の探求という課題があろう．生きていく意味をもたらすもの，自分自身の可能性をのばし現実化していく自己実現，つまり自分自身になる．人間には人それぞれ可能性を含んでおり，各自その可能性をのばし現実化する，それを自己実現というのである．

　人間は小さいときから，自分の可能性を実現していく生来の傾向をもっていよう．

　この人格のすべてを総合する複合体，自己 Self が発展していく成長過程を，ユング Jung, Carl Gustav（1875-1961）は「個性化」「自己実現」と呼んで，究極的な人間の姿，個人の姿であるといった．

　自己実現を行なわなかった人は，深刻な生きがい喪失の状態に陥る．

　大きな目標に身を投じ，我を忘れてそれに打ち込む．才能，能力，可能

性を十分に引きだし，それらを開発していくことによって自分自身の希望を達成し，最善を尽くすことによって，到達できる最も高度の状態に達しさらに無限に発達していく．本来の人生ではなく，人生の意味と価値の見いだせない人は時として，与えられた使命がわからず，「ああ，人生に疲れた．ああ，人生に意味がない．生きる意味がない．死んでしまいたい」と，うつ状態の患者になる．

　努力によって意味ある人生を創造できるにもかかわらず，うつ状態の人は，一時的にそれが見えなくなる．憂うつの発作が起きてくると，希望が見えなくなる．

　うつ病 Depression の患者は，依存心が強く臆病で小心である．自分に対して厳格で自責の念が強い．脅迫的傾向を持ち，愛情を求め他人を尊敬したがる．しかし憂うつな気分を示し，不活発で，何もしようとしない．

うつ病

　(1) 軽いうつ病は自信を失い，生きる気力がなく，疲れ，独りになって何もしようとしない．

　(2) 重いうつ病は体を前屈みに保ち，表情なく顔にしわを寄せ，落胆した状態を示している．思考が困難になり，ゆっくりとしかものがいえず，行動ものろくなる．

　(3) 病的昏迷　(2)がさらに進行すれば，うつ病的昏迷の状態になろう．外からの刺激に対し，ほとんど反応せず，完全に無反応になる．話もせず，表情もなく，幻覚をいだき，死の観念にとらわれたりする．①

　うつ病，抑うつ症は，気分が沈み何事にも喜びが感じられず，すべてに思い悩み，不安や絶望から時に自殺を企てる抑うつ状態に陥る．希望がなくなった人間も，抑うつ状態がすぎれば，また希望がでてくる．②

　青年期にアイデンティティー自我の確立，めざめができていないと，無気力，心の中で自発性の全く育っていないアパシー（無気力無感動）に陥ったり，病理現象として登校拒否，家庭内暴力が問題となることが多い．

　青年期アパシー，アイデンティティー否定的同一性は，非行少年や不良少女，犯罪者，性的逸脱者や，薬物中毒，ヤクザ等を形成するであろう．

　神経症にかかる人も，真の自己，生きがいを失った人といえるのではな

かろうか.

 註① 『心理学辞典』誠信書房, 1981年, p.32 参照.
  ② 小林司『「生きがい」とは何か―自己実現へのみち―』日本放送出版協会, 1989年, p.579 参照.

第7節　人間生活の基本 睡眠について

　暮らしの中で, 心の健康のチェックポイントとして一番わかりやすいのは, 睡眠であろう.

　夜いつもの時間に床につく. 朝すっきりした気持ちで目覚め, よく眠れた, 今日一日がんばるぞ, そんな意欲のわいてくる睡眠をとることが, 心身の健康に大切であり, 心が不健康になり, 心身が病気になってくると, 睡眠に影響がでてくる.①

　現代社会をむしばんでいる睡眠障害である. 忙しくてストレスに満ちた現代社会は, やっかいな睡眠障害が世界的にまん延しつつある.

　睡眠の基本的な役割は, 大脳をつくり, 育て, 守り, 修復し, よりよく活動させる. したがって, 睡眠の適否が人生の質を左右することにもなり, 適切な睡眠は「より豊かに生きること」につながる.

　睡眠不足に最も弱いのが大脳であり, その機能が衰え誤動作をしやすくなると, 生活の質の低下や, うっかり事故を生ずるであろう.

　睡眠は, 高い情報処理能力をもつ大脳に休息を与える. 睡眠がうまくとれないと, 不愉快な気分や意欲のなさを生じ, 大脳そのものの機能が低下し, 生活のリズムが狂ってくる.

　子どもの眠りは脳をつくり, 大人の眠りは脳を守る. 規則的な生活をすることがたいせつであろう. 仏教思想の八正道中道, 正精進（正しい努力）・正命（正しい生活方法）の実践が人間の生活の智慧としてさとすのも, 生活のリズム, 健康な生活保持に関係があろう.

　普通, 人間の眠りはごく浅いノンレム睡眠から始まる. 浅いまどろみの状態から次第に深くなり, ぐっすり熟睡, やがて浅い状態にもどる. ノ

ンレム睡眠は，大脳の回復修復にとって大切な大脳を鎮静化するための眠りである．寝入りばなの3時間ほどは，眠りが邪魔されぬよう心がけるとよい．レム睡眠は浅い眠りで体はぐったりしているが，脳は覚醒に近い状態になっていて夢をよく見る．

　不眠症，入眠障害とは，寝床に入ってから30分以内に寝つけないという症状である．

　夜間や早朝に目が覚める中途覚醒もあろう．若年齢層の睡眠障害も深刻であり，高齢に伴う睡眠障害もふえている．

睡眠異常　不眠症　過眠症

　不眠症は，睡眠の質と睡眠時間の異常である．

　不眠とは，眠らないこと，眠れないことであろう．入眠困難，熟眠困難，中途覚醒，早期覚醒等があり，昼間も身体の不調和感に悩む状態であろう．眠りすぎて困る過眠症は居眠りであろう．ナルコレプシーNarcolepsyは，ほとんど毎日強い眠気のため，居眠りせずにはいられなくなる．感情が強く動いたとき，カクンと力が抜けてしまう．入眠後すぐレム睡眠になり，入眠期に夢を見る．

　まだ半分目が覚めている入眠時になまなましい夢を見て，びっくりしてしまったり不安になったりする．入眠時に，かなしばり状態になって強い不安におそわれたりする．

　真性ナルコレプシーは発作的に睡眠発作をきたす精神病であるが，脳に器質的疾患（流行性脳炎経過後，脳腫瘍など）に際して見られる症候性ナルコレプシーがある．偽ナルコレプシーと呼ばれる重症のヒステリーに現われることがある．②

　ストレス性疾患，神経症も，あれこれ不安となり，寝つきが悪くなり，また精神分裂病も発病初期や再発時，眠れなくなってくる．

　そのように人間の生活の基本である睡眠は健康のバロメーターとして，きわめて重要な位置づけにあろう．

　現代社会は，高度情報化管理社会であり，ストレスの多い社会である．

　ストレスにうまく対処できぬ人も多くいて，ストレスが生体内にさまざまな緊張をおこし，眠ろうと努力しても眠れなくなる．それがいっそ

うストレスを助長する．多くの人が体験する不眠症，「精神生理性不眠症」である．

　ストレスに対し，生体は緊張と興奮で反応し，脳，精神にとって覚醒刺激となり，いらいらをつのらせる．首や肩が凝り筋肉の緊張がとけず血管が収縮して血圧が上がったり，手が冷えたりの身体的症状もひきおこす．

　それを自覚し，過度に「気に病む」．眠ろうとがんばればがんばるほど，興奮が強まり眠れない．なぜそんなに眠れないのか，さっぱり理由はわからない．

　眠ろうとがんばらなければ眠れるのであるが，眠ろうと焦りすぎるため，不眠におちいっている．眠ろうと思わないと，すぐ眠れることがある．睡眠問題だけにとらわれ，そのことで頭がいっぱいになる．強いとらわれのため，眠りが妨げられ，日中の健康感が減少し，気分，気力が落ち込み，注意力，意欲，集中力が減退し，疲労を感じやすくなる．精神生理性不眠症は，治療しないと何十年もつづく．③

　この強いとらわれは仏教語では執著（しゅうじゃく）といい，忘れずにいつも心に深く思うとらわれをいうが，執着（著）を離れる，とらわれないことのたいせつさを説いている．人間の存在は空（くう）であり，物事にとらわれず生きることをさとしている．

　現代は，うつの時代，うつの病を始めとし，こころの病がふえている．国民病といわれるほど多くなっている．

　うつ病は眠りが浅く，夢を見ることが多くなり，朝早く目覚めて「憂うつな気分」にとらわれる．気分障害にともなっておこる睡眠障害には，うつ病と躁病の二つの不眠パターンがある．うつ病気は入眠がむずかしく，寝入ってから中途覚醒が多く，眠りが長続きせず，早朝に目覚め眠気が残る．躁病気は寝入ってから中途覚醒が多く，睡眠時間が短縮するが，すっきりと目覚める．真面目で責任感が強く，自分に課せられた仕事をきちっと果たさないと気のすまない性格の人，人との円満な関係を保とうと気をつかうやさしい人，うつ病になりやすい性格の人がいる．昇進うつ病，引越しうつ病，ヤレヤレ病，肩の荷下ろしうつ病，マタニティブルー，

きっかけは多々ある．

躁とうつを繰り返す病気，躁うつ病のうつ状態のとき過眠傾向にあり，ゴロゴロと横になっていることが多くなってくる．

現代は高齢社会，高齢者で不眠を訴える人が多くなってきている．高齢者の睡眠は，就床してから寝つくのに，若い人の4倍時間がかかり，深い眠りが少なく，浅い眠りが多くなり，夜中に目が覚める回数が多くなる．

夜中に何回も目が覚める．トイレに行く．朝，目が覚めたとき十分寝た気がしない．このようなのが，高齢者の睡眠の特徴である．老化現象であろう．

痴呆は夜間の睡眠を崩壊させる．夜間徘徊，夜間錯乱を特色とする睡眠障害は，日没症候群と呼ばれる．錯乱し，見当識を失う．戸外へ徘徊する．日用品を壊す．大声をあげたりもするであろう．

睡　眠

日常生活に障害が生ずるいわゆる「生の障害」は，正常な活動性の障害であり，人間の生活にあっての基本的な生活のリズムの狂いが病状を象徴的にあらわし，また誘発もしていくであろう．

特に精神の病気は，第一に睡眠の障害されると同じように正常な活動のある生活が障害され，その意味では生活の基本的な生活リズムは健全な生活にとって必須不可欠な重要な事柄であろう．

1日7, 8時間睡眠をとることによって精密なコンピューター以上の人間の頭脳に休息が与えられ，頭脳は正常に働くであろうが，「寝ても寝たような気がしない」「ほとんど眠れない」，そのような生活が精神の病気，異常の根本にあろう．うつの場合も躁の場合も，ほとんど必ずといっていいほど「睡眠の障害」が起こる．

眠れることは眠れるが，うつらうつらしている．一晩中夢を見るという熟睡感のない，いわゆる「眠りの障害」軽うつ状態（何となく体がだるい，頭が重い，何となく気乗りがしない，気分が何となく晴れない，うっとうしい）が次第に進んで昼間仕事がほとんどできなくなり，典型的なう

つ状態がでてくる.

うつ病の三大妄想（罪責妄想，心気妄想，貧困妄想），それに被害妄想という症状がしばしば出てくる.

さらに進むと「一晩中眠れない」，そして昼間の症状も，分裂病性の症状に深まっていく.

個人差もあり発症状況もいろいろであろうが，それにしても「ぐっすり眠っている時間」があること，そして覚醒する，このごく日常茶飯事な人間の基本としての生活リズムが健全な精神作用に結びつき，心身ともに健全な人間の生活を保持していくであろう.

科学的な基準　内科の診察のような血液測定数値，脳波等では精神の病気の治療は考えられず，曖昧模糊とした心的な現象の精神病者，法律用語，精神障害者の治療は本来自然が治すであろう．医者の投薬も周囲の者も産婆術みたいなもので手伝うにすぎず，「よく眠る」「よく遊ぶ」「運動する」「風呂に入る」，病気の初期はいかにして眠ってもらうか，薬というのは緊張を解いてよく憩い眠ってもらう手助けにすぎないのである．四六時中休むこともできない，憩うこともできないというふうになったとき入院となろうが，閉鎖病棟へ入ってもいっしょに散歩したりの処方箋もあろう．そのように，睡眠の位置づけは病状回復にきわめて大切であることを，まず注目しておこう．⑤

　註① 鈴木多加二『こころの健康・チェックポイント』労働旬報社，1994 年，p.55.
　　② 緒方知三郎編『常用医語事典』金原出版，昭和 43 年，p.834「ナルコレプシー」参照.
　　③ 井上昌次郎『睡眠障害』講談社現代新書，2000 年，p.75.
　　④ 野村総一郎『心の悩みの精神医学』PHP新書，pp.16,17.
　　⑤『現代思想』Vol.3-9「総特集 精神分裂病」pp.64-85「文明の中の人間存在」参照.

第8節　正しい呼吸法について

　呼吸とは，生物が体内に酸素を取り入れ，細胞内でエネルギーを発生し，その結果できた二酸化炭素を排出する現象をいうことは，私たちの誰もが知るとおりであるが，命ある限り，人間もまた生涯呼吸とともにある．

　しかし，空気を吸い，吐く呼吸が，人間生存の基本であること，呼吸とともにある人生航路を意識している人は，決して多くはないのではなかろうか．

　空気を吸い息をしている間は私どもは生きて生命を保っているが，息が絶え呼吸がなくなれば，人間は死を迎え，人生は終焉を迎える．

　息を吹き返すという日本語は，駄目になっていたものが勢いを取り戻すこと，生き返ることを意味していて，筆者の好きな言葉であるが，人間の呼吸運動は肺のガス交換，血液循環にかかわる仕事を分担しているのである．

　浅い呼吸の継続は，血脈内の酸素が不足するのみならず，炭素ガスの体外排除も不充分になり，全身の細胞の生命力が低下していき，いろいろな病気の温床となる．

　つまり呼吸の仕方ひとつで，私たち現代人は健康と不健康の岐路に立つことになろう．自律神経系，ホルモン系，リンパの流れ，各臓器の関係にまで影響を与え，力強い呼吸は横隔膜がその関連呼吸筋との協調収縮によって血液循環に偉大な貢献をする．

　現代病の心筋梗塞，狭心症は管理職に多く，精神的ストレスの影響があるとされている冠血流の不全による病である．

(1) 心筋梗塞症 Myocardial Infarction

　身心の過労がその誘因となる．胸骨部に激痛を覚え，重症感がある．心音は微弱，頻脈，顔面蒼白，血圧降下，ショック状を呈す．おくれて発熱，血沈促進，白血球増多をきたす．

　心筋梗塞は冠状動脈（心臓の栄養血管）の部分的閉塞で，血清脂質（血液内脂肪）に関係があり，食生活，運動により血清脂質を分解し，血管内

にそれらを蓄積しないようにすることがたいせつである.

　動物性脂肪の過剰摂取はコレステロール, 糖質のそれは中性脂肪が増加し, これらが血管内に多くなると, 血液の流れが妨げられて動脈の硬化を起こし, 心筋の負担が重くなる.

　狭心症 Angina Pectoris (英) Stenoarde (独) は, 冠動脈の異常緊張が, 胸骨下部ないし心臓部に起こる疼痛発作を主徴とし, 心筋の酸素欠乏と関連がある. 心筋の酸素欠乏に注目してほしい.

　疼痛の成因として, 心筋の新陳代謝は冠循環から必要量の酸素が供給されないときは, 心筋内に代謝産物が蓄積し, 疼痛を起こすと考えられている. 冠動脈の循環が生理的に行なわれないため, 心筋はその作業の増大に応じて十分な血液の供給を受けない冠循環不全, 冠不全が起こる. 冠動脈の主幹または分岐が急速に閉鎖されると, 大狭心症となろう.

　疼痛は長く続き, 閉鎖された血管領域に限局性壊死が生じて心筋梗塞症となるであろう.

　(2) 脳卒中 Cerebral Apoplexy

　脳卒中は脳の急激な循環障害によって起こる症状で, 突然に現われる意識喪失, 随意運動機能の消失をきたす. 最も多いものは脳出血である. 脳出血は, 脳の小動脈の閉塞により起こる. いずれも手足の筋肉麻痺等が起こる.

　脳卒中予防には, (a) 食事, (b) 呼吸法の実践, (c) 精神的ストレスを巧みに処理することにより効力を奏し, 血圧の異常上昇を防ぎ, 脳出血, 脳梗塞の予防につながるであろう.

　(3) 癌 Cancer

　癌は成人病, 老人病として40歳以上の人に多く見られる. 若い人にも起こることがある.

　男性には胃癌や直腸癌が多く, 女性は子宮癌や乳癌が多い.

　癌は, いわゆる国字であり, 昔は岩・嵒・嵓等の漢字が当てられていた. 乳癌がイワオのように硬いところからか, イワオといった. 後に嵒に疒が附せられて癌となった.

　外国語の癌に相当する語は蟹を意味し, 乳癌が蟹が食いついて離れな

いのに似ているところから癌腫を蟹といったのであろう．一般に用いられていた俗語が医学用語に採用されたらしい．

　自然に癌腫が発生する際，前癌状態として臓器にしばしば前駆する病変が認められることがある．胃癌の前癌状態としては胃潰瘍，慢性増殖性胃炎，胃ポリープ等があろう．

　正常な細胞が癌細胞に変わり，とめどなくふえつづけていく．手術をしても再発の危険性，転移 Metastasis がある．

　転移は病原菌または悪性腫瘍，腫瘍細胞等がある臓器組織から離れ，他の臓器組織に，血行性またはリンパ行性に運ばれて原発点と全く同一の病変を起こす．癌細胞が別のところへ行って病巣をつくる，命にかかわる病状である．

　癌は，正常な細胞が癌細胞に変わることにより発病する．正常細胞は，発癌因子に対し防御作用をもっている．正常細胞の生命力が低下すれば，防御力が弱まる．発癌は，血脈の流れの著しく悪くなったところ，強力な発癌因子にさらされるところに起こる．

　癌を防ぐのには，(a) 血脈の流れを活発にすること，つまり正しい呼吸を常に心がけ，正常細胞の生命力を力強く育てていく心がけがたいせつであり，(b) 発癌物質を遠ざける，タバコ，塩分の濃い食事，アルコール分の強い酒は避けることである．

　癌細胞は，酸素を嫌う．正しい呼吸による血中酸素を豊かにする血中 O_2 招来は，正常細胞の生命力を回復し，癌細胞の制圧に役立つであろう．

　正しい呼吸法は健康生活のための機動力であり，生体の全機能の自然回復力は，入出息法，心をこめた呼吸の実践にあり，出る息と入る息の繰り返しの上に人間の生命が続いてゆく．呼吸が止まれば人間の肉体生命も終わり，人生の終着駅に到着する状態になる．

　そのように，生きるということの基本は呼吸法にあろう．

　釈尊(しゃくそん)の呼吸は，数息(すそく)，相随(そうずい)，止(し)，観(かん)，還(げん)，浄(じょう)の 6 段階からなり，そのはじめは数息であるが，出息長（出る息のみを長くする）の呼吸への橋渡しである．数息にいつまでもこだわらず，数息をマスターしたならば，それを踏まえ次の相随へ進み，この相随から止，観，還，浄と展開していく．

(1) 数息観　出入の息を数えて心を統一する．それによって心の散乱をとどめる．呼吸を数えて，心を静める方法である．肩の力をぬき喉に力を入れないで，下腹から出てくる息で1つ2つと数える．1回に5分以上つづけ，1日何回となく繰り返す呼吸の調整法である．

(2) 相随　つきしたがっていること．ともなえること．数息が上達すると，数を数えずとも長い呼吸ができるようになる．出る息を10，15，20と延ばし，上達すると40秒〜1分くらいつづく長呼吸が上手になる．これが相随の息，随息である．

(3) 止　静止．心の散乱をとどめる．平安，静まることである．生まれたままの本性が落ち着いていて動揺しないこと，心を一境にとどめること．数息観の第3段階は，心が静止する精神統一ができ，心の集中力が養われる．

(4) 観　心静かな清浄な境地で世界のありのままを正しくながめる観察．心静かな瞑想であるが，数息観の第4段階は，智慧をもって観察すること，考究すること，物事の道理を観知することである．物事の1つ1つに心を向けると，普通の呼吸と異なり，観察の目を深くすることができる．

(5) 還　かえる，本国へ帰る，還帰することである．数息観の第5段階は，本源にもどって無に帰すること，心に実体がないということを知ること．

(6) 浄　妄想が起こらない，きよいことである．

(1)の数息観で心を静める呼吸法について述べたが，心を荒だてる，怒ってどなる怒声，怒責（いかる，おこる）は，血脈の循環を乱す．

怒責（いかる，おこる），怒声（怒ってどなる），焦り（せいて気をもむ，いらだつ），怒り（おこること，ひどく怒ると怒りのために燃えるように心がたかまる），妬み（他人のよいことをうらやみくやしく思う，うらみ），悶え（悩む，思い煩う，そして苦しむ），狼狽え（あわてふためく，まごつく）などは，私どもの日常茶飯事にある．

これらの情緒や心配や不安のあるときは，知らぬ間に"息を止め"，吸った息を止めて，胸に力が入っていることが多い．胸腔は大気の圧のよ

うに高い陽圧になり，心臓へ還る静脈血の流れが乱れ，全身の血液循環系を乱す．これらの怒責は，全身の静脈血をしばし停滞させ，そのため，うっ血が起こり，静脈の怒張は静脈瘤ともなりかねず，脳出血の引きがねにもなり，脳循環を攪乱，額に青すじをたて，脳卒中の発作ともなる．生体にとっては危険である．

心臓は血管内に流れる血液に流れを与えるポンプであり，怒責は心臓の働きを妨害するのである．

科学文明の発達した社会に生きる現代人の私たちは，ややもすると呼吸が浅くなりがちである．正しい呼吸は，肉体，心の面に，はかり知れない働きをもっており，活力の源泉となる．

数息が上達すると，雑念，妄想が払拭されて正しい呼吸になり，1回の呼気5秒以上の数息がさらに積み重ねられていくと，体と心の調和がとれ，身心一如の境地に入り，真の智慧が芽生え，そこからものの正しい観察ができるようになる．

人間には欲望があり，欲をともなった不自然な生活，不安，恐怖にみちた生活はノイローゼ，うつ病（ディプレッション）につながり，ときに病床へと人間を送りこんでしまう．

息と心の合一，さらに体が加わって心息身の一体，完全なる統一体となれば，病気は退却するに違いないであろう．

うっかりしていると，人生途上で，脳卒中，癌，心筋梗塞，その他の病状が続出し，傷だらけで一生を早目に切り上げてしまうことにもなる．

日常の呼吸は無意識に行なわれていて，呼吸に無関心であろうが，

(1) 法則にあっていない呼吸，雑息であることが多い．情緒と関連があるが，怒れば顔を真っ赤にし，呼吸を乱す．額に青すじを立てて怒号する．大声を出して泣く．腹をかかえて笑う．この中には，よい呼吸も悪い呼吸も混在しているが，このような呼吸を雑息という．呼吸に無関心であり，日常意識に行なわれている呼吸法である．

(2) 浄息　数息を十息すればその間は心を散らさず，心をこめて呼吸することができる．

(3) 道息　法則にかなった呼吸であり，好ましくない呼吸をしていて

も，それをすぐよい呼吸に切りかえのできる人の呼吸法である．

呼吸が調節されると，心も体も調和され，強い意志力が生じる．数息で呼吸の調和をはかり，心が落ちつき，身心の調和がもたらされる．心の動揺がなく落ちついて，第3段階の止の状態，ものを深く観る眼が養われる観第4段階，そして数息観の第5段階還，心が真に還るべきところへ還れば，それが第6段階の浄，真実そのものと1つになり，妄想が起こらなくなるのである．息を吸うとき腹が膨らみ，息を出すときくぼむ腹式呼吸法も血液循環に多大な貢献をするが，丹田呼吸がさらにすぐれている．

丹田とは臍下4～5cmほどのところをいう．体気をここに集めれば，心が散乱せず，思惟に適する．

腹壁があまり膨らまず，くぼまず，外観的にはあまり派手な動きはないが，横隔膜と腹筋群とがともに働き，両方の筋肉が協調して収縮し，強力な腹圧が生ずる．

出る息の長い丹田呼吸は，主として頭蓋内の臓器（大脳，間脳，中脳，橋，小脳，延髄）の血液循環を促進して，頭部全般における静脈血の心臓還流が活発になる．

長呼吸を10分間つづけてみると，健康体は頭が軽くなり，爽快感を味わうことができる．

わが国における丹田呼吸の大実践家であった白隠慧鶴（1685-1768）は，江戸時代中期の人で，禅宗の臨済宗中興の祖である．

百姓，町人層に親しまれる平易な禅を説くことに努め，教育者としても多くの門人を育成し，33歳のとき駿河の松蔭寺住職となり，弟子を接得し，法嗣40余人といわれ，翌年，京都妙心寺の首座に転じた．

『夜船閑話』は，白隠が自己の病を禅によって克服した体験記として珍重され，体の自然治癒力を高める内観の法，気功法，呼吸法が注目されている．白隠は，『夜船閑話』の中で足袋はいらない，炉にあたらないほど体全体が暖かであったと述べている．

仏典にあっては『大安般守意経』『坐禅三昧経』『達摩多羅禅経』『延命十句観音経』『夜船閑話』に呼吸の重要性が説かれている．『天台小止観』の中心は呼吸法にあろう．

第1章 現代社会の病理

　東洋の伝統は，心と体との調和という面から人間の病を考えている．心と体を別のものと見ない心身不二，心身一如の思想は，誰もの知るところであろう．
　『天台小止観』は，天台宗の開祖天台大師智顗（538-597）の撰述である．『禅門修証』（『次第禅門』）十巻の要略であり，心と体の見事な調節方を説き，仏教史上，坐禅のやり方や，心の動きを最も詳細に説いている．①
　『天台小止観』修止観法門，調和第四には「いかなるを名づけて調和となすや．いわゆる五法を調うるなり．一には飲食を調節し，二には睡眠を調節し，三には身を調え，四には気息を調え，五には心を調うるなり」とあり，(1)飲食，(2)睡眠，(3)身，(4)気息，(5)心の五つの調節，調和によって精神を統一できるとした．②
　(1) 飲食は節量を知ること．食事は単に空腹を満たすことでなく，身と心を治す良薬であり，換言すれば第一に心身を保持するためにいただくのである．そして正しい目的，仏道を完成するため，つまり理想実現のために食事をとるのである．食べすぎても，少なすぎてもよくない．体を保持するために食する．飲食を節制することが，体の平穏，無事を保つのにたいせつであり，粗食でよい．過食は禁物である．おいしい物を腹一杯食べたのでは，修行できない．睡魔がおそうことは明らかであろう．
　(2) 睡眠を調うとは，睡眠の調整である．過眠は聖法を修すること，勤行修道することを喪失し，心を暗晦ならしめ，善根を沈没せしむ．無常を覚悟し，睡眠を調伏して神気を清白に，念心を明浄ならしむべし．眠りすぎは仏道修行，善いことをしようとする気もなくなり，心は朦朧として晦瞑のなかに沈んでしまう．睡眠に押し流されてはならぬ．眠気を克服して，精神をはっきりさせ，心を明浄にしなければならぬ．時間を無駄にすることなく，堕眠をむさぼり一生を空しく過ごしてはならぬ．睡眠ばかりして一生何もせず，酔生夢死することは寂しい．睡眠は安眠，正しくとることができれば，健康を保持できる．ほどよい汗，運動，昼間しっかり体を動かすこともたいせつである．
　(3) 身を正しうすべし．端正にして背骨をして相対して曲がることな

く，そびゆることなからしめよ．頭頸を正しうせよ．……初めに禅定に入るときに身を調うる法となす．調身，姿勢を正すのである．

(4) 息を調う．息が調えば，すなわち衆患は生ぜず，その心は定まりやすし．調息，調和した呼吸である正しい呼吸法を行住坐臥に行なう．そうすれば心は安定し，気は気海丹田に満ちあふれ，全身に活力が生じ，頭脳はますます明晰となり，どんな仕事をしても疲れを感じず，調息がたいせつである．気を気海丹田に集注し，複式呼吸を行なう．いつでも，どこでも行なうこと，歩いている時，寝ているとき，仕事をしているとき，寝るとき，丹田呼吸法を行なうこと．

心を平穏に保つためにも呼吸法がたいせつであり，調息法がどんなにたいせつであるか．複式呼吸をゆっくり行なうだけで，体のさまざまな状態はよくなるという．

(5) 心を調う調心とは，1つのことに意識を集注することである．

人間の心と体は，身体，感覚，表象作用，意志，認識作用によって成り立っている．感覚器官は，五根，眼根，耳根，鼻根，舌根，身根である．五根は心をその主となす．汝等まさによく心を制すべし．心のあり方は内から生じる．心の用い方，調心が不充分で，心を乱したりすると病が生じるという．心が平穏であること，心を平静に保つこと．それには呼吸法が関連する．心を安らかにすること，一番いけないのは怒ることである．怨みも捨てねばならぬであろう．

　実に，この世に於いて怨は怨みによって終に熄むことなし．怨を棄ててこそ初めて熄む．これ万古不易の法なり．（『法句経』）

怨みを互いにもつと，互いの憎しみはやむことがない．どちらか一方が怨みを捨て去ったとき，互いの恨みはやむ．

和顔愛語（やわらかな顔色，優しい言葉）をもって人に接することが大切であろう．心をあれこれと悩ますことなく，体をよく動かすことがたいせつであり，心を疲れさせないことが養生であろう．

心と体は一つのもの．心を養うのは，淡白な心，さっぱりとして一切のものに執着しないことである．執着心の強い人には，自己中心の人が多いという傾向にある．物事を自己中心的に考える人は，病気になりやす

い．物事に執着する人が病気になると，その病気のことだけを考えるようなところがあり，人間が病気になる原因は，とらわれ，物事に対する強い執着であり，それを断ち切る，自分の存在も実体のないという空観を悟ることで，そのことがわかれば執着から離れることができる．心の憶(おも)いが体に強く影響することによって病が生じ，心を安らかに和やかにしているだけで多くの病は治る．

呼吸によって体の病を治せ，呼吸がさまざまな病を治す．呼吸が心を安らかにするであろうが，病が治るまで呼吸を調える必要があろう．それが調息であり，(5)の調心であろう．(1) 飲食，(2) 睡眠，(3) 調身，(4) 調息，(5) 調心の5つが実行できて初めて心身の調和を図ることができるという叡智であろう．

『夜船閑話』は江戸時代，白隠禅師が著わした仮名法話である．青年時代の白隠が禅病に苦しんだ末，遂に京都白河の仙人白幽を訪れ，内観法や軟蘇(なんそ)の法を教えられ，それを実践して治癒するに至った物語である．修行に熱中した20歳半ばの白隠は，一応悟りは開いたものの頭がのぼせ耳鳴りがし，おどおどして幻覚を生じ，足は冷え両眼は常に涙を帯びるに至った．おそらく胸膜炎をともなったひどい神経症，ノイローゼであったらしい．大悟したはずの白隠がなぜノイローゼになったのかと不審を抱く人もいるが，そのとき自ら漢方医の説や天台の止観等に基づいて，内観法や軟蘇の法を実践して治病の功を奏したのである．③

そこで内観の法だが，それは次の如きことである．参禅修行をしている優れた人物が若し心臓の鼓動が激しくてのぼせ，心身疲労し，肺・心・肝・脾・腎の五臓が調和しない場合には，これを針，灸，薬の三つで治そうとしても，たとい中国の名医華蛇・扁鵲・倉公といえども容易に治すことはできないであろう．自分には仙人の還丹という秘訣がある．但し中国道教のそれとは違う．君達の為にして見たらどうか．雲霧を払って太陽を見るような不思議な効き目があるだろう．

若し此の秘訣を実践しようと思うなら，しばらく公案（禅問答）工夫の修業をやめ，先ず熟睡してから目を覚ますのだ．まだ眠りにつ

かず目を閉じない時に，長く両足をのばし，強く踏みそろえ，全身に籠もる天地根元の気をへそ下の下腹部，腰と足，足のうら，土踏まずに充たしめ，いつも次のように観念するといい．わがこの気海丹田（へそ下の下腹部）腰・脚・足心（土踏まず）そのまますべて是れ我が本来の面目（本心・本性）である．その面目（顔つき・様子）はいかなる様子をしているか？

　我が此の気海丹田は，そのまますべて「唯心の浄土」（浄土は我が心）である．その浄土にはいかなる荘厳があるか．

　我がこの気海丹田はそのまますべて「己身の弥陀」（弥陀はおのれ）である．その弥陀はいかなる法を説くか？

　繰り返し，繰り返し常にこのように観念すべきである．観念の功果がつもると，一身の「元気」がいつの間にか腰・脚・土踏まずの間に充ち足りて，臍下丹田・下腹部がひょうたんのように張って力があること，あたかも蹴鞠に使う皮製の鞠をまだ篠打ちしない時のようであろう．このようにひとえに観念し続け，五月七日乃至二週間三週間を経過しても，今迄の五臓六腑の「気」の滞り，神経衰弱や肺病等の病気が徹底的に治らなかったら，この白隠の首を切り取ってもよろしい．

　ここにおいて皆の者は喜んで礼拝し内密に内観の法を精進実践したが，悉く不思議の功果をあらわした．功果の遅速は精進の程度によるものの，大半は皆全快した．各人は内観の奇功を賛美し続けた．

④

本文によっても察せられるが，要領は次の如くである．それは，臥床につき眼を合わせる前に，まず長く両足を展べて強く踏みそろえてから，一身の元気精気を気海丹田（臍下一寸ほどのところ．元気の集まる海の如きところの意），腰脚足心（足の裏の中心．土踏まず）に充たしめて，次の三句を念ずる行である．

(1) 我が此の気海丹田，腰脚足心，総に是れ我が本来の面目，面目何の鼻孔かある．

(2) 我が此の気海丹田，総に是れ我が唯心の浄土，浄土何の荘厳かある．

(3) 我が此の気海丹田，総に是れ我が己心の弥陀，弥陀何の法をか説く.
「何の鼻孔かある」とは，どういう顔形かということ．本来の面目は，もとより無形無相である．また他力門と異なり，禅では「唯心の浄土・己身の弥陀」を説く．阿弥陀仏は自己の外になしとする．然らば，その弥陀はいかなる説法をするか．

繰り返し，常にこのよう観念しつづけ，念仏でよいであろう．5日，2,3週間経過したら，病気は自然に治るであろう．身体の緊張を解き，下腹部に自然に力が充ちるように工夫すべきで雑念を去り，精神を純粋に統一する．数息観を行ずるのが，内観の場合もっともふさわしいと，丹田呼吸法を示しているのである．

註① 鎌田茂雄『体と心の調節法 天台小止観物語』大法輪閣，平成6年，p.9.
② 関口真大訳註『天台小止観』岩波文庫，1974年，33-309-3.
③ 伊豆山格堂『白隠禅師 夜船閑話』春秋社，1983年，p.114.
④ 同，pp.21-22参照.

第9節　応病与薬

現今の社会的救済実践は，単なる机上論でなく生きた人間を救済する臨床の現場における治癒回復という臨床の視点が重要であり，かつ臨床的対応が求められていよう．

福祉実践においても，臨床福祉の視座は現代福祉にあって不可欠な姿勢といえるだろう．臨床とはベッドサイドにゆき，実際の治療，診断，治癒に当たることであり，clinical クリニカルという概念にあたるものであろう．それは医療のみにあらず，医療とのかかわりの深い社会福祉も，現今，臨床の現場としての治癒回復，予防的な対応，実践活動が求められているという視座である．

存在の様相とその本質を如実に知見して人格を完成した人，ゴータマ・ブッダは，人々の病を癒す大医王，医者の中の王，すぐれた医者，病を治療する医者に喩えられる．人間の種々の迷い，とらわれ，むさぼ

り，いかり等を病と称し，教えを受ける人間の素質，志向性，要求に応じ，個々別々の法を説くことを応病与薬といった．①

智慧の妙薬がすべての人々の苦悩を治療し，健全なる心身をもたらす．健康を回復し，理想的な健康体を確立するというのである．

人間の生命，存在は，肉体（身）と心の調和統一体であり，双方は融合しあい，一体となって生命活動を営んでいて，人間は肉体と精神から成り，二元論ではなく，身心一如，身心不二の存在である．

身体（肉体）と心をわけて考えるのが普通であり，その方が理解は容易である．つまり，病気には身体の病と心の病があり，二領域のうち，仏教は心の病を癒す，治療する．古来すぐれた僧侶の中には，医学的知識を有する人も少なくなかった．仏教の慈悲は抜苦与楽の意味をもち，生老病死の苦悩を救ったというのが，臨床の視座なのである．②

ブッダ伝説の中で昔から有名な四門出遊（出門遊観）の説話は，ブッダが出家以前の太子であられた時，東西南北の四つの市門から郊外に出遊し，老人，病人，死者，バラモンにあって，それぞれ人生に対する眼を開き，出家を決意するに至る話である．

人間の苦悩の事実，「生」「老」「病」「死」の苦しみを心に深く刻み込み，生老病死の苦しみを超克する方法はないものかというのが出家の動機であり，生老病死の「苦」を抜除することをめざしているのが仏教の出発点，目的となっている．

　　　私は年29歳の時に出家して善き道を求めた．（『遊行経』，『中阿含経』巻56,『有部毘奈耶出家事』巻2）

仏教の根本教説，四聖諦（四諦）は，釈尊の最初の説法「初転法輪」で説かれ，諦は satya（梵）サティヤ，sacca（巴）サッチャ，「真理」すなわち苦，集，滅，道の4つの尊い真理を表わす．

仏教の説く人生問題とその解決法としての四つの真理(四聖諦)であり，(1) 苦諦 この世は苦であるという真実，(2) 集諦 苦の原因は煩悩・妄執であるという真実，(3) 滅諦 苦の原因の滅という真実，すなわち，無常の世を超え，執着を断つことが苦しみを滅した悟りの境地であるということ，(4) 道諦 悟りに導く実践という真実，理想の境地に至るためには八正道の

正しい修行方法によるべきであると説かれる．

　臨床 clinical な視座から四諦の法は，病者疾病治癒の道として，
　(1) 苦諦……病状の診断「苦」　……病相診断法
　(2) 集諦……病因の発見「苦因」……病因論
　(3) 滅諦……理想の健康体
　(4) 道諦……治療方法，養生法の視座によって捉えられているといえる．

　われわれの人間存在は身体的存在として，まず感覚的な苦痛，病痛等を治すことが第一にあり，同時に精神生活・精神的な不安苦悩を除くようにせねばならぬであろう．はげしい「苦」の多くは，精神的なものに属し，心の持ち方・期待・欲望を転変させることによって，苦を除くことができる．

　苦悩を正しく知り，その原因理由を発見し，さらに苦悩のない理想の境地と，それに至るべき正しい手段・方法を見出し，無苦の健康的な心情を得させるため，四諦はいってみれば精神の病患としての苦悩を癒して，健全なる精神を得させる方策を説いたものといえよう．苦悩治療としての四諦の方策，臨床論なのである．

　釈尊が，人々の病気，その苦悩不安を癒す大医王，名医といわれる応病与薬の道を悟ったこの点を，拙論は，臨床の視点とするのである．

　衆生（人々）の心の病を癒すため，法の薬を与えるという意味で仏または菩薩は医師，医王，大医王，医者の中の王，すぐれた医者，病を治療する医者に喩えられ，その治療対象，心の病とは無明や煩悩のことであろう．

　無明は無知である．われわれの存在の根底にある根本的な無知であり，真実を見失った無知，真実に暗いこと，愚かさであろう．衆生（人々）が根本的な無知のために生死流転して，闇黒の生活をつづけることを無明長夜ともいうが，諸煩悩のため，物事の真実が見えない．智慧の光なき「無明」，不了仏智の状態である．

　苦しみはなぜおこるのか，十二因縁の第一支は，生・老・病等すべての苦をもたらす原因を探求し，「無明」を滅ぼすことによって，われわれの「苦」も消滅するとし，十二縁起は展開する．その「無明」である．

煩悩は煩擾悩乱，身心を悩ますもの，心のけがれや汚れ等，身心を苦しめ，煩わす精神作用の総称であり，惑ともいう．
　根本的煩悩としての三毒（三垢），すなわち貪（むさぼり）・瞋（いかり）・痴（おろかさ）である．煩は身を悩まし，悩は心を悩ます．
　解脱を得る上での障害物，「煩悩」というさまたげであり，所知障（唯識），解脱障（倶舎）といわれる．道徳的障害と認識的障害であろう．煩悩（貪・瞋・痴）が燃えさかる人間の浅ましい姿，煩悩によって心が動揺する，濁り，煩悩濁．煩悩に束縛された人々の心は煩悩心であろう．
　ここに病状的諸現象・病根の巣がある．苦悩せる生死流転よりの解脱，煩悩障を断じて解脱身を体得する．煩悩障，所知障を断じる．
　無分別智によって煩悩障を断じる．無分別は物事を分析し区別して考案せぬこと．相対的な見方をせぬこと，妄想を離れていること．情念の分別を離れ，随念計度の伴わぬ認識作用・概念作用・思考作用が加わらず，あれこれと思考をめぐらさない，思い煩うことのないことである．
　無分別智は概念的思惟をこえた真観智，識別，弁別する以前の智慧・主観・客観の相を離れて，平等に働く真実の智慧である．
　一般の人間が起こす認識・判断・推理・記憶等の分別は迷いによって生じるもので，真実を語ることができない，対立を超えた高次の智慧である．
　清浄世間智によって知障を断ずる．清浄は清らか・純粋・煩悩のけがれをはなれ澄んでいる，清き人．煩悩が止んで心法が静かなることである．
　凡夫の迷い心をさして清浄というにあらず，とらわれのない心，執着のない心，汚れのない心である．清浄な世間的の知識であるが，それは超世間的な知識の後に得られる清浄な世間的な知識である．
　一切衆生の限りなき人間歴史の展開は，我執，我所執に基づく愛憎違順の苦悩の世間であろう．それは，いってみれば病的存在である．
　無分別智(むふんべつち)を根本とし，清浄世間智(しょうじょうせけんち)が現前し，実践せられる態は世間を清浄化してゆく妙薬「智慧」（智 jñāna 慧 prajñā）によってであり，智は心を照らして見分ける．世間に向かって発現，差別，相対の世界において働き，慧はさとりに導く．智慧は物事を正しくとらえ，真理を見きわめ

る認識力，叡智であり，智は安全に知ることであろう．親鸞は『浄土和讃』において智慧の光明といい，一切の無知を滅ぼす意味で，仏智を光明にたとえている．paññā 般若は悟りを得る真実の智慧であり，存在のすべてを全体的に把捉する智慧である．

人々が真実の生命に目覚めた時に現われる根源的な叡智であり，卓越した知性の崇高な境地である．真実相をあるがままに悟る智慧の眼といえるだろう．

般若の智慧は真実の智慧，悟りということができよう．真理に目覚めること，またその体験の自覚的内容である．真理を悟ることを，悟りを開くという．

釈尊はウルヴェーラー，後にブッダガヤーと呼ばれる場所で修行していたが，彼は「アシヴァッタ樹 Aśvattha の根元で悟りを開いた」といわれる．

これは正覚と呼ばれるが，彼の生涯のうちで思想的には最も重要な出来事である．③

ゴータマ・シッダールタの若き日の悩みは，「ああ短いかな，人の生命よ．百歳に達せずして死す．たといこれ以上長く生きるとも，また老衰のために死す」(Sn.804) であった．

老病など人間の苦しみを痛感し，病人や死人を見てはそぞろに「無常の心」を起こした．四門出遊の伝説は，太子が 14 歳のとき，東の城門に出ると老人に会い，南の城門を出ると病人に会い，西の門を出ると死人の屍を見た．そしてその帰途に出家修行者を見た（『五分律』第 15 巻，大正蔵 22,pp.101-102）．

太子は王城の四つの門から出遊して老者・病者・死者及び修行者に会い，また虫や鳥が互いに食いあうのを見て，世の中が悲惨で頼りないことを痛感し，やがて出家する基となった（『修行本起経』巻下）．

「わたくしはこのように裕福で，このように極めて優しく柔軟であったけれども，このような思いが起こった．――愚かなる凡夫は，みずから老いてゆくもので，また，老いるのを免れないのに，他人が老衰したのを見て，考え込んでは悩み，恥じ，嫌悪している．われもまた老いゆくもの

で，老いるのを免れない．自分こそ老いゆくもので，同様に老いるのを免れないのに，他人が老衰したのを見ては，悩み，恥じ，嫌悪するであろう，――このことはわたくしにはふさわしくない，と言って．わたくしがこのように観察した時，青年時における青年の意気は全く消えうせてしまった……．わたくしがこのように観察した時，健康時における健康の意気は全く消え失せてしまった．無学な凡夫は，みずから死ぬもので，同時に死を免れず，他人が死んだのを見て，考え込んでは悩み，恥じ，嫌悪している．われもまた死ぬもので，死を免れない．自分こそ死ぬもので，同様に死を免れないのに，他人が死んだのを見ては悩み，恥じ，嫌悪するであろう．――このことはわたくしにはふさわしくない，といって．わたくしがこのように観察したとき，生存時における生存の意気は全く失せてしまった」(AN.Ⅲ，Vol.1, p.145f) と，ブッダは少年時のことを回想している．④

ブッダは自らの有限性を自覚し，その有限性からの解放・脱出・救済・超克・超越を追求，宇宙の大真理を悟り，正覚(しょうがく)・成道(じょうどう)を得たという．

「悟りをひらく」「正覚を得る」「成道」を，サンスクリット（パーリ語も同じ）で，budh（原義＝目覚める）といい，ブッダ（Buddha）とは「悟りをひらいた人」「覚者」「宗教的思想を実現した人」という．すなわち，成道以後のゴータマ・シッダールタはゴータマ・ブッダにほかならない．⑤

では，釈尊はそこで何を悟ったか，悟りの内容はいかなるものであったか．

律蔵および経典によると，釈尊は悟りをひらいて後，自分の悟ったことを世間の人々に説くのを躊躇(ちゅうちょ)したが，梵天(ぼんてん)のすすめで世人のために法（真理）を説くことを決心し，自分の信頼し得る親しい仲間との対話を始める．

　　仏典によれば，梵天という神が釈尊の前に現れて，現在，世人は無明（無智）の闇におおわれて，苦しみ悩み輪廻に沈淪している．ゆえに世尊は，どうかその教えを説いて世人を指導救済してもらいたい．この教えは難しくて，容易に理解しえられないかもしれないけども，世の中にはそれを理解しうる人もあるであろうし，またそれを平易

に説いてもらえば，多くの人々がその教えを奉じ，苦悩を脱すること
ができるでありましょう，と懇願したとせられる．これは当時の釈
尊の心中における，思念の去来をば梵天の勧請に託して説いたもの
であろう．そこでようやく釈尊はこれを世人に説く決意をしたとせ
られる．⑥
　梵天勧請の説話である．
　47日間の三昧の期間を経過し，梵天の勧請をうけ，ベナレス郊外の鹿
野苑での初転法輪，最初の説法を行なう．仏陀，覚者というときは，真如
の世界へ往った人（tathā-gata）であるのに対して，その仏陀が人間の世
界へ還り現われたときは，それを如来という．前者が往相的位態である
のに対し，後者は還相的位態である．すなわち，如来とは「真如が人間の
上に来生した人」であって，それは「ゴータマ・シッダールタという歴史
的人物の上に，新しい存在が原理として現われた」ということに他なら
ぬ．
　鹿野苑で，以前の道友であった五比丘に対して，初めて説法が開始され
ようとしたとき，旧道友であった五比丘は，仏陀をゴータマ・シッダール
タの名で呼びかけて，"友よ"といった．そのとき仏陀は「比丘たちよ，
如来を彼の名で呼んで"友よ"といってはならない．如来は無上正覚者で
ある．わたしは不死を勝ち得ているのだ」と前提して，その説法が開始さ
れている．⑦

悟りの内容
1. 初転法輪・四諦説法
　現実の苦しみと，その原因理由と，苦しみのなくなった浄福の状態と，
それに至る手段方法との，四つの真理（四諦）をありのままに考察し，そ
の真理に従った実践によって，苦しみのない理想の状態に到達する．こ
の理想の状態を悟り，悟りの智慧は漏尽通（煩悩のけがれのなくなったこ
とを知る智・あらゆるけがれを滅する智）であろう．
　この四諦は，仏が人々の心をなおす原理として説かれたもので，医者が
病気をなおす場合の原理と同然である．

臨床 clinical とは病人を実地に診察し，治療する道であり，応病与薬，治癒息災の仏道，人々を利し，幸福へ導く智慧，仏教理解の新しい視点ともいえる．

四諦と治病との関係について次のような論述がある．「医者はまず，病人の病気を正しく診断することが必要である．もし，病気そのものを誤って診断したとすれば，その治療法が合理的な正しいものとなるはずはない．病気を正しく診断し，次にその病気の原因理由をも正しくつきとめる必要がある．病気はわかっても，その原因理由が正しくつかめなけば，それに対する治療を適確に施すことはできないであろう．病気の起こる原因理由を除かなければ，その病気は除かれないからである．ゆえに医者は第一段として，病気そのものと病気の原因とを，正しく知ることが絶対に必要となってくる．

病気と原因とが正しくつかめれば，第二段としての実際の治療法が要求される．そのためには，あらかじめ医者は，病気のまったくない理想の健康体とはどんなものであるか，の標準を心得ておかなければならない．そして病人をこの健康体に回復させるために，病因にしたがって，これを除く手段方法を講ずるべきである．この手段方法が合理的であり，適切でありさえすれば，その病気は快癒するにきまっている．

これと同様に，心の病気としての精神の苦悩についても，その治療に当たる宗教家には，まず苦悩そのものを正しく知り，苦の滅除を講ずるのが第二段階となる．すなわち，苦の全くなくなった状態が浄福の理想郷であり，それに至り達するには，苦を滅するための合理的な，適切な方法が採られなければならない」⑧

釈尊が五比丘に行なった最初の説法，初転法輪，四諦説は苦・集・滅・道の真理として知られている．釈尊は人生観察の結果，「一切皆苦」という人生苦の解決の道を尋ねた．原因を尋ね，対治の実践体系を構築した．

(1) 苦諦

この世は「苦」であるという真理．苦とはサンスクリット語 duḥkha，パーリ語 dukkha の訳語であり，語義としては「うまくいかない」「するのが難しい」「望みどおりにならない」ことを意味し，それが苦・苦しみ・

悩みとなろう．

　四苦八苦はよく知られるところであるが，非常な苦しみ，人生苦悩の根本原因をいう．四苦とは「生老病死」の4つ，それに「愛別離苦」(愛するものと別れる苦痛)，会者定離，生者必滅の苦は，世の中の無常を表わしていよう．

　「怨憎会苦」(この世で怨み憎む者とも会わねばならぬ苦)，「求不得苦」(求めてなかなか物事が得られない苦)，「五陰盛苦」(人間の身心の形成を五つに分けた五陰，五蘊である．色受想行識から生ずる苦痛が盛んに起こる苦)，以上を八苦とし，四苦八苦の語義があろう．執着による身・心・環境「苦」である．

(2) 集諦

　この苦は何を原因とし，何を理由とするのか苦の原因，理由を示すものが集諦である．無常＝苦＝無我．無常から自我の否定たる無我がでてくるであろう．

　　　比丘たちよ．苦の集 (samudaya 生起の因) に関する聖諦はこれで
　　　ある．いわく後有をもたらし，喜貪倶におこり，随処に歓喜する渇愛
　　　である．それに欲愛を有愛と無有愛とがある．

　何があることによってかかる人生があるのであろうか．一切をあらしめる根源的な力は渇愛 (taṇhā 欲望の営み) である．

　認識論，認識主観と対象となる客観とが相交渉し，われらの世界が成立するが，愛がこの世界に関与している．欲愛(性的な官能の欲)，有愛(自己保存の欲求・食欲)，無有愛(名誉権勢の欲求)である．

　人間には性的な官能の欲，幸福な世界に生まれたいという欲求等があり，輪廻的存在である者が生死流転を繰り返し，いたるところで満足を得ようとする．誤った欲求を原因とする．渇愛の満たしがたきこと，海の流れを呑むが如し．とどまるところを知らぬ渇愛，苦なる人生はそれによって生ずる．

(3) 滅諦

　誤った欲求を残りなく滅ぼして去り，それを解脱して無執着となること．執着とは強く思い込むことであろう．無執着，とらわれないことで

ある．

(4) 道諦

苦の滅にいたる聖なる真理として八正道が説かれる．八聖道とも書く．理想の境地に達するための8つの道であり，8種の正しい生活態度である．

1) 正見（しょうけん）　正しく四諦の道理を見る．正しい見解，正しい信仰．
2) 正思惟（しょうしゆい）　正しく四諦の道理を思惟する．正しい思い，覚悟．
3) 正語（しょうご）　正しい語をいう．正しい言葉，正しい言語的行為．
4) 正業（しょうごう）　正しい身体的行為，正しい行為．
5) 正命（しょうみょう）　身・口・意の三業を清浄にして，正しい理法に従って生活する．正しい生活態度．
6) 正精進（しょうしょうじん）　道に努め励む．正しい努力，勇気．
7) 正念（しょうねん）　正道を憶念して邪念のないこと．正しい気遣い，意識．
8) 正定（しょうじょう）　迷いのない清浄なる悟りの境地にはいる．正しい精神統一．

8つの実践徳目であろう．

四諦（4つの真理）の根本的な立場は，存在するものはすべて生滅変化するということである．

諸行無常．そこに絶対不変の本体というような存在を認めない諸法無我ということが出発点としてあろう．

釈尊の出家の動機としては，老・病・死等の「苦」を解決することであったのであり，正しく人生を眺めるとき，人間は必ず老・病・死等の「苦」をにない，これらの苦悩や不安を除き，個の人格の完成，社会全体の平和や幸福を根本命題とし，宗教的出発点もそこにあるであろう．我々は苦しみ生き続ける人間の存在に注目せねばなるまい．

2. 中道宣言

「快楽主義，禁欲主義等，世に二つの極端があるが，比丘たちよ．如来はこれら二辺を捨てて，中道を現等覚せり」と，ブッダは中道を宣言する．

中道とは何か．

　　比丘たちよ．では何を中道となすか．それは即ち八つの正道である．いわく正見，正思，正語，正業，正命，ならびに正精進，正念，正

定である．比丘たちよ．これらが如来の悟得せるところの中道であって，これは眼を開き，智を発し，寂静を得しめ，涅槃におもむかしむるであろう．

　禁欲の極端にも快楽の極端にもはしらず，必ず人間中正の道を行くことである．

　正しく観察し，正しく思惟し，正しく物をいい，正しく行為し，正しき人間生活を営み，かつ，それをよく成就するために，正しき努力を営み，正しき心の向け方をなし，正しき心の起き方を成す．それによって眼は正しく開かれ，正しき智慧は成り，寂静涅槃(じゃくじょうねはん)の境地におもむくことを得るという．⑨

　渡辺照宏『新釈尊伝』には，聖なる中道について次のようにある．釈尊の中道の立場がよく理解できるであろう．

　　仏陀が五人の修行僧に向かって説かれた法は『転法輪経』という題で，パーリ語，梵語の他に漢訳やチベット語訳でも伝わっていて，その内容はだいたいにおいて一致しています．

　　仏陀は次のように説かれました――「修行僧たちよ．世の中には二つの極端がある．修行僧はそのどちらに偏ってもならない．二つの極端とは何か．

　　第一に官能のおもぬくままに欲望の快楽にふけることである．これは卑しくて低級で愚かしくて下等で無益なことである．

　　第二には自分で自分を苦しめることに夢中になることである．これは苦しむばかりで下等で無益なことである．

　　修行僧たちよ．如来は二つの極端を捨てて中道を悟ったのである．これによって洞察も認識も得られ，寂滅，悟り，めざめ，涅槃に至りつく」

　　ここで二つの極端というのは仏陀自身の体験への反省であると同時に，一般に人々の生活態度にもしばしば見られます．すなわち仏陀はシッダールタ（悉達多）太子とよばれていたころ，三つの宮殿にそれぞれ多くの美女をはべらせ，あらゆる欲望を満足させる生活をしていました．しかしこういう生活態度が無意味であることを悟っ

て，ひそかに城を脱け出して修行僧たちの群れに加わったのです．修行僧たちの多くは自分自身の肉体を苦しめ欲望を極端におさえつけることによって，人生の目的に到達することができるものと考えていたので，修行者ゴータマもそれに倣って六年のあいだ苦行にはげみました．食物の過度の制限から餓死寸前にいたる修行もしたし，呼吸を制御して息をほとんど止めるところまで試みました．しかし，この苦行生活も結局のところは最高の理想——さとり——に達するための役に立ちませんでした．そして快楽の追求と苦行とのこの二つを超越したところに中道を発見しました．中道はこの二つの極端のどちらをも批判し拒否するところに存します．これによって悟りを開くことができました．この境地を涅槃といいます．

　涅槃は詳しくいえばニルヴァーナ（パーリ語でニッバーナ）といい，あらゆる苦悩を克服した絶対的な平穏状態のことをさします．解脱（モークシャ）といっても同じことです．

　中道というのは仏教全体に通じる根本的な考え方のひとつです．これはどちらつかずの宙ぶらりんというような，なまぬるい態度をさすのではなく，およそ対立的に考えられる両極端のどちらをも厳正に批判して，独自の自主的な行動をとることをいうのです．ここでは，快楽主義者と苦行主義という両極端を否定することによって，中道を打ちたてたのです．したがって仏教で教える中道というのは，消極的な回避ではなくて，むしろ積極的な行動のことなのです．そこで『転法輪経』の仏陀の言葉は次のように続きます．

　「修行僧たちよ．その中道とは何であるか．それは八つの部分からなりたつ聖い道である．すなわち正しい見解，正しい決意，正しい言葉，正しい行為，正しい生活，正しい努力，正しい思念，正しい瞑想である」

　この中道はその内容によって八正道として知られていますが，この道はもっとも広く適用することができる宗教的実践であるということができます．⑩

現代人の心の病，神経症的な病状は，世界の文明国に増大し，わが国に

おいても例外ではない状況にあろう．
　現代人の心の病を救うことが，それが宗教・仏教の大切な社会的役割であり，仏教には心の悩みを救うという大切な社会的役割があろう．
　臨床の視点は，患者を直接救済する臨床医学同様の治療的意味をもつ．病薬対治の法，応病与薬の道としての仏教，ブッダの般若の叡智が存在するであろう．

　註① 中村元監修『新佛教辞典』誠信書房，1962年，p.67.
　　② 水谷幸正『仏教・共生・福祉』思文閣出版，1999年，p.43.
　　③ 中村元『ゴータマ・ブッダ 釈尊伝』法蔵館，1958年，p.102.
　　④ 中村元『中村元選集』11，『ゴータマ・ブッダ 釈尊の生涯 原始仏教1』春秋社，1969年，pp.65-66.
　　⑤ 三枝充悳『人生と仏教Ⅰ 宗教のめざすもの』佼成出版社，1969年，p.186.
　　⑥ 水野弘元『釈尊の生涯』春秋社，1972年，p.88.
　　⑦ 山口益・横超慧日・安藤俊雄・船橋一哉『仏教学序説』平楽寺書店，1961年，pp.435-436.
　　⑧ 前掲『釈尊の生涯』pp.122-123.
　　⑨ 増谷文雄『仏陀 その生涯と思想』角川選書18，1969年，p.84.
　　⑩ 渡辺照宏『新釈尊伝』大法輪閣，1966年，pp.221-224.

第10節　人生の諸段階 体と心の発達

　人間の生涯全体を変化していく主体の発達として捉えようとするエリクソン Erikson, Erik Homberger（1902-1994）の「ライフサイクル論」は，個体発達分化論 Epigenetic Development と呼ばれ，人間生涯全般の八段階の発達図式としてよく知られている．
　Epigenetic エピジェネティックは，個体が生まれてゆっくり成長していくという意味であり，個体発達論として『幼児期と社会』(1950)に示されている．人格形成発達理論である．
　エリクソンは人間の一生を8つの発達段階に分け，それぞれの人生の段

階で求められる達成課題をあげている．
　Ⅰ．基本的信頼対基本的不信
　Ⅱ．自律性対恥，疑惑
　Ⅲ．積極（自主性）対罪悪感
　Ⅳ．勤勉性対劣等感
　Ⅴ．アイデンティティー対アイデンティティー拡散
　Ⅵ．親密連帯対孤立
　Ⅶ．生殖（生産）性対停滞（自己陶酔）
　Ⅷ．結合性対絶望
　前者は人生の諸段階で獲得を求められる人格的要素であり，後者は獲得に失敗したときに抱く異常な状態である．
　今，(1)乳児期，(2)幼児初期，(3)前学童期，(4)学童期，(5)思春期，(6)青年後期，(7)壮年期，(8)老年期の八段階によって人生航路を図表とし，人間存在とその心の病理学の探求を試みよう．
　まず、フロイト Freud, Sigmund (1856-1939)，エリクソン Erikison, Erik Homburger (1902-1994)，ピアジェ Piaget, Jean (1896-1980) を比較対照し，それぞれの人物についてみておこう．

　1. フロイト
　オーストリアの神経学者で精神分析の創始者であるフロイト Freud, Sigmund (1856-1939) の精神分析 Psychoanalysis は，精神病理学と深層心理学およびその応用理論の総体をいうが，神経病のなかでもヒステリーの多くが性的なものに起因するという観察から性的エネルギー（リビドー）が抑圧され，正常なはけ口を失って，他の器官に蓄積されると，ヒステリー等の病的身体症状に転換されると考えた．
　フロイトは性的エネルギーであるリビドーの現われに，性的なものと性器的なものとを区別し，前者は性的器官には直接むすびつかない広汎な肉体的快感の追求に関係しているが，後者は，性的器官に直接むすびついた快感の欲求に関係している．幼児の性欲は，性的器官の成熟に先だち，宦官や老人も性的欲望をもつ以上，性的なものは，性器的なものよ

り，はるかに広汎かつ根源的である．それは誕生に始まり死とともに終わるそれ自身の歴史をもち，この歴史は人間の心的葛藤の謎を解く鍵を提供する．①

リビドーは乳児から成人へと一定の段階をへて発達し，発達が阻害されると，特定段階への固着，前段階への退行，コンプレックスの形成等が起こる．

フロイトは初期には，種族保存の本能であるリビドーと自己保存の本能である自我衝動とを対立させたが，後に第一次大戦中の戦争神経症の観察にもとづいて，その本能理論を修正した．

1891 年，最初の著書『失語症の理解のために』Zur Auffassung der Aphasien: eine Kritische Studie（1891）を刊行，小児麻痺や失語症についてすぐれた発表を行ない，神経生理学の基本単位であるニューロン説を唱えた先駆者の一人でもあるが，これらの生物学的方向づけは精神分析創始後も終始貫いた．

神経症，なかでもヒステリーの治療と取り組み，精神分析療法への確立へ向かい，精神分析的精神病理学理論の礎石を築いたのである．

当初，神経症の起因について，心的外傷説，主として両親からの性的誘惑によるを主張したが，後に心的現実性を重視，1890 年代後半に自己分析を進め，自ら神経症の問題を考えるうちに，エディプス・コンプレックスを提唱，これが中心的命題となった．

エディプス・コンプレックス Oedipus Complex は精神分析の重要な概念として知られるが，すべての男の子は母親を愛情の対象とし，父をその競争者とみなし，敵意をもつという心の機制をいう．②

このような心理は幼児期に体験されながらも，成長につれて抑圧される．男根期（小児性欲の発達段階で，まだ性の対象を求めるに至らない段階）までは，はっきりみられるが，潜在期に抑圧され，後になって神経症発病の際，大きな役割を演ずるという．③

フロイトはエディプス・コンプレックスの抑圧が終わる5歳ころから思春期までの期間に幼児の表面的な性的活動は中断すると考え，この期間を潜在期と呼んでいる．

ちなみにエディプス・コンプレックスという男性が自分と同性である父を憎み，母の愛を得ようとし，女性が母を憎み父の愛を得ようとする精神分析の言葉は，ギリシア神話においてテーベの王子エディプスがその父を殺し，母と結婚したという話をもとにフロイトがつくった用語である．
　幼児期に体験されながらも成長につれて抑圧されるこのような心理は，成人の行動の無意識的な動因となっている．
　1905年『性に関する三つの論文』Drei Abhandlungen zur Sexualtheorie において，フロイト以前，思春期の第二次性徴とともに発現すると考えられた性欲について，出生直後からの小児性欲に着眼して，幼児体験を重視し，それらを抑圧する内的葛藤が性格形成や神経症的葛藤の主題であるという性欲動論を体系化した．④

2. ユング

　スイスの精神科医・心理学者であるユング Jung, Carl Gustav (1875-1961)は，フロイトに協力して精神分析の発展に貢献し，フロイトの弟子たちも集まり，ザルツブルクで最初の国際精神分析学会 International Psychoanalytic Association (1908) を開き，フロイトはユングとともにアメリカへ招待講演(1909)をするなどして，精神分析の影響を世界的に波及させた．
　神経症の一治療法として発展させた学問が人間心理一般，精神医学，心理学，社会学，人類学等それぞれが別個に扱っていた事象を統一的に研究する道を開き，絵画，文学，芸術作品にまで影響を及ぼし，宗教論『幻想の未来』Die Zukunft einer Illusion (1927) や文明批評『文化のなかの不安』Das Unbehagen in der Kultur (1930) にも及んだのである．

3. エリクソン

　アメリカの精神分析学者であるエリクソン Erikison, Erik Homburger (1902-94) は，ドイツのフランクフルト・アム・マインでユダヤ系デンマーク人医師の家庭に生まれた．当時の青年に特徴的だった「モラトリアム」を自ら経験し，その後，A・フロイト指導下のウィーン精神分析協会

で学び，1933年，ナチスの迫害を逃れて渡米．この移民の体験を加えたマージナル・マン，「継子」として自己体験，精神分析の臨床体験に基づいて，現代アメリカの社会・文化と個人の関わりを説明するための心理社会的・心理歴史的理論を形づくった．なかでも，青年期の「アイデンティティー」の危機をめぐる考察は大きな反響をよんだ．1934年以降，ハーヴァード，イェール，カルフォルニア（バークレー）の各大学に所属し，子どもの発達に関する文化人類学的研究にも関心を広げた．1950年，マッカーシズムに抗議してバークレー校を退職，オスティン・リッグズ・センターを経て，1960年にはハーヴァード大学人間発達（形成）講座の教授となる（正式な学歴をもたない人としては異例のことであった）．その後，シカゴのロヨラ大学エリクソン研究所とサンフランシスコのマウント・シオン病院の顧問．ピュリッツァー賞を受けた『ガンディーの真理』(1969)はアメリカの戦闘的非暴力の行動に一つの思想的よりどころを与えた．

〔主著〕

Childhood and Society, 2nd ed., 1963（仁科弥生訳『幼児期と社会』1, 2, 1977, 1980）; Identity and the Life Cycle, 1959（小比木啓吾ほか訳『自我同一性』1973）; Insight and Responsibility: lectures on the ethical implications of psychoanalytic insight, 1964（鑢乾八郎訳『洞察と責任』1971）; Gandhi's Truth, 1969（星野美賀子訳『ガンディーの真理』2, 1973, 1974）.

〔文献〕

Evans, R.l.(ed.), Dialogue with Erik Erikson, 1967（岡堂哲雄訳『エリクソンとの対話』1982）; Coles, R., Erik H.Erikson: the growth of his work, 1970（鑢乾八郎訳『エリク・H エリクソンの研究』上・下，1980）. ⑤

4. ピアジェ

スイスの心理学者であるピアジェ Piaget, Jean(1896-1980) は，児童心理学において新生面をひらき，彼の学派はジュネーヴ学派 Geneva school といわれている．

臨床法 Méthode Clinique テストのような機械的方法を用いず，患者を診察する場合のように子どもの心理をつかむ方法を用いて，子どもの心理

が大人の心理と質の違いをもつことを強調した．

　初期に明らかにした子どもの自己中心的思考概念は1920年代に入って心理学者ピアジェが最初に提唱した言葉だとされており，幼児や年少の児童が，聞き手がもっている知識や視点を考慮に入れないで言語的発達を行なったり，自分とは違う位置にいる他者からは特定の対象の配置が違ってみえることを想像できないことは，自己中心性の現われだとされ，それは自分の視点や主観的な経験を他者にも当てはめるために起こるものといえる．ただしそれは，年少の子どもに特有のものではない．年少の子どもでも，絵本をよんでもらうためには，画面を自分に向けるのではなく相手に向けることが多い．逆に成人でも，自己の知識，思考・判断の枠組を相手も共有していると思い込んで行動することは希ではなく，それはまさに自己中心性の現われという．

　自己中心性 egocentrism（英），égocentrisme（仏）は自分の視点だけで世界を捉え，他の視点による別の把握がありえることに気づかない認識の仕方をいい，自分の利益を追求する利己性とは概念的に区別される．⑥

　1930年代後半，彼自身の3人の子どもの観察に基づき，子どもの知能発達の研究を行ない，同化と調整の均衡化による知能発達の基本概念を立てた．

　他の人の行動の仕方やものの考え方など，いろいろな特徴を自分のなかに取り込むことを，取り入れ introjection というが，子どもの社会化過程で生じており，相手との情動的な相互作用のなかで，その人の行動様式や価値観を取り入れていく過程が同一視といわれている．自分のシェーマを外界にあてはめて外界を取り入れてゆくのがピアジェのいう同化 assimilation であり，その反対に環境に応じて自分のシェーマを変えてゆくのが調節 accommodation である．

　乳児期の感覚運動的知能，幼児児童期における数の発生，象徴の形成，時間観念の発達，運動と速さの観念，空間の表象，青年の論理的思考をとりあげ，それらの発達を研究した．

　子どもの認知，発達とは初期の感覚運動的活動が内面化し，構造化していく過程であるという見地から，感覚運動期，表象期，操作期の発達段階

を設置し，各段階固有の思考構造を実験的に分析し，現代数学の構造に基づく理論模型によって，それらの思考構造を説明している．

　ピアジェによる内面化 internalization とは，1歳後半から2歳にかけて実際に行なっていた行為を表象化し，頭のなかで行なうことができるようになることをさす．これによって延滞模倣，象徴遊び，描画，イメージ，言語が発達し，表象的思考 symbolic thought の段階となる．また道徳性の発達という観点からは，親への同一視や親のしつけの取り入れによって，外からの強制や禁止によるのではなくて，自己の内側の声に従って行動するようになる．これは社会の道徳判断の基準や価値観が内面化されることによって可能となり，良心といわれるものが形成される．自我の形成においては，その文化のもつ行動様式や行動基準を内面化し，社会や他の人々が自分に寄せる期待や評価を内面化し，それと自己の現実の姿や理想とを統合し，自己の独自性を確立してゆく過程が自己同一性（アイデンティティー）の探求とよばれるものである．⑦

　晩年には，科学的認識の発生と進化の過程を実証的に研究する発生論的認識論に関心を向け『発生的認識論序説』Introduction à l'épistémologie génétique（3 vols. 1949-50）を著わしている．

　人間の認知，言語，文化等あらゆる営みを構造という概念を用いて理解していこうとする方法論である構造主義にあって，発生的な動的構造を鍵概念にすえているのが，ピアジェ提唱の発生論的構造主義 genetic structuralism である．

　ピアジェは，構造に全体性，変換性，自己制御性の3つの基本的性格がみられる．ここで重視されるのは，生成された結果としての構造ではなく，構造が構築される過程であり，時間的に隔たった断面で，いくつかの構造をとり出し，それらの相互関連を調べることにより，構造自体の変化，発展を明らかにしようとする．構造とは「関係的全体」であると規定する．

　感覚運動的知能から形式的操作に至る発達過程に出現するさまざまな思考構造を統一的に説明したのは，2つの視点からである．⑧

註① 『現代哲学事典』講談社現代新書，1970年，p.367.
② 園原太郎・柿崎祐一・本吉良治監修『心理学辞典』ミネルヴァ書房，昭和46年，p.26参照.
③ 宮城音弥編『岩波心理学小辞典』1979年，p.22.
④ 『新社会学辞典』有斐閣，1993年，p.1284.
⑤ 同，pp.105-106.
⑥ 同，p.546; Piaget, J., Le Langage et la pensée chez l'enfant, 4ᵉ éd, 1947（大伴 茂訳『児童の自己中心性』1954年）.
⑦ 前掲『新社会学辞典』p.1119.
⑧ 同，p.1183.

人生の諸段階における体と心の発達

ライフサイクル	I. 乳児期 （生後1年まで）	II. 幼児初期 （満1歳～3歳まで）	III. 前学童期 （3歳～6歳）
フロイト Freud, Sigmunt (1856-1939)	口唇期．食人的性的体制．貪欲の機能と分離されない．	肛門期．肛門性感帯によって支配される．	男根期．エディプス期．1種類の性器，男性性器しか知らない．
エリクソン Erikson, Erik Homburger (1902-)	基本的信頼の時期．自我心理学的精神分析学の流れに立つエリクソンは，人間の一生を8つの発達段階に分け，達成課題をあげた．	自立性の時期．	自発性の時期．
ピアジェ Piaget, Jean (1896-1980)	感覚運動性の初期．知能発達の4期の問題解決の第1段階．	感覚運動性の後期．感覚運動期 Sensory-motor intelligence.	前操作的思考の第2段階．前操作的表象期 Preoperatinal period.
特　色	母と子の肌の触れあい．「初めの言葉は母によるもの」（メルロー・ポンティー） 社会性の発達．	三つ子の魂百までも． 三つ児のこころ． 人間の記憶は満3歳にさかのぼる． この幼児期こそ一生の人格的基礎をつくる．	口唇期．
ホスピタリズム	神経症・精神病も乳幼児期に希にある． 早期乳児自閉症 early infantile autism. 共生乳児精神病 eymboiotic infantile psycho-sis. 幼児期不安（神経症的不安）infantile anxiety 人間は無力で両親の保護に依存しなければ生きていけない．身心の安全と安定が得られない状態にある乳幼児が両親からほうり出されてただ1人この世に存在するとの体験に根ざす基本的不安が底にある．乳幼児期に基本的不安を体験させられるような神経症的環境，両親に育った神経症的人間が大人になってもそれにとらわれて神経症的不安をおこす．		

	IV. 学童期（6歳～11歳）	V. 思春期（11歳～18歳）
フロイト	潜在期.	学童期に潜在していた性的なものが再び表面に出てくる. 異性愛の前段階.
エリクソン	勤勉の段階.	自己アイデンティティーの確立が課題. 形成に失敗するとアイデンティティーの混乱, 役割の混乱に陥る. アイデンティティーの喪失. ネガティヴアイデンティティー. アイデンティティー拡散.
ピアジェ	抽象的操作の段階. 7～8歳から11～12に至る知能発達段階 period of concrete operations 具体的操作期.	思春期知能の特色は, 形式的操作のできる段階である. 11～15歳の知能（前成人期） period of formal operations 形式的操作期.
特色	人間を意識的に系統的に形成する時期. 遊び・スポーツ・友達・先生との交わりによって創造性や社会性を身につけ, 全人格の成長のために欠かすことのできない学習の時期. 遊びも大切. 遊びは一段と進化. それ自体学習に参与し, 子ども1人1人のアイデンティティーの確立にまでつながる. 子どもの個性は遊びの中から開花し, 子どもの社会性が育っていく.	生まれて初めて充分発達した意識をもって自己の体と心に対面し, 社会の中における自己の位置, 役割をしっかりと見定める. 青年期とは, 苦しい模索の季節でもある. 思春期の課題は自己のアイデンティティーの確立であり, 最も純粋に価値を追い求め, これにしたがって生きようとする. 生きる価値, 生存理由, 存在理由の探求である.
ホスピタリズム		アイデンティティーの喪失（自己拡散）とノイローゼ. 神経症, 無意味感, 価値喪失, うつ病, 実存的うつ病.

第1章　現代社会の病理　81

	VI. 青年後期（18歳～25歳前後）
フロイト	※青年学は19世紀終わりごろ形成される． 青年前期（15歳～18歳），青年後期（18歳～25歳）． 性欲とは永続的な自然的衝動で，成人では異性との交渉の願望をいだかせ，それを可能にする．性的なものと性器的なものを区別する．
エリクソン	成人前期．精神社会的猶予期間の延長．青年後期は，他人，特に異性との親密度を成就することが主要課題。 真の友情もこの時期に生まれる．
ピアジェ	知能や思考力は既に発達を遂げてしまっている．
特　色	職業の選択，恋愛，配偶者の選択等．人生の本番への関所がずらりと並んでいる．身体的，心理的激変に加え，社会的，個人的課題の重さに耐える育ち，環境が大きくものをいい，この時期に精神障害が興発する．
ホスピタリズム	精神医学では，青年期は1つの危機として特別に扱う． 神経症，不登校，心因性のもの，うつ病や精神分裂病の始まりも含まれている．心の病，ドロップアウトの問題．物事を中途でなげだす退転位の人もいる． 　「生きる喜び」の欠如のため，神経症，犯罪，自殺企図，自殺そのものが各人生段階の各時期に起こりえたず．大きな危機は青年期と老向期である．老人にも心の喜びが必要である． 友情・結婚も自己放棄が多く必要とされ，「放棄しうる自己」がそれまでに育って居なければならない．精神分裂症，心の病は「放棄すべき自己」が充分育っていないと起こりやすい．

	Ⅶ. 壮年期（25歳〜55歳ごろまで）
フロイト	性的なものに抑圧がなく，性器が十分発達している場合は性器的反応をおこせる．性本能．ナルチシズム（自己を愛の対象とすること）．自我本能．
エリクソン	無私な世話 care ケアーこそ，壮年期の徳または力． 生殖（生産）．
ピアジェ	児童と成人との心性の間には，その理論的構造において質的相違がある．自己中心的な前論理的な段階から漸次的社会化に伴って論理的段階へ連続的発展を示す．
特色	働き盛り．25歳〜55歳ごろまで．30代後半から40代初めは，1つの危機，悩み多い時期．そろそろ始まる老化という生理現象．それにともなう成人病の兆し．中年期の危機．中年以降が真に人間らしく生きていける時．一生を貫くほどの生存目標を自問してみる必要あり． 生理的には下降線をたどり始めている時期に，人間が内面的には上昇し始める．新しい生き方，残されている自分の半生を本当に自分のやりたいことをなすことに捧げようという意味の方向転換が必要．もう余計なことをしている暇はない．なるべく自分にとって本質的なことをやろう．より創造的な生き方に切り替える意志と決断と選択．経済的，社会的なゆとりができてくる時期．
ホスピタリズム	生きがい喪失．人間は生み出したものを育む．困難，苦労，抵抗に打ち勝ちながら生きてゆく．そのような人生は，心の張り合いを感じ，真に生きている実感をもつであろう．これがうまく果たされないと，沈滞感，退屈感，人間関係の貧困，自己への没入等，心気症のかたちをとる．向老期（65歳ごろまで）では，老いの自覚，切実な意識的なものとなってくる． 老いに対するおびえ，予期不安，定年前の神経症，更年期うつ病の発生あり．

	Ⅷ. 老年期（65歳〜）老年学
フロイト	生の本能・死の本能.
エリクソン	老いつつある自分を全体的に受容できた人には，知恵という徳，力がある．知恵とは，死に直面しても人生そのものに執着のない関心をもつこと．身心の衰えにもかかわらず，自己の経験の統合を保ちつづけ，後の世代にこれを伝えようとする．統合性.
ピアジェ	
特色	老化という生理現象．人間生命の終わりの段階．身体的な衰えや症状，体力減退，五十肩，老眼，女性は閉経（肉体的な定年）．女性は家事担当，男性の社会的定年．無用者になること．家庭の中に毎日いても，全く身をもてあます隠居．子どもたちは巣を飛び立ち，社会的時間の枠が次第に外されていく．生活の仕方が大切．その時を精一杯に生きてきたのなら，自分の一生の意味の判断は，人間よりも大きなものに委ねよう．老病死．人間の条件として，老・死に対し，何らかの不安を覚えるのは当然であり，正常であろう．この実存的な不安は，自分でコントロールしうるもの． 死：宗教的，哲学的に死そのものを達観できる人．人生への諦観が深まる．その心は，宗教的な解決が必要であろう．
ホスピタリズム	自己の統合に達することができない老人は，もう人生のやり直しがきかぬ絶望感をもち，人間嫌い，自己嫌悪に陥ったりする．病気（体の病・心の病）．精神病は「病識」を欠く．心の苦悩，傷の瘢痕のようなものが心に残る．苦痛の中で人間の心身の分裂が起こる．苦しむ人間に対する洞察を深めなくては．苦痛があるとき，必ず心の苦悩が起こる．苦痛に襲われると人間の心と体が分裂し，しかもその心を統一する自我も打撃を受ける．病にともなう不安，アルコールや精神安定剤を乱用するのも，不安を紛らすためのことが多い．病的な不安は無気力，不安定さをもたらす． 高齢になると脳の神経細胞が萎縮し，知的に衰える．恍惚恐怖（心因性）．

第 2 章　人間学 精神医学の思想

第 1 節　現代哲学の基本問題 心と身体について

　近世哲学の父デカルト Descartes, René（1596-1650）は，物心二元論，精神と物体とを互いに独立の二実体とする二元論を立てた．二元論の元祖とみなされているデカルト以来，心の論理で一切を説明してしまおうとする唯心論 Spiritualism は，心（精神）は非物体的なもの，物体から区別しうる独自のものであるという考えに発し，世界の真実在は究極において心的（精神的）なものである，存在より精神の方がより根源的であるといい，物体的身体の法則で心の動きまで説明しつくそうとする唯物論 Materialism は精神的，身体的なもの（霊魂，精神，意識等）よりも物質的なもの（自然，物質，身体等）の方が根源的で第一次的であると主張する．

　精神的なものと物質的なものとの関係をどのように見るかというテーマは古来，哲学上の中心問題であり，すべての哲学的学派はこうした問題の対決をさけることができず，その解答をめぐり，唯物論と唯心論（観念論「実在論」に対する語）とに分裂し対立してきた．

　弁証法的唯物論の始祖の 1 人エンゲルス Engels, Friedrich（1820-95）は，マルクス Marx, Karl（1818-83）とともに共産主義理論の建設と労働者階級の解放に生涯をささげ，国際プロレタリアートの運動の指導者として知られる．イギリスのマンチェスターに行きチャーチスト運動に動かされ，1844 年『経済学批判大綱』を書き，同年マルクスと出会い『ドイツ・イデオロギー』Die deutsche Ideologie（1845-46），『共産党宣言』Manifest der Kommunistischen Partei（1848）等はマルクスとの合作で知られる．マルクス没後も変わらぬ協力をつづけ，『資本論』Das Kapital 第 2 巻以後の遺稿の整理も行なっている．

　こうした世界観上の基本点に関する対立は，さらに認識論，論理学，美学，歴史観等における「対立」にまで発展し，唯物論的な思想と観念論

（唯心論）的思想との対立そのものは，哲学史にさまざまな形で古代から現代まで全体を貫いているといえる．唯物論的な思想は大きく見れば進歩的階級の思想を代表するものとして現われ，常に反宗教的・無神論的な性格をもち，20世紀に入ってからはコンピューターの発展とともに「人間機械論」「物理学主義」「行動主義」等，一種の唯物論的な思想が生み出されている．

　心と身体の問題は，現代の哲学にとっても基本的な問題，哲学の主題の1つであろう．

　(1) 相互作用説　身体と心とは因果的に関係しあう．

　(2) 並行説　物的過程と心的過程とは互いに全く独立であって対応しあうだけである．二つの実在の間のこととしてだけではなく物事を記述する言語のレベルの違いとして論じられることがあろう．

　(3) 機会原因説　心身間で一方の状態が他方の変化の機会となりあっているという．

　(4) 随伴現象説　唯物論の立場より心に独立の存在を認めない．意識とは有機体の構造，精神組織の機能に伴う派生的な現象にすぎないと考える．

　(5) 観念論の立場から，心の側に原理を求め，物質的な世界の存在に関しては知覚内容に還元したり精神の発現形態として性格づけたりする考え方．

　(6) 創発説　心的過程は自然の進化のある段階でそれまでのものとは別の原理と法則性をもった新しいものとして出現してきたと説明する．

　(7) 世界を構成する根本的要因そのものは中性的であり，それがどのような脈絡において見られるかによって，物的なものとも心的なものとも見るという考え方があろう．①

　東洋の思想では「心身一如」といわれるように心の働きと身体機構の働きとは別物ではなく，心の働きが身体内臓の動きとなって表現されると同様に，身体内臓の動きは心の動きを表現するものであると考えられている．人間は心を持った存在であり機械ではない．情報の処理や行動の

選択が画一でなく自由であり，任意性と自由に選択する特色をもつ．物と心，西洋的見方からすれば個別のものであるが，東洋的見方からすれば分けられるものでなく，身心不可分，心身一如と人間存在を考えている．

身体と心というのは1つのセットであり，それらの総体が1個のメカニズムとして生きているということが身心一如の立場であろう．それは身体を心から切り離すことににによって発展し続けて来た近代科学の方法論とは全く逆の考え方である．換言すれば，身体と心は明確に区別することはできずどこかで支えあっているという「生命観」であろう．②

われわれはこの世に生まれ日々を送りやがて老い衰え，病を得てそして死を迎える．この流れは絶対的であり，ブッダは生老病死の人生とその苦しみが避け難いものである．身体は一時も休む間もない「無常存在」であり「苦」の当体であり，死せば無と化す「無我」であり，そして不浄なもの，それが真実の身体の姿である．その事実を見つめながら，解脱する方法を説き弟子たちを導こうとしている．

註①『哲学事典』平凡社，昭和46年，p.746.
　②花園大学仏教学科編『禅と東洋医学』禅文化研究所，平成4年，p.230.

第2節　現代思想 精神医学の潮流

第1項　クレペリン Kraepelin, Emil (1856-1926) の精神病理学説

ドイツの精神病理学者，ミュンヘン大学の教授，近代精神医学の創設者である．

クレペリンの精神病学は，他の医学の部門と同様に医学の一部とすることであった．

精神病，狂気を「早発性痴呆」，今日でいう精神分裂病と躁うつ病との2つに大分類し，早発性痴呆は若い時代に始まって一生治らないもの，躁うつ病は治ったり再発したりを繰り返すが，とにかく一応治るものというように簡単に説明できるような特徴を明らかにした．クレペリンはヴントの弟子であり，精神病の病因を心理的な要因に帰着させると考える

といったことは全然せず，精神病を新陳代謝の障害，内分泌異常，遺伝にもとづく欠陥等から生ずる大脳の病的状態にもっぱら依存すると考えた．精神病は治らないという宿命として定義したクレペリンの精神病概念は，人間がひとたび精神病になったらもはや彼らから大したことは期待できない．狂気の人々を治療しないで病院に収容し，狂気をじっと見守った学的態度，もし精神病になったとき，クレペリンのような精神科医の手にかかったらどうなるだろう．患者の心や人格を全く無視し，精神病をあらかじめ治らないと運命づけた上で分類，整理し，患者を病院の中で管理された宿命をたどるものとしてとらえる体系でもあろう．狂気＝精神病，クレペリンは「精神病」を宿命的に不治のものと考えた．

　クレペリンの著書には『精神医学教科書』(1896) がある．クレペリンは現代精神医学に決定的な影響を与えつづけている精神科医であり，地道な臨床の場から巨大な体系を樹立した．クレペリンは精神分裂病（内因性痴呆と彼は呼んだ）や躁うつ病という二大内因性精神病の研究にその生涯をささげた人である．神経症と内因性精神病の接点に位置づけられるのがパラノイア問題，パラノイア論である．

　パラノイア Paranoia(英) とは妄想症である．クレペリンは内因的に発症し慢性的に発展，体系化していく妄想とし，それ以外では思考・意志・行動に全く障害を示さない疾患とした．偏執病パラノイアはギリシア語では para＋nous(狂気) の意味であるが，ギリシア時代には広く精神錯乱 Craziness と，中世ころまでは狂気 Insanity とほぼ同義に用いられたらしい．

　クレペリンの定義は「内的原因から発し，徐々に発展し来る妄想体系があり，思考，意欲，行動には完全な明晰性と秩序が保たれている」「全人生観の深い価値転換即ち環界に対する立場の転倒 Verrückung が見られる」患者には知覚錯誤意志障害，情動性の気分の背景の不可解な変化は見られず妄想は論理的に一貫しているという．

　『精神医学摘要』Compendium der Psychiatrie(1883) は精神医学の教科書である．ハイデンベルグ時代第4版（1893）から第5版（1904）に至る時

代，この間に二大精神病論はほぼ形成されるに至る．

　クレペリンは1926年，教科書第9版の改定に着手して間もなくこの世を去り，後任にはオスワルト・ブンケがついた．ブンケの編集した精神医学叢書は，ドイツ精神医学の頂点を示すといえるだろう．

　ドイツ精神医学は，哲学流の物の見方に対する自然科学的な観察の勝利を高らかにうたったクレペリンの言葉に逆行する方向に進んで現在に至っている．

　ヤスパースはクレペリンの築いたハイデルベルク学派の流れをくんでいる．クレペリンはドイツ正統派の精神医学の中道を歩みつづけた人である．クレペリンは何千という多数の患者の病因症状経過，転帰を刻明に観察して，それらを比較検討する地道な努力を営々と積み重ねながら，疾患単位の樹立をめざした．

　クレペリンの精神医学的方法論は，病因，症状，経過，転帰等の全体的把握に基づいて疾患単位を確率するという身体医学的方法論であった．

　最大の関心ごとであった二大精神病に対して，当時は治療法らしい治療法もなく暗中模索の状態であったが，以前の非人間的な治療法に代わって患者の処遇改善にいかに努力したかは，クレペリンの著書『精神医学百年史』を読めば明らかである．分裂病や躁うつ病は，その基盤に何らかの身体的疾患が想定されるとクレペリンは考えた．しかし現代の精神医学において今なお，身体的病因が発見されていないのである．

　クレペリン（1856-1926）が古い精神医学を大成し，疾病分類学症状論を完成させ，その反立としてヤスパース（1883-1969），クルーレ，シュナイダ（1887-1967）といった現象学派の人たちが，1910年代にドイツのハイデルベルクで治療を始める．一人称的体験の内部の問題として内側から捉え始め，体験の学 Erlebnis Lehre としての精神医学がそこで登場する．

　症病学としての精神医学から体験学としての精神医学として，1920年代には華やかな開花をみる．ヤスパースは体験学としての精神医学を築きあげるため，フッサール（1859-1938）やデルタイ（1833-1911）の哲学を用いながら，了解と説明の方法論を構築していった．1920年代にはフッサールやハイデッカーなど当時の哲学思潮とも呼応する形で，人間学

的現象学のビンズワンガー（1881-1966），シュトルヒ，ミンコフスキー（1885-1972）がスイスやドイツで活動を始める．

　フッサールが精神医学における現象学の動きに関心を示しビンズワンガーらと交流し，ハイデッガーも精神医学に関心をもった．フランスではドイツ以上に精神医学に関心を示し，ベルグソン（1859-1941），サルトル（1905-80），メルロ・ポンティ（1908-61）らが精神医学の知見を積極的に採用しながら，自分の理論を展開している．

　フランスではイギリスからジャクソニズムの流れが入り，ジャネ（1859-1947），アンリエ，アンリ・ドレーがこの流れに属し，フランス的力動論として受け継がれる．

　1930年になるとドイツでは現象学派の火が消えてしまい，身体主義，身体論，器官論と生物学的なもの，遺伝の問題，体質の問題，脳の病理学等へ回帰していく．

　戦後1945年以後の精神医学は現象学派を受けたビンズワンガー，ツトー，フオン，バイアーという人たちが人間学的現象学を展開していく．50年代半ばに一つの頂点に達し，スイス，フランス，日本等に影響を与える．体験学から人間学へという動き，人間存在をその全体性の中で捉えなおす．

　人間学的現象学では，ヤスパース的な体験学が一人称的な主体の内部のみを問題にしていた状態から，人間との関係，二人称として捉えていこうとし，人間の学としての精神医学が成立し，この方向は60年代，70年代と少し下火にはなったものの，テレンバッハ（1914-），ブランケンブルグ（1914-）という人々によって細々と受け継がれる．

　1950年代，精神病理学者エリクソン（1920-）がアイデンティー拡散といいはじめる．①

　　註①『現代思想』1981, Vol.9-13, p.194「精神医学と現代思想」．

第2項　フッサールの現象学の方法と現象学的精神病理学
1. 現象学とは何か

現象学 Phenomenology はドイツの哲学者フッサール Husserl, Edmund (1859-1938) によって創唱され打ち建てられた学であり，今日一般に現象学というときはフッサールの現象学を指す．フッサールは初め数学者として出発したが，後にウィーン大学で記述心理学の立場をとるブレンターノ Brentano, Franz (1838-1917) の講義を聴き哲学に転じた．

ブレンターノはオーストラリアの哲学者，心理学者であり，アリストテレスの哲学に精通し，経験的方法によって精神現象を記述する「記述心理学」を哲学の基礎と考えた．

意識は必ずある対象への関係としてあり，志向性を精神現象の特色と見るブレンターノの影響によって，フッサールの現象学で「志向性」の概念が重要な役割を果たしている．1つの方法論として見た場合，フッサールの現象学の方法は弟子といわれるドイツのマルチン・ハイデッカー，およびフランスのジャン・ポール・サルトル，モーリス・メルロー・ポンティらの巨匠等，現代思想に大きな影響を与えるに至った．

フッサールは，われわれの認識が正しいもの，真理に達しているということを保証してくれるものは何なのか，主観としての認識，客観としての認識対象をどう一致させるか，この一致を確かめる普遍的認識へ達しようと試みる．実はそれは西洋哲学の根本問題でもあったが，人間が正しい現実認識を得るための厳密な基礎づけをなしとげよう，それがフッサールの現象学の企てであった．認識とその対象との一致をどう保証するか，それは人間が世界を完全に正しいかたちで認識するということを意味する．

2. 現象学的還元という概念

現象学的還元 Phänomenologische Reduktion（独）

われわれの日常生活やすべての自然科学，精神科学においては，世界が経験とはかかわりなくその超越的存在を持続しているということを素朴にかつ，無反省に確信する自然的態度のうちに生きている．現象学とはこの態度に根本的な変更を加え，何ものをも前提とせぬ根源的なものへさかのぼり世界の存在意味を問おうとする．徹底した反省の立場，真理の認識を可能にするためにほどこされる根本的な認識態度の変更をいう．

それは「世界は客観的に存在する」という近代哲学の前提となる確信をいったん取り払って考えなおしてみることを意味している．

私たちは「認識」といったものを考えようとするとき，まず客観的世界が存在していてそれを「意識」がどう受け取るかという順序で考えようとする．フッサールはこの客観世界→それをどう認識するかという考え方の順序に問題があると考えた．客観世界が存在するということを前提とすると，この客観世界に対応するような客観的認識，世界全体についての完全なる認識ということを想定せざるをえなくなるだろう．

人間の認識はもともと神のような完全なものではなく制限されたものであり，人間の認識と客観世界の完全な認識とは永遠に一致せぬとならざるをえなくなろう．

私たちの「自然主義的態度」，世界はたった1つのものとして客観的に存在しているという確認，自然的態度による世界像確信を，フッサールの還象学的還元はいったん遮断することから始まる．

客観的世界とそれを認識する人間（意識），そこから客観的世界があるという確信を遮断すると，主体の意識だけが残る．現象学ではこれを「超越論的主観」「純粋意識」と表現するが，自然主義的な世界像の確信を徐々に取り払っていって純粋意識を取り出してゆくこの作業を超越論的還元というのである．

それは世界の超越的存在を仮象と見たり，否定することではなく，肯定も否定もせずその妥当性をしばらく「括弧にいれ」その作用を停止せしめ，そのスイッチを切って，それに関し批判的に「判断中止」を行なうことである．このような処置を超越論的還元 Transzendentale Reduktion と呼び，この還元によってもなおそこに残留する現象学的剰余 Phänomenologisches Residuum としての純粋意識，現象学的主観性こそが現象学固有の領域とみなされる．純粋意識といっても無限に豊富な内容をもつ個人的意識，個人的主観性である．

純粋意識とはどういうものであろうか

私たちの認識の在り方，意識に映じているのはさまざまな物の知覚の像，想像されたもの記憶の表象や諸観念等であろう．これらのさまざま

な像や観念が次々に重ね合わされ，継起したりしている．

　純粋な受像，意識，それが「純粋意識」と呼ばれるものである．人間の意識は能動性を持っていて，注意を向けたり任意の像に向け換えたりすることができる．意識のこの特質は志向性と呼ばれ，現象学では非常に重要な意味をもつ概念である．人間の意識はいきなり世界の中にいる自分を見出すのではなく，さまざまな像の連なりをつなぎ合わせ，重ね合わせて「経験」という形で構成していく．

　フッサールの現象学は，世界の像が意識の中でどのように現われ出て確率されるに至るかをみようとする学であり，人間が意識の中で客観世界の像をどのように構成し確立していくか，それがフッサールの現象学の方法であったといえよう．①

　心理学は心理現象を，自然科学は物理現象を，歴史学は歴史現象を対象とする．これらの諸学の対象となる現象は実在的な出来事であり，時間，空間的世界の中に組み込まれ，それは「事実」として扱われる．

　これに対して純粋現象学は，そうした経験的事実を対象とする事実学ではなく，あくまで本質認識を確立することをめざす本質学であり，単なる心理現象からその本質へ眼を向ける．事実の領域から本質領域へ移行する．それは非実在的なもの，要するに超越的な存在をすべて排去し判断中止によって（括弧に入れた）あとで純粋に内在的なものとして残る意識の本質，純粋意識だけを獲得することが必要であり，この純粋意識の本質の構造を記述することが現象学の課題であった．われわれの体験一般を事実的経験としてではなく純粋本質として直観的に把握するという考え方により本質認識を確立することをめざしている．

　現実とは事実としての心理現象ではなく，純粋意識の体験のことである．われわれの日常生活は，世界が経験にはかかわりなくそれ自身の超越的存在を持続し，われわれの意識もそうした世界内部の1つの経験的事実であるという素朴な無反省な確信の上に立っている．すべての自然科学，精神科学も，このいわゆる「自然的態度」の延長線上にあるが，それはわれらの日常経験の積み重ねによって形成された一種の習慣にすぎず，この態度に立つ限り，学的認識の可能性，真理がいかにして可能かの問題

は解決されない．この自然的態度に徹底した反省を加える必要がある．すなわち，世界の超越的存在定立の支配を停止し，いわば括弧に入れること（超越論的還元，現象学的還元）により現象学的剰余としての純粋な意識体験にかえり，そこから自然的態度そのものの意味，世界の存在意味を問う必要があった．②

現象学的精神病理学

心の病が自己の病理，主体性の病理，人間一般の自己存在にかかわる問題として綿密に考察しようとする精神病理学 Psychopathology の黎明期は，1901年刊のフロイト『日常生活の精神病理学』の精神分析という治療技法，1913年刊ヤスパース『精神病理学総論』により始まったといえよう．

ヤスパースの精神病理学は，フッサールの哲学的現象学に依拠している．

フロイト Freud, Sigmund（1856-1939）はオーストラリアの神経学者であり，精神分析の創始者である．精神分析 Psychoanalysis は精神病理学と深層心理学，およびその応用理論の総体をいう．

フロイトは神経症なかでもヒステリーの治療と取り組み，精神分析療法の確立へと向かった．神経症の起因について心的外傷説を主張したが，後に心的現実性を重視した．不安が神経症の心理的動因であり，病状形成の機制は，不安に対する自我の防衛であろう．

未熟な自我をもつ幼児が外傷的体験によって一時的な不安を生じ，成人してからの不安も幼児期の脅威の反復を警戒する信号であることはフロイトも考えていたことで，現在の精神分析学にも継承されている．③

フロイトの本能理論は，ヒステリーの多くが性的なものに起因するという観察から，性的エネルギー（リビドー）が抑圧され正常なはけ口を失って他の器官に蓄積されると，ヒステリー等の病的身体症状に転換されると考えた．

ヤスパース Jaspers, Karl（1883-1969）はドイツの哲学者である．

初め現象学的な精神医学から出発するが，『世界観の心理学』(1919)を経て哲学へ進み，独自の実存的哲学を展開した．実存哲学と現存在分析

Daseins Analyse と称される精神医学的方法である．フッサールの哲学的現象学に依拠している．精神医学界でC・リンネに比せられるE・クレペリンの静態的分類主義の中で埋没していた「人格」の理念をヤスパースが取り出し，了解的方法でその発展 Entwicklung（独）development（英）と過程 Prozess（独）process（英）を論じた．④

『精神病理学総論』Allgemeine Psychopathologie（1913），『現代の精神的状況』Die Geistige Situation der Zeit（1931），Philosophie 3 Bde『哲学』第1巻『哲学的世界定位』(1964)，第2巻『実存開明』(1964)，第3巻『形而上学』(1969)，『理性と実存』Vernunft und Existenz 等，ヤスパース選集は全37巻ある．⑤

ヒステリーが18世紀文化と深くかかわっているのに対して，分裂病は20世紀と強い親和性をもっているというヤスパースの言葉はよく知られている．

ヤスパースによれば，精神病理学は普遍的な対象知の獲得をめざす経験科学であり，狂気を哲学的に解釈すべきでないというが，その根底には哲学的思想が貫かれている．精神医学のテーマは，心を病んでいる人間全体であるという．フロイトのように理論から病的現象を解釈するというより，事実を事実として把握しようとする現象学的姿勢であり，症状に着目する．ヤスパースは病める現代の病理学と，その処方箋を示そうとした．⑥

フッサールの現象学の本質直観を精神病理学に導入しようとする動きがあり，その先駆者たちがいる．それを次に見てゆこう．

註① 小阪修平・竹田青嗣・志賀隆生他『現代思想入門』宝島社，1990年，pp.40-48参照．
② 『哲学事典』平凡社，昭和46年，p.442参照．
③ 『現代のエスプリ』7-37「不安」，至文堂，p.22．
④ 宮本忠雄『現代の異常と正常』平凡社，昭和47年，p.61．
⑤ 本間康平・塩原勉・森岡清美編集代表『新社会学辞典』有斐閣，1993年，p.1435「ヤスパース」参照．

⑥『現代思想』青土社，Vol.6-8.

第3項　ルードヴィヒ・ビンスワンガー Binswanger, Ludwig（1881-1966）

　スイスの生んだ巨匠ビンスワンガーによって体現された人間学的傾向は，19世紀の自然科学的方法に対する反立として理解される．この傾向はフロイトによって準備されヤスパースによって精錬され，フッサールによって方法化されハイデッカーによって深化されたともいえるひとつの前衛的思想のようなものであろう．①

　ビンスワンガーは精神医学徒としての第一歩をブロイラー Bleuler, Paul Eugen（1857-1939）のもとで踏み出す．ブロイラーはスイスの精神病学者であり，チューリッヒ大学の教授である．

　精神病理学，特にクレペリンが早発性痴呆と呼んだ疾病のうち早発性でも痴呆に陥らない症例のあることから，1911年「精神分裂症」という名を提唱．その基本となる症状を連合障害と考えて，精神分裂病は1つの疾患単位ではなく疾患単位の集合であり，これらの疾患単位はすべて連合障害の心理的基本症状を共有していると解釈し，クレペリンの早発性痴呆から精神分裂病への発展を成就した著名な人である．②

　当時ブルクヘルツリでは，臨床医長ユング Jung, Carl Gustav（1875-1961）をはじめとして「精神分析」という新しい学問への興味が過熱していた．チューリッヒ大学の医学部の講師になった1905年，主任教授で病院長のブロイラーはフロイトに注目，そのブロイラーの勧めでユングもフロイトの『夢判断』を読んだ．

　1907年にユングは論文『早発性痴呆症（精神分裂病）の心理』を携えてフロイトを訪ね，精神分析運動の旗頭と目され共鳴しあうが，1912年ニューヨーク，フォーダム大学での講演およびユングの主著『変容の象徴』がリビドーの変容と象徴として発表され，フロイトの認めるところにならず別れることになった．

　ユング心理学の特徴はフロイトの意識，前意識，無意識の他により普遍的で集合的な存在である集合（集団，普遍）無意識の仮説をたてるところにあり，ユングによればその内容である元（原祖）型は情動の源泉であり，

神話的要因とかかわっているという．精神分裂病の前駆的症状の中にこのような元型的イメージを発見したユングは，そこから彼の心理学を発展させ，異端思想，神秘主義，錬金術の中に類似性を発見，これを明確に意識し自分のものにすることで人間の個としての独立が完成されるものと考えた．③

ビンスワンガーはまずフロイトの思想を臨床精神医学の中でどう展開していくかについて考えつづけ，1922年最初の著書『一般心理学の諸問題への序論』Einführung in die Probleme der allgemeinen Psychologie を著わす．

フロイトは心的装置という非人格化された体制(エス，自我，超自我)を後から再び人格化しようとして自然科学的な因果論，機械論への偏向を強めていて人間理解の限界として意識され，間もなくフッサール現象学へ傾斜し始め終生変わらぬ学的興味を示し，ハイデッガー Heidegger, Martin (1889-1976) の『存在と時間』Sein und Zeit (1960) が公刊されるに及び自らの学問に決定的な方向を見出す．"世界内存在" In-der-welt-sein 超越としての現存在の構造的把握，ここから予想される世界内存在ないし超越作用の変容としての精神病の理解の可能性であった．

精神病者の情態性がどのように彼の世界を変容させるのか，そしてこの変化がどのような生活史に由来するのか．ビンスワンガーは病的に変化した世界的存在を分析する自らの方法を現存在分析 Daseins Analyse (独) と呼称した．

それは，フロイトの精神分析 Psycho Analyse とハイデッガーの現存在分析論 Daseins analytik との組み合わせからなることを告げている．

現存在分析 Existential Analysis (英) とは，ハイデッガーの現存在分析論 Daseins Analytik の哲学的志向を基礎として全体としての人間の基本的構造と様態とを解明しようとする現象学的，人間学的な精神病理学の方法である．今日の精神医学・心理学の中で，広く人間学的思想潮流の源流をなしていよう．

E・クレペリンにおいて極点に達する自然科学的因果論的体系としての疾病学に基づいて精神医学が「精神病」を認識しようとしてきたのに対し，

「現存在分析」は精神医学的現象をより発展させ独自の方法と密接性をそなえた経験科学を樹立しようとする．フロイト，フッサール，ハイデッガーの影響を受け「世界内存在としての病者の現存在の様態とその変容の全人的理解を試み」，1957 年主著『精神分裂病』Schizophrenie を著わす．現存在分析は精神分析，現象学，実存哲学の独自な精神医学的総合である．

現存在分析は意識の限局的諸状態を探求する現象学ではなく，「人間の現存在」の事実的な諸形式や諸構造のすべてを考察の対象とする．

人間の主体は人間的世界のうちにある世界内存在としての世界超越存在としての構造をそなえた「現存在」であり，現存在分析は病者の生きる世界投企を示唆する言語的内実，世界性のあり方に関心を持ち，分裂病者の生きるさまざまな世界を記述する．

病者の生きる世界の展開と変容を歴史的に再構成しようと試みる．

精神分析学の方法による「生活史的探索」を加え，現存在分析独特の特殊な世界内存在の分析を通じ，現存在が共同世界から脱落していく過程を追究する．

病める個人の現存在の構造・現存在様式 Daseinswiese を探求する．

(1) 現存在様態 Daseinsmodus の分析

世界内存在としての人間の現存在にとって基本的な原型となるのは「我と汝」の出会いによる愛，友情の相互存在に基づく両数的様態 Dualer Modus である．

「強迫神経病者」や「精神分裂病者」の場合，我と汝の信頼は失われ，「人と他人」の互いに「とらえあう」攻撃的，闘争的関係が支配的になる．

「精神分裂病」者の初期は，共同世界からの強大な圧迫や影響からのがれられなくなり，自由な実存可能性がせばめられ脅かされる．

臨床的には「妄想気分」「幻覚」「被影響体験」に相当，こうした圧迫，衝突に翻弄され，現存在は次第に他人との接触をさけ実存的空虚化の道をたどり，遂に単数的様態 Singularer modus をとるに至る．この臨床的形式が自閉症にほかならぬ．

(2) 世界投企 Weltentwulf の分析

人間が自らの創造する世界の在り方の構造，つまり世界投企が分析さ

れる．この中で最も基本的なのは，時，空間性とその変容の分析である．「精神分裂病」者の「思い上がり」Verstiegenheit や「ひねくれ」Verschrobenheit は人間の現存在の基本的な軸，空間性における垂直の軸，対称の軸のひずみとして捉える．

(3) 現存在の進行の分析

現存在 Dasein には，未来に向けての歴史的流動性がそなわっている．その変容の病的な形態として「躁病者」の観念奔逸の場合の跳躍と回転，「分裂病者」の場合の停滞と断裂とをあげている．④

註① 『現代思想』1984.12, Vol.9-13, 青土社, p.78, 花村誠一「ビンスワンガー」参照．
② 『哲学事典』平凡社, 昭和46年, p.1231．
③ 『現代思想』Vol.6-8, 青土社, 秋山さと子「ユング」参照．
④ 前掲『哲学事典』平凡社, p.449 参照．

第4項　ベルグソン Bergson, Henri (1859-1941) 学説

デカルト，パスカル，メーヌ・ド・ビラン，ラヴェッソン，ラシュリエらの思考を総合するフランスの唯心論の伝統に立ちつつ，スペンサーの進化論から影響を受け生の「創造的進化」L'évolution Créatrice を説き，哲学のみならず文学，芸術の分野にまで世界的反響を呼んだフランスの哲学者である．その哲学は方法的には「直観主義」，形而上学的には唯心論，体系的には宇宙論，思潮としては「生の哲学」といえよう．生の哲学 Philosophie des leben, 直観主義 Intuitionism（実在は直観によってのみ捉えられるという説）で知られている．

『意識の直接与件に関する試論』Essai sur les données immédiates de la conscience（1889）は別名『時間と自由』（服部紀訳，岩波文庫）とも名題され，「意識状態の有機的組織が量的測定を許さぬ絶対的質的多様であり空間的には固定されえぬ純粋持続の不可予見的流動である」ことを論述し，決定論から解放された自由の世界がある．精神は空間化されぬ時間の秩序における実在であるのに対し，同時的空間の秩序における実在が

物質であるという．

　主著『物質と記憶』Matière et mémoire（1896）（高橋里美訳，岩波文庫）では，両実在が身心的存在たる人間においていかに結合するかを明らかにする．

　「物質」は我らの知覚するとおりのイマージュであり，「精神」は過去を保存する記憶である．

　身心関係を並行論副現象説によって説明せず，物心の二元的乖離が克服されている．

　純粋記憶としての「精神」は持続の緊張せる極限であり，「物質」（瞬間的，同時的に知覚されるイマージュ）は持続の弛緩せる極限である．両者は緊張のあらゆる段階を経て漸進的に推移し連続し，緊張，弛緩の両方向は生命の進化と物質化を表わすという．

　第3著『創造的進化』L'évolution créatrice（1907）（真方敬道訳，岩波文庫）では，生物進化は植物的麻痺状態と動物的本能と二大方向に分岐し，知性的人間は後者の頂点であり，「知性」はもと物質への適応として生じたものである．固体的物質を加工する能力であり，事物を不避的に固定化し空間化するが，流動する生命そのものを直観し共感することはできない．「本能」は元来生命の共感であるから，自己を意識するに至れば直観にまで自己を高めうるものである．生命の絶対的，創造的活動は知性を超えて直観されねばならない．本能は局限された対象に釘づけされたものであるから，その対象を反省して無限に拡大するためには解放された知性が自己自身の内部に立ち返り，ねむれる直観を呼び覚ますものでなくてはならない．

　第4著『道徳と宗教との二源泉』Les deux sources de la morale et de la religion（1932）（平山高次訳，岩波文庫）は，人間における閉じたものと開いたもの，静的なものと動的なものの持つ意義が明らかにされている．「知性」は人間に物質を支配させるが，利己主義を教え，社会生活を危機に陥れ，死の不安を意識させ，生の活動を沈滞させる．このような危険の保障として自然発生するものが威圧的な閉じた道徳であり，迷信的な静的宗教である．

これらは社会の自然的帰趨であり，自然社会は閉じた社会であるから，集団は常に排外的抗争に導かれ，内部的には停滞におちいざるをえない．史上聖者の例が示すように，深く創造的生命の根源に沈潜し，神と合一する例外的個人は，開いた道徳を創造し動的宗教を実現する．

このような開いた魂の呼びかけに多くの閉じた魂が憧憬し反響することによって，閉じた社会は全人類へと開かれる．創造的愛は集合的人間の種的停滞を超えて躍進する．このような愛の飛躍こそは，キリスト教的神秘主義の本質であるというのが，ベルグソン哲学の結論であろう．①

註① 『哲学事典』平凡社，昭和46年，p.1273「ベルグソン」参照．

第5項　ミンコフスキー Minkowski, Eugène (1885-1973) の「現実との生ける接触の喪失」概念

フランスの精神医学者，臨床精神医学者，精神病理学者，哲学者．

精神分裂病の基本障害を，「現実との生ける接触の喪失」perte du contact vital avec la réalité と捉え，分裂病を実在，リアリティーの生命的接触の欠如と定義した．

『精神分裂病』Schizophénie (1929)，『生きられる時間』Le temps vécu (1933)，『精神病理学提要』Traité de psychopathologie (1968) 等の著述があるが，夫人ミンコフスカは，家系研究ロールシャッハ・テストの研究で知られている．すべての精神的疾患は，程度の差こそあれ，すべての現実的社会に対する接触破綻を生じている，というのがミンコフスキー説といえよう．

(1) 知的に思想の交換が不可能である．
(2) 感情的に自らの社会生活を脅かされている．不安もあり，はにかみ恐怖もある．
(3) 知的なもの，論理の不断の混乱がある．
(4) 自己の論理を持ちながら，それが一般の参入を許さぬ夢の世界である．
(5) 記憶の欠如．

(6) 言葉の喪失がある．
(7) 強迫観念や偏執による社会生活の不能者である．
(8) 意志的疾患としての失行症，意識の一時的断絶による社会的日常的行動の不能等，他人との思想的感情的な共同生活の不能が精神病の本質であるという．

精神病理学者E・ミンコフスキーは，大脳の気質的疾患，特に (a)「麻痺性痴呆における知的障害」と (b)「分裂病に見られる実践的行動の障害」とを比較し，ベルグソンの「知能」と「本能」との対立見地から，(a)は知的・空間的機能の障害であり，(b)は本能的・時間的・生命的機能の障害であるとし，分裂病の根本的障害として「現実との生ける接触の喪失」という概念を提出，この根本的障害から分裂病の空間的幾何学的思考，現実から遊離した夢想的態度等を説明「分裂病」の症状を描きだすことに成功した．①

註①『現代思想』Vol.3-9，青土社，村上仁「精神病理学をめぐる雑談」p.12 参照．

第6項　ジャネの精神衰弱論

ジャネ Janet, Pierre（1859-1947）は，フランス精神医学，臨床心理学界を支配した巨匠であり，偉大な先駆者の一人である．

ジャネの精神衰弱論がベルグソンの学説『物質と記憶』の中の「生への注意」 attension a la vie という概念と密接な関係のあること，ジャネの「現実機能」fonction du rêel という概念がベルグソンの現実への注意に負っていること等が指摘されている．①

精神衰弱者は「神経症」等軽い「分裂病」を包含するジャネ独特の病名であった．

ジャネの業績は，初期(1)精神療法を含めた広義の「無意識」の研究，中期(2)精神症の研究，(3)力動理論，(4)行為心理学の体系化，(5)宗教心理学の研究，後期(6)幻覚，妄想の研究であった．

ジャネの論点，鍵概念は「無意識」を科学の対象として捉えたところにある．

1. 人間の心的機能は2段階からなる．
   (1) 自覚的な生活と心的結合にかかわる上級の段階「意識」に対応．
   (2) 心理自動症を発現する下段の段階，「意識下心性」に対応する．
   意識の本質は総合機能に求められその機能が障害されたとき，心理自動症が現われると考えた．
   心理自動症は，(1) 意識の全般的変様を呈する全般自動症，全身硬直症（カタレプシー），夢遊状態交代人格等が属し，(2) 意識下の一連の自動的展開を見せる部分症，脅迫衝動や固定観念，幻覚が属する．
2. 神経症の病態に関してジャネは，ヒステリーをはじめようとするさまざまな神経症症状が忘却された心的外傷に結びついているのを発見し，「意識下の固定観念」と呼んだ．それは幾重にも層をなし，催眠術や自動書記によって今ある症状に関係する心的外傷を探知し症状を消失させると，別のより古い心的外傷に関係した症状の出現を見るといった知見から立証される．ジャネは神経症の原因を精神の総合能力の低下に帰し，最終的には器質論的な見方をする．
3. 心理自動症 automatisme psychologique
   精神療法に関してジャネは，18世紀にメスメルやピュイゼキュール等によって確立された動物磁気説や心霊術，催眠術について歴史的展望を試み，これらは「意識下の諸現象」phénomènes subconscients の認識の萌芽的形態であったと位置づけ，自己研究の「無意識」との架橋を図る．磁気術師たちは，宇宙をみたす動物磁気の実存を信じ，これが術者により磁化された病者の体内を循環し，催眠術がかかり，こうして治療が進めらると考えた．その際，術者と病者の間に生じる特殊な関係がラポールと呼ばれ，ラポールの活用に主眼が置かれていた．ジャネは自分の患者に睡眠術を施行して，医師・患者の関係を周到に分析し，メスメルらが電気的なものと思い込んでいたラポールの本質は，実は「術者に導かれたいという患者の指示欲求」にほかならないと，ラポール概念に新たな解釈を施した．
   ジャネは『心理学治療』(1919-1920)，『医学的心理学』(1923) の2著書において，「長い間無自覚にあるいは非合理的ともいえる方法で行われ

てきた」各種の精神療法にかえて「心理学的・生理－心理学的法則に関する知見から生まれた」科学的精神療法の確立の必要性を説き，治療論を展開する．その際治療論は力動理論に連接され，その理論が重要な役割を果たす．この仕事は，古代や未開民族に見られる呪術的治療とフロイトの創始した精神分析療法を両極にして多種多様な形態をとる各種の精神療法の比較検討を目指す「比較精神療法学」の先駆的業績と評価される．ジャネ自身も後に『心理学治療』(1919-1920)と『医学的心理学』(1923)の2つの著書でこの作業を発展させている．それに加えて，ここで彼は，(gique)の二つの契機からなると考え，心的緊張はより高次の心的総合の達成にかかわる．この枠組みから，精神症状は心的力の不足によって特徴づけられる無力症状群と，心的緊張の不足によって特徴づけられる緊張低下症状群の二系列に区別し，前者では，病者の活動性が全般的に低下するのに対し，後者の患者は，使用されずに残ったエネルギーのため運動興奮や，強迫観念，多弁，不安等の症状を呈する．そしてジャネはこれら二群について，それぞれの病因に応じた独自の治療法を説いている．その原則は「心理的力の経済論的管理である」．ジャネの力動論は生理学的，あるいは生物学的な病因論の立場に立っているのが容易にみてとれる．②

　大著『不安から恍惚へ』(1926)でジャネは「行為心理学」psychologie de la conduite と自分の研究を名づけている．ジャネの行動心理学が依拠するのは「我考える故に我あり」のテーゼに対し「我意欲し，我行動す，故に我あり」Je veux, j'agis, donc je suis のテーゼを打ち出すメーヌ・ドゥ・ビラン学説であるが，形而上学的内観主義的側面と一線を画し，哲学的心理学を科学的心理学の方向へ方法論的修正を施す．ジャネの「行為心理学」は感覚や思想ではなく「行動」を出発点においている点に最大の特徴がある．ジャネの究極の目標は患者の行動を位置づけ心的機能の高さを評価し，それを力の量と対比させて診断に役立てることであった．『社会的人格の諸障害』(1936)の論文等でジャネは幻覚，妄想論の問題に正面から取り組むが，考察の中心は社会の中で社会を通してしか存在せぬ人間存在の解明におかれる．

　対人的行為一般を「社会的行為」conduite sociale と呼び，これが主導概

念になって自己と他者の問題が論究されていく．ジャネは，社会的行動の本質は二重活動 action double にある．自分の命令が他者の服従を，自分の話すことが他者の聞くことをそれぞれ不可欠な前提としているように，自己の行為，他者の行為の二契機をいつも備え，社会行為は二重活動である，自己と他者の二つの極がいつも存在している，「社会的行為はいつも必然的に自己の行為の表象と他者の行為の表象からなる複合表象を伴う．社会的行為は絶えず分配の作業を必要とし複合表象のうちの一方を自分にもう一方を他者に帰属させなければならない」と，ジャネは社会的行為に要請されるのは分配 répartition の作業であるという．

そして分裂病の諸症状の分析をすすめ，分裂病は社会的行為のレベルの障害であり分配の作業の障害である．作為体験や被影響感情は命令と服従のレベルの分配作業の障害から由来し，幻聴は話す行為と聴く行為のレベルの分配作業の障害から由来する．妄想については，感情が分配作業の障害に大きな役割を果たしている．ジャネの幻覚・妄想論である．③

なお，ジャネの著述には『強迫観念と精神衰弱』(1903) がある．

ラガーシュ Lagache, D. とエー Ey, H. (1900-77) はその弟子である．エーは現代フランスの代表的精神医学者である．

註① 『哲学事典』平凡社，p.13；『現代思想』1984, Vol.9-13, p.64, 加藤敏「ジャネ」参照．
② 『現代思想』1981, Vol.9-13, p.66, 加藤敏「ジャネ」参照．
③ 同，p.70 参照．

第7項　サリヴァン Sullivan, Harry Stack (1892-1949)

ハリー・スタック・サリヴァンは，新フロイト派という一大学派を作り上げた人物であり，アメリカの精神科医である．精神医学を「対人関係の科学」，人間関係についての学問として組織しなおした．多くの精神異常現象は，一般に考えられている大脳の働きの異常でなく，人間関係の病的状態である．

「精神医学は対人関係の学である」「精神医学の方法は関与しながらの観察である」とかの標語は著名である．サリヴァンは精神分裂病の精神療法を精神病院で1920年に行なった．急性精神病状態で入院してくる人は，かなりの率で治癒あるいは社会生活の可能な程度に回復した．

著書には『精神医学の対人関係論』『パースナル，サイコパソロジー』（1930）等がある．

パラタクシス概念　parataxic とは，対人関係上の体験に生じた知覚的な歪曲を意味する．その人の過去における対人経験一般に幼児期から接続している経験によって条件づけられているものに起因するといわれる．

第8項　ジャクソン Jackson, John Hughlings（1835-1911）の解体 dissolution（退行）理論

イギリスの神経学者ジャクソンは1888年，神経系のジャクソニズム Jacksonism（学説・理論）を提唱した．精神は正常状態においては，系列発生的にも個体発生的にも進化（evolution）をたどるものであるが，それの退行，解体が精神病と解される．ジャクソンの退行説（解体説）理論は，物質としての有機体のみならず，精神領域にも精神的有機体性，ピラミッド的な統一を考える．人格性はここに成立する．したがって，精神病とは人格の崩壊にほかならない．ジャクソニズムはその後，エー Ey, H. により発展展開され，新ジャクソン主義（器質力動学説）が現われた．

第9項　ハイデッガー Heidegger, Martin（1889-1976）の存在論的方法の現象学

ドイツの哲学者ハイデッガーは，キルケゴールから強い影響を受け，フッサールの現象学を発展させ，「基礎的存在論」と呼ばれる実存哲学を作り上げた．フッサールの指導の下に弟子として現象学的哲学の訓練を受け，その後継者と目されるに至り，1927年『存在と時間』を公刊して以来，半世紀にわたりヨーロッパ思想界に多大な影響を与えつづけた．フッサールには合理主義的な学の理念が厳然と生きており，それをいかに基礎づけるかという学問的・認識論的関心がその思索の主要な動機にな

っていたが，既成の価値体系がすべて崩壊したかに見られた敗戦後の焦土の上で哲学し始めたハイデッガーの世代にとっては，近代合理主義の全体が問題に付されていたのであり，何のよるべもないおのれ自身の存在から出発して，すべてを考えなおし構築しなおさねばならなかった．

『存在と時間』はアリストテレス以来の第一哲学の主題である「存在とは何か」という問いを継承し，その新たな展開をめざすものであった．

人間存在は存在の意味が現わになる場合，現存在として問題になるにすぎない．ハイデッガーは存在一般の意味を人間の現存在の存在了解に即して明らかにしようとしている．

究極のねらいは，現象学的方法によって存在論を構築しなおそうとする．存在論の基礎を据えるという意味で「基礎的存在論」と呼ばれ，現存在分析は哲学的人間学や領域的存在論をめざすものではないのである．①

ハイデッガーが自らの存在論の方法として採用した現象学は，人間の1人1人が，今ここに現に生きて存在し，自分自身の存在，存在し続ける可能性に絶えず関係を向けていることに着目する．そこで究極的に見えてくるもの，存在するという事実を見えてくるとおりに見ようとする方法のことを現象学とし，それは「それ自身を示す当のものを，それが自分を自分自身のほうから示す通りに自分自身の方から（示させて）見えるようにしてやる」方法なのである．

ハイデッガーの「世界内存在」概念の「内」in は住む，居住する滞在するを意味する Innan に由来し，この an は慣れている，親しんでいる．手慣れているの意味である．この慣れ親しんでいる仕方で世界に住み着くことが妨げられている在り方こそが精神分裂病であるという．②

註① 『現代思想』Vol.6-8，青土社，p.105，木田元「ハイデッガー」参照．
② 木村敏『心の病理を考える』岩波新書 359，1944 年，p.51 参照．

第10項　シャルコー Charcot, J.M.（1825-1893）

フランスの精神医学者シャルコーは，パリの「サンペトリエール」病院の医師となり 1872 年その教授，1882 年新設の精神病院の院長をし，ヒス

テリーおよび催眠術に関する講義によって世界的に知られ，精神病学，心理療法，精神分析等に大きな影響を与えた．

彼の門下にはビネー Binet, Alfred(1857-1911), フロイト Freud, Sigmund(1856-1939), ジャネ Janet, Pierre(1859-1947) 等, すぐれた精神医や心理学者が多い．

シャルコーは「ヒステリー」を初めて発見した医者であり，すぐれた精神病学者である．

狂気の中に，心理的原因でおこる「神経症」もある．精神病でない人々にも「非狂気の異常」，非狂気の精神異常があるとの考えから生まれたものであろう．①

註①『心理学辞典』誠信書房，1981年，p.512 参照．

第11項　メダルト・ボス Boss, Medard(1903-)

フロイトの精神分析から出発しハイデッガー哲学に近づいたスイスのメダルト・ボスは「現存在分析」を旗印に自説を展開した．フロイトの学問の対象はほとんど「神経症」だけであったが，ボスの精神医学の対象は神経症さらに精神分裂をも含めた精神病や性的倒錯のようないわゆる性格異常，身心病と極めて多岐にわたっている．

ボスは若き日より晩年まで精神医学的主題追究の際，常に本格的治療状況において生起する人間事象を見据え，本格的な現象学ハイデッガーの現存在分析論の立場より記述しようとする態度を貫いている．

ボスの精神医学の主題は，(1) 性的倒錯の意味と内実，(2) 夢解釈，(3) 心身症の現象学と比較変化，(4) 精神分析と現存在分析論，(5) インド紀行を通しての東洋の英知と西欧の精神療法への洞察，(6) 精神療法の立場からの不安と罪責のかかわりといった人間学の根本問題に触れる諸主題を取り上げている．①

『精神分析と現存在分析論』(1960) の中で，ボスは「世界内存在」というのは人間の現存在が世界という明るみの場にいで立ってそこで「存在する」という出来事を開示している有様を名づけた概念であり，それが精神

病であるという．ボスは現存在分析の立場から独自の「性倒錯理論」を樹立した．

　註①『現代思想』1984, Vol.9-13, p.157．萩野恒一「ボス」参照．

第12項　V・E・フランクル Frankl, Viktor E.（1905-）

　フランクルは新ウィーン学派，第三ウィーン学派と呼ばれ精神医学的人間学の系譜の中に数えられる．理論的にはフロイトの精神分析学とM・シェーラーの実存哲学に負うところが多い．

　ドイツの哲学者シェラー Scheler, Max（1874-1928）は初めオイケンの下で研究したが，後にフッサールの影響を受け現象学の方法を精神科学，倫理学，心理学，宗教哲学，知識社会学に適用した功績を持つ，瞬間的な体験や生起する事象のうちに超時間的な価値を認めた生の哲学者であった．思想の根底にあるのは哲学的人間学であり，現代ドイツ哲学に大きな影響を与えた．

　フランクルは実存哲学の影響を受けて独自の実存分析 existential analysis（英）Existenzanalyse（独）を唱えた．精神分析が因果的決定を重視する力学的心理学であるのに対し人間の自由と責任を重視し，患者との人格的交わりを通じて症状に対する患者の態度を変えさせようとする．このような人格主義的心理療法を神経症治療論にちなんでロゴテラピー logotherapy（英）Logotherapie（独）人格的態度療法と呼ぶ．フランクル提唱の実存的精神療法である．

　ユダヤ人であるため，第二次世界大戦中，ナチスのアウシュビッツのユダヤ人強制収容所へ送られた．両親，妻テクリー，子どもたちはことごとく死亡，その記録が『夜と霧』Ein Pscholo erlebt das Konzentrationslager, Österreichische Dokuments zur Zeitgeschichte（ドイツ強制収容所の体験記録，霜山徳爾訳，みすず書房，1961年）である．

　人間の限界状況における人間精神についての精神医学者の観察であり，実存分析とロゴテラピーの概念はこの体験によるところが大きいであろう．

フランクルは人間を(1) 精神 Geist Noesis, (2) 心 Seelapsyche, (3) 身体 Soma の三分節として捉え，三次元，三分節の統一体全体であるという．フランクルの神経症論は「神経症」を次のように分類する．

　　神経症の分類
　　心身症 Psychosomstische Erkrankung
　　機能性疾患 Funktionelle Erkrankung
　　（＝身体因性偽神経症 Somatogene Pseudoneurose）
　　　　類バセドウ氏病群（広場恐怖）
　　　　類アディソン氏病群（離人症・心的無力動）
　　　　類テタニー病群（閉所恐怖・ヒステリー球）
　　反応性神経症 Reaktive Neurose
　　（〉医原性神経症 Inatrogence Neurose）
　　　　不安神経症的反応型
　　　　強迫神経症的反応型
　　　　性的神経症的反応型（不能・早漏・自慰）
　　心因性神経症 Psychogene Neurose
　　（症状としては不安と強迫が前景に立つ）
　　精神因性神経症 Noogen Neurose

「心身症」は心によっておこる身体の病であり，「偽神経症」はホルモンの失調等身体の障害によっておこる心的症状である．反応性神経症は心的な刺激に対する心的反応．心因性神経症は心理的外傷や葛藤によって生ずる．精神因性神経症の提唱にフランクルの特色があろう．

　心的なもの，精神の領域に属する愛，良心，道徳，自由性，責任性，価値と意味への意志，実存的成熟，自己実現等，実存性の危機によって生ずる心の病が「精神因性神経病」である．人間の精神性は本能衝動（身体）・コンプレックス（心）に規定されたり，それらに還元したりすることはできない独自の本質を持つ．精神因性神経症も病むのは心身であり，精神が病むことはない．苦悩それ自体は病気ではない．背景となる精神状態として実存的虚無 Existentielles Vakuum があげられる．動物と違い本能や衝動によってなすべきことを教えられることが少ない人間存在は，現代

社会にあって伝統や価値体系によって「生きがい」を体得することは難しく，実存的虚無に陥りやすい．この実存的虚無は，精神因性神経症という臨床ケースを結実する．

画一主義（他人がしていることをしたいと望む），全体主義（他人がしてほしいと思うことをする）に多くの人を走らせる．フランクルの実存分析は，人間存在の基盤としての責任性と倫理性に注目しつつ「人生の意味」と「価値」を分析してゆく．

良心問題，道徳的葛藤，世界観的苦悩，絶望等によって生じた神経症に対し，医師は薬を与え，それをリビドー，コンプレックス次元に還元して説明するのではなく，精神的なもの，意味的なもの，ロゴテラピーによって治療しなければならない．患者がいかなる苦悩の中にいようと人間としての責任と自由をもち，愛や価値や意味を求める可能性が残されていることを悟らせねばならず，これがロゴテラピーである．

他の神経症，精神病，身体疾患等に対してもロゴテラピーは可能であり，それには「逆説志向」「反省除去」「医学的精神指導」等の技法がある．

心身に対して疾患の精神その機能を促し，人間の実存に固体の精神性を現代の精神病理の中心問題とし，治療の本質的な核として用いる道を発見したといえよう．①

註①『現代思想』Vol.6-8, 1978 年, p.192, 福島章「フランクル」参照．

第13項　グリージンガー Griesinger, Wilhelm（1817-1868）

グリージンガーはドイツの代表的精神医学者であり，近代の精神医学の始まりにとって欠かすことのできない重要人物である．

チュービンゲン，チューリッヒ，ベルリン各大学にて精神科教授を歴任．『精神病の病理と治癒』Pathologie und Therapie der Psychischen Krankheiten（1845）は英仏語に訳され，強い影響を与えた．

1867 年精神医学会を創設し，1868 年精神医学専門誌 Archiv für Psychiatrie und Nervenkrankheiten を創刊し，精神病者医療施設の改善に努

めた．指導理念は「精神病は身体の病である」と考え，精神病研究を哲学的思想から離し自然科学に基盤を置く医学の対象にしようと努力した．「精神病は脳病である」Geisteskrankheiten sind Gehirnkrankheiten という言葉は有名であり，代表的な器質論者である．脳機能においても「反射作用」の乱れが精神障害を引き起こすという学説である．

　精神病の種々の状態像は，ただ一つの疾患過程がたどる諸段階にすぎぬ．この疾患過程は脳疾患に由来し，その解明は脳病理学の進歩を待つほかない．脳病理学によってそれが明らかにされるまでは，ただ症状の共通性や特徴によって疾患群を区別するにとどめるべきであると，単一精神病 Einheits Psychose という考え方に傾いた．

　グリージンガーの影響により，それ以降 50 年間は脳病理学が大きく発展し，それによって精神医学も進歩した．思弁を拒否し「事実」を重んじるグリージンガーの精神は，クレペリンにも影響を与えていよう．

　クレペリン Kraepelin, Emil（1856-1926）

　神経生理学，神経病理学に興味を持ち，脳病理学の権威グッデン Gudden, B.A.von に学び，実験心理学の創始者ヴント Wundt, W. の研究室に働いたこともある身体主義者である．

　1883 年 27 歳のとき『精神医学教科書』Compendium der Psychiatrie を刊行し，第 9 版に達した．

　カールバウム Kahlbaum, K.L.，グリージンガー Griesinger, W.，ウェルニッケ Wernicke, C. らの影響も加わり，精神病においては他の身体疾患と同様に原因，症候，経過，転帰，病理解剖の同一性を想定した．

　早発痴呆 Dementia Praecox（ラテン語）早発性の概念『教科書』第 5 版（1896），『躁鬱病』Manisch-depressives Irresein 第 6 版（1899）等精神疾患の原因論の立場から分類，精神医学体系が樹立された．クレペリンの内因性精神病論，早発性の概念は世界的にも次第に認められた．

　わが国の精神医療の先駆者，呉 秀三も留学（1897-1901）の後半をクレペリンの下で過ごした．

第2章 人間学 精神医学の思想　　113

第14項　呉秀三（1866-1932）慶応元年〜昭和7年

　呉秀三は，わが国の代表的精神医学者であろう．精神病理学を1897年より4年間，ウィーン，ハイデルベルグ，パリに学び，クレペリンの臨床精神病学，精神医学体系をわが国に導入し，またニッスル F. Nissl 染色法を紹介，神経組織学的研究を推進する機運をつくった．1901年から1925年まで東京帝国大学で精神病学講座を教授し，1903年三浦謹之助とともに「日本神経学会」を創立，『神経学雑誌』を発行し，東京府立巣鴨病院（松沢病院）院長を兼任，患者の人道的取り扱い待遇を主張，無拘束看護，作業療法，教育治療，看護者の養成教育，精神病院の構造の改善等，わが国の精神病院医療の確立のため基礎的な貢献をした人といえよう．

第15項　ブロイラー Bleuler, Eugen（1857-1937）

　スイスの精神医学者．著書『早発性痴呆または精神分裂病群』Dementia Praecox oder Gruppe der Schizophrenien において，ブロイラーはクレペリンの早発痴呆の名称に対し，精神機能の分裂が最も重要な特性の1つであるという理由から，この新しい呼称，精神分裂病という名を提唱した．

　ブロイラーは分裂病の症状学を，基本症状（連合障害，情動障害，両価性，自閉，分裂病性痴呆など）と副次的症状（幻覚，妄想，緊張病性症状など）とに2分し，さらに理論的には，疾病過程から直接に生じる一次性症状と，疾病過程に対して患者の心理が二次的に反応して生じる二次性症状とに分けた．一次症状としては，連合障害が重視され，他のすべての分裂病性症状は二次的で，ある意味では偶然的なものと考えられた．したがって，疾患が長期間無症状にとどまることも可能であるという症状構造論である．彼が1916年に刊行した精神医学教科書はヨーロッパにおける代表的な精神医学教科書となり，彼の死後は息子のマンフレット・ブロイラー Bleuler, M. によって改訂され，今日においてもなお広く用いられている．彼はまたその夫人とともに熱心な禁酒運動に従事したことでも知られている．①

　　註①『精神医学事典』弘文堂，1975年，p.742参照．

第3章　人間の一生

第1節　子ども時代

心身一如

心と体の関係はどのようであろうか．人間は体と精神（心）から成る不可分の存在である．そのことを心身一如（しんしんいちにょ）という．心（意）は抽象的で形象と隔絶した存在ではなく身体，眼で視，手で触れることのできる具体的な存在（眼・耳・鼻・舌・身）と離れがたく結びついている．言い方を変えれば，心は身体を基盤として成り立ち機能している．身体なしの心は存在しないであろう．心と身体の関係は相互作用として理解する必要がある．心が身体と一体的存在であるといっても，心にはそれに特有な構造や法則があろう．ひとりひとりの人間のその心は千差万別で，その人特有のパーソナリティーがその人の素質，生育史，環境条件等多くの要因の作用を受け，形成されてゆく．

「三つ子の魂」存在論

人間の一生
Ⅰ．出生前期 Prenatal Period
(1) 細胞期
　受精前の精細胞，卵細胞の時期に始まり，卵管内で受精後分裂を開始して子宮内に下降して着床するまでの受精後2〜3週間の時期は細胞期といわれ，桑実胚といわれる．この時期の末期には細胞の分化がはじまり，外胚葉・中胚葉・内胚葉と呼ばれる細胞群に分かれ，各胚葉由来の身体諸器官が形成される準備がはじまっている．
　(2) 胎芽期 Embryonic Period は胎生第4週から第8週までの時期をいい，身体諸器官の分化，形成が盛んな時期で，ウイルス，放射線，化学物質など外界からの影響を受けやすく，そのために奇形を主とする先天異常を起こしやすい．

(3) 胎児期 Fetal Period は胎生第9週から出生までをいい，この時期にはすでに器官の分化はほぼ完了し，それらが成熟に向かう時期である．したがって，この時期に入ると奇形としての先天異常の起こる頻度は少なくなってくる．胎児は胎盤を介し，養分，酸素を吸収し，老廃物を母体側へ排泄し，生命を維持し成長，発達をつづける．そして通常胎生第40週に至って胎外に娩出される．胎児期には，母体を介しての感染や母体の栄養状態，子宮内外から胎児への機械的な圧迫などが成長・発達に悪い影響を与えやすい．①

II．乳児期 Period of the Infancy
(1) 新生児期 Neonatal Period

胎内生活から胎外生活へ移行し，胎外環境への適応のためさまざまな生理学的，解剖学的変化が起こり，それをのりこえなければならないこの時期は，ヒトの一生のうちでもっとも重大な試練の時期といえよう．新生児期は臨床的にはとくにこうした変化がはげしい生後1〜2週の時期をいうが，衛生統計的には生後28日間をいう．まず出生によって自ら呼吸を営むことになる．その最初の呼吸がうぶ声である．この第一呼吸がおくれれば，その間血液中の酸素は欠乏し，脳のように酸素不足に弱い器官が障害をうけるおそれがでてくる．こうした状態が仮死であり，脳性まひなどの心身障害の大きな原因となっている．新生児はこの肺呼吸を開始するとともに，胎内において胎盤を通じて母体から栄養や酸素の供給をうけていた血管経路が閉鎖されることになる．このために血液循環が胎児型から出生児型に切り換わる．さい動脈，さい静脈が閉鎖され，これに伴ってアランチウス静脈管が閉じる．また肺へ大量の血液（静脈血）を送りこむために，動脈管と心室中隔にある卵円孔が閉じてくる．胎内では肺呼吸が行なわれないので，肺へはわずかな血液を流せば足りるため，この動脈管と卵円孔を通じて大部分の血液は近道をしていたのが，肺循環の開始によって変更されたのである．この管や孔の両側の圧力が同等になるので，孔は開いていても血液は流れないという状態（機能的閉鎖）が起こり，次いで孔が本当にふさがってくる（器質的閉鎖）．この器質的

閉鎖には半年以上を要することが少なくない．

　このような呼吸や血液循環の上での大きな変化をはじめとして，この世の中で孤立して生活してゆくための変化を適応とよんでいるが，これらが順調に切り換わり，新しい機能が正しく働き出さない限り，新生児は生命を維持することができない．もし新生児に出生前からの異常があれば当然この人生の第一関門を通過できないので，幼児期の末から出生後1週間ほどの間は，一生のうちでもっとも死亡率が高い．新生児の呼吸は，浅く，早く，リズムも不安定で少しの刺激でも乱れやすい．1分間の呼吸数は40〜50で成人の約3倍にもなっている．また脈拍数も1分間150と多いが，呼吸数，脈拍数もその後月齢がすすむと次第に減少し，呼吸にも心拍数にも安定がみられるようになる．体温の維持についてもまだ未熟で低体温になりやすく，また逆に水分不足や暖めすぎによって高体温にもなる．とくに体重が小さく生まれたり，早産であったりした未熟児では体温調整ができにくいので，保育器に入れて育てる必要がある．プラスチックでできた箱のような保育器（インキュベーター）は，温度と湿度を一定に保ち，必要に応じて酸素を補給できるようにつくられ，また外界の病原体から守るためにも役立っている．感覚機能の面では，光には反応し，瞳孔反射，眼瞼反射は生後間もなくみられるが，色の区別が可能かどうか不明である．音については大きな音に対して反応する．味や臭いにも反応がみられ，温度にはかなりよく反応する．情緒の面からいえば，新生児期にはまだ上位中枢の発達前の段階にあるので，新生児の泣く行動には「悲しい」といった精神的な背景はない．単に体の要求を他に知らしめる動物的行動にすぎない．そのため新生児の鳴き声は単調である．新生児期の運動は目覚めているときにやたらに手足をうごかすだけであり，7〜8割は眠っている．しかしその眠りの中にもかなり規則的な時間間隔で運動をしているのがみられる．これを新生児の原始行動といい，抱きつくような行動，口をもぐもぐさせる吸飲行動，ほほえみをうかべる微笑行動，泣き顔をする行動などがある．こうした睡眠中におこる原始行動は，かなりリズムがそのまま表面化しているものといわれている．したがってこうした行動は，精神的な活動から生じたものではない．微

笑や泣き顔をするといっても，楽しさや悲しさを表現しているのではなく，単に筋肉がそのように動いているだけである．しかし新生児期からみられる微笑は，西洋でも「天使がくすぐる」といわれ，母親の自覚をよびおこす楽しい反応といえよう．これが生後2～3月もたてば，大脳皮質の発達にともない精神的な意味をもった行動になってゆく．②

(2) 乳児期 Period of the Infancy

　生まれてから満1年の誕生を迎えるころまでの時期を乳児期という．首のすわり具合，いたずらの程度から月齢を推測できるであろう．3,4か月で首がすわり，うつぶせにすれば首をあげるようになる．5か月で見たものに手をだしてつかみ，6,7か月で独りですわり，1歳前後でつかまって立って歩き，歯もはえ，自然のもつ発達的変化をする．これらは成熟による要因による子どもの発達である．さらに成長し，箸をつかえるようになる．下の子どもをいじめなくなる．生まれてからいろいろ経験を積み重ね修得していく発達上の変化もあり，それらは学習の要因といえよう．③

　この時期もひきつづき妊娠分娩中からの影響が大きく残っていて先天異常や出生時の損傷，難産の後遺症による疾病状態，死亡の多い時期である．また，母親から胎盤を通じて受けた先天免疫も，6か月ごろには消失し，感染症にかかりやすい状態になってくる．乳児期は生後の時期では最も発育の著しい時期である．

　社会性　社会性の発達をみると，乳児期は母親との接触を中心としたものとしてめばえる．2～3か月にはあやすと笑ったり，人がくると泣きやんだりして，人への関心を示すようになる．4か月ごろには自分の世話をしてくれる人（母親）の声，足音などを見分けるようになり，6か月ごろには相手になってくれる人をほしがるようになる．7～8か月ごろから見知らぬ人をおそれるという人見知り現象が現われてくる．乳幼児期は子ども同士の関係はうすく，乳児期前半では同じところにいてもたがいに無関心であるが，6か月をすぎるといくらか他の子どもを意識するようになり，関心を示したり，時にはおもちゃの取り合いなどもはじめる．知的な発達をみると，生後6か月ごろからそのめばえがみえはじめ，記憶力

が現われてくる．たとえば目の前で乳児が関心を示したものをかくすと，それをさがそうとする．また7か月になると模倣がはじまり，9〜10か月では「イナイナイバー」「オツムテンテン」などの人まねをするようになる．11〜12か月では理解力がみられ，言語の意味を理解し「ママは？」ときくと母親のほうをみたり，「ちょうだい」といえば自分のもっているものをわたしたりするようになる．

　ことば　言葉の発達では，乳児期は準備期にあたる．まず声を出すことから始まり，3か月ごろから機嫌がいいときに母音を中心としたいろいろな音声をだすようになり，母親の出した声をまねたりしはじめる．このような声を出すことを中心とした時期を喃語期(なんごき)という．11〜12か月ごろには片言のいえる子どもがでてくる．このような各分野における子どもの発達状態を知っておくことは，子どもを理解する上でも，また異常やおくれのある子どもを発見して必要な治療や教育，訓練をしてやるためにもたいせつであろう．④

　親の存在　愛情の重要性

　ある国の孤児院の子どもたちの発達が極端におくれていることが発見された．普通は6,7か月ですわり，1歳前後で歩き始めるのに，そこでは2歳になっても自分ですわれるものは35パーセント，4歳児で一人歩きができるのは15パーセントしかいなかった．まさに重症な精神薄弱児の集団である．なぜそうなのかということが調べられた．栄養条件にも，衣服や寝具，部屋の広さなどの物理的条件での障害や衛生上の問題もなかった．遺伝的素質がとくに主な理由とは考えられなかった．この施設の子どもたちと一般家庭の子どもたちとの主な違いは，親がそばにいるかいないかということだけであった．しかし，親は幼い子どもに対して何も特殊なことをしているわけではない．乳を飲ませ，寝かしつけ，抱いてやったり，顔をのぞきこんだり，話しかけているだけである．ところが，実際には，この一見何でもないこの種の働きかけが子どもの発育にはたいせつな働きをしていたのである．孤児院の看護人たちは子どもたちを生き物としては十分扱っていたが，人として扱うゆとりがなかったのである．つまり，母親からの働きかけによっていろいろの情緒が示され

るようになるのである．母親がどの程度抱いてやったり，話しかけてやったりしたかによって，赤ちゃんの情緒の発達がつくられていくと予想される．家庭に生まれ，母親やそれに代わる人に抱かれ，まわりで語られたり，話しかけられる言葉を聞きながら，生物としての人間は次第に人間らしい人間になっていくのである．⑤

Ⅲ．幼児期 Period of the Young Children

　2歳より6歳になって小学校に入学するころの時期を幼児期という．食事・排泄の自立，日常生活に必要な基本的習慣を身につける時期であり，また心身の成長・発達も乳児期にひきつづき盛んな時期でもある．運動機能の発達はめざましく，歩くことのできるようになる1歳2, 3か月から行動範囲が大きくなり，自分の欲しいものや興味のある場所にひかれて自由に移動できる．育児をしている側の安全に対する配慮もたいせつな時期である．身体の成長は頭でっかちでずんぐりした乳児型からかなりスラリとした幼児型の体型になってくる．2歳すぎに20本はえそろった乳歯は，6歳ころから抜けはじめて永久歯にかわりはじめる．全身の運動，運動機能の発達は1歳2, 3か月までにはよちよち歩きをはじめ，1歳6か月には上手に一人歩きする．1歳後半になると手すりにつかまって階段をのぼれるようになり，2歳代にはつまさきだちをしたりうまく走れるようになる．3歳代では階段を1段ずつ足を交互に出して登ったり，片足立ちをしたり，三輪車に乗ったりできるようになる．4歳では片足けんけん，ぶらんこの立ちのり，スキップ，でんぐりがえしができ，5歳では体の動きもなめらかになって，よくとびまわって活発に遊ぶようになる．ジャングルジムの上方まで登れるようにもなる．手先の運動面では1歳をすぎるとものを上手につまみ，積み木などもいくつか積むことができるようになり，コップからコップに水を移したりもできる．また鉛筆などでめちゃくちゃがきをしたり，紙や布などでものを包んで遊んだりする．2歳になると絵本など厚い紙の本のページを1枚ずつめくれるようになる．3歳になると積み木を使ってトンネルなどを作ったり，はさみを使って色紙を切ったり，のりではりつけたりできるようになる．4歳には正

方形などをまねてかいたり，はさみで簡単な形を切り抜いたりもする．5歳にはかなり細かいことができるようになり，ものの形をにせてかいたり，折り紙をしたり，ボールのうわ手投げや受けとめができるようになる．こうした運動機能の発達が，ここに述べた時期から大幅におくれるようであれば，心身障害のおそれがあるとして専門家の診察や検査を要することになる．こうした能力は大人から教わる部分が多いので，放置のしすぎや過保護で臆病になっていたりすれば，能力はあってもできない場合がでてくるので注意を要する．

　乳幼児の情緒の発達はたいせつな意味をもっていて，幼児の育つ適切な精神的環境はこの情緒の正常な発達に欠かすことができない．幼児期はまださまざまな出来事に対する知識や経験が十分でなく，目新しいことが多い．そこで1つ1つの出来事や状況に対し，大人のように頭でよく整理して考えたり，判断したりすることができず，情緒的に捉える度合いが強い．たとえば，何か恐ろしい経験をすると，「こわい」という情緒が心をうばい，そのこわさを適切な方法で取り除いてやらないと臆病な子どもになってしまう．子ども同士の関係では，2歳すぎに他の子どもに関心を示し，他の子どものあそびをじっとみていたり，そばで同じ遊びをしたりするようになるが，3歳すぎには積極的に友達になろうとし，子ども同士の遊びがはじまる．遊び相手の数も1人から2〜3人と増す．4〜5歳ではグループ遊びもするようになり，リーダーになる者も現われる．子ども同士の遊びは幼児の社会性の発達にとくにたいせつなものとされる．言語の発達をみると，1歳はママ，ワンワンなどの単語で話す1語分の時代であるが，2歳にはいると2つの単語をつづけて，ママオツカイなどの2語分を話すようになる．3歳では「ママガダメトイッタカラ，ボクシナイヨ」といった主文と従文からなる本格的な文章を話し，助詞，接続詞も使うようになる．言葉の数が急増するのは3歳〜5歳で，年間400〜700語くらい増す．言語の発達にはかなり個人差があるが，正常な言語発達には適切なことばによるはたらきかけと，よい言葉環境が必要である．極端な例では，両親がろうあ者である場合では，子どもの聴力が正常でも言語発達はおくれやすい．なお排尿便コントロールも大脳の発達に伴っ

て3,4歳ごろに完成してくる.しかし,夜間排尿の失敗（夜尿）は5歳ごろまでは異常ではない.

　思考　幼児の思考の発達は身辺に起こるさまざまな出来事に対し,適切な処置方法をとるために必要である.こうした能力発達は,周囲の事物に対する記憶力,注意力,想像力,推理力などの発達による.幼児期では記憶力の発達はあるものの,まだ意識的に記憶するというのではなく,記憶の保持も薄弱である.また注意力の発達は著しいが,まだ集中の度合いや注意の持続は十分ではない.現実と非現実が未分化な段階にあって,想像は盛んになる.とくに幼児期後半には「ごっこ遊び」により架空の世界の中で遊ぶことが多い.幼児は親への全面依存に近い状態であり,社会性の発達も十分でないため,自己中心の世界に生きているといえる.こうしたことから,幼児の思考の特徴は,具体的な事物に対する思考が行なわれていること,自分本位に物事を考えることといえよう.⑥

　3歳ごろになると,子どもは親の命令に対して「いや」を連発したり,命令とあえて反対のことをしようとする.この幼い意志の主張が著しくなった時期のことを第一反抗期という.これはそれ以前は無力で,万事につけて母親と一体化していた幼児が,運動機能の発達に伴って自分でやってみたいと思い始めるためである.萌芽的な自我の表現ともいえよう.しかし,幼児には何が危険であるかわからないし,社会的に許されない行為も平気でやっているので,親はこれを制止しようとし,ここで両者の衝突が生ずることになる.このことは親には反抗と映るので第一反抗期という.幼児には幼い自我に対する圧力と感じられる時期である.この第一反抗期は自我の芽生えであるとともに自我的な母子分離の開始であって,心の発達の上からみて非常にたいせつな時期である.兄弟をもつものは,ひとりっ子に比べて友人と付き合うのが一般に上手である.

　幼児期においては,友達との横の関係が拡がり,競争,けんか,共同などの体験を通して社会性が発達していく.しかし,親との縦の関係も依然として密接で,親に生活のいろいろの面で依存している.したがって,この時期の親が子どもにどんな態度で臨むかということが,子どもの性格をつくっていく上できわめて重要である.⑦

註① 小林登・小泉明・桜井靖久・高久史麿編『生物としてのヒト』講座・現代の医学 1, 日本評論社, 1978 年, p.164 参照.
② 同, pp.164-166 参照.
③ 詫摩武俊『性格』講談社現代新書 263, 1971 年, p.129 参照.
④ 前掲『生物としてのヒト』pp.172-173.
⑤ 前掲『性格』pp.131-132.
⑥ 前掲『生物としてのヒト』pp.174-178.
⑦ 前掲『性格』pp.135-136.

第2節　三つ子の魂

　人の一生は，それぞれ同じ人の時間を追っての変化があり，成長発達には，発達の順序，一般的な原則があろう．
　幼児は首がすわり，おすわりができるようになり，次第に立ち，歩けるようになる．
　立つ，歩く，走る．言葉の発達も単純な母音からなる喃語期，一つで意味を伝える一語文の時期，二語文の時期，接続詞の使える時期，次第に多語文が話せるようになる．
　神経系は低年月齢の時期ほど盛んに成長，発達を示し，生殖系は思春期に至って急速に成熟に向かう．
　社会性の急速にのびる幼児期，学童期に人達との交わりがないと，社会生活をする上で大きな障害を残すことになろう．
　人間の成長発育には遺伝的因子と環境的因子があり，顔，形，体系，臓器機能，体質，性格等は親から遺伝をひきついでいると考えられ，成長発達の段階において影響が現われてくる．
　環境因子は育児環境次第で積極的ではつらつとした性格の子どもが育つであろう．
　遺伝，環境因子は人生航路の諸段階に強く作用している．
　誕生後，いかなる発達をたどり，その課程でいかなる人格が形成される

か，それは生育する環境や対人関係に影響される部分が大きく，幼児期は長期にわたり親の世話を受けなければ人間は生きられぬであろう．

そのため，親子関係や家庭環境は人格形成の重要な鍵を握っていよう．

生まれつきというより，親といっしょに生活するという環境面からの影響として考えられる部分が少なくない．

生活史上，幼児期の人格形成に何らかの欠陥があるとすれば，それが思春期に発病する準備要因であることに間違いなく，発病のメカニズム，三つ子の魂存在論なのである．

つまり幼児期の人格形成のうえで歪みや失敗があれば，いずれ心の病として発病する危険性が高いというのである．

家庭で育てられていても，母と子の間に「肌のふれあい」スキンシップがなければ，ホスピタリズムのようになる．そう成長する恐れがある．

母の行動は心像としてはっきりと子どもの心に刻み込まれている．親子のコミュニケーションの時期が失われていることが，子どもの心の成長に大きな影響を及ぼしている．人格形成の過程は重要であり，発病のメカニズムは発達過程における「人格形成不全」が主因と考えられ，子育てにおける手抜きも後に大きなつけが回ってくることを親たちは心しなければならないであろう．

心の病の主因は，乳幼児期における人格形成の失敗であり，幼少期の人格形成に障害があるなど，「人格形成不全」に根本的原因があろう．

神経症，精神病は乳幼児期にも希にある．

1. 早期乳児自閉症 Early Infantile Autism

自閉性児である．昔は精薄児とされた．

普通に発育し，利口そうな顔つきをしていても，母に甘えたりすることもなく，3歳過ぎてもよその子と遊ぼうとしない．発語しても言葉を他の人との伝達手段として用いないという特異な点できずかれる．

言葉は社会性の発達と密接に結びついている．ホスピタリズムの子のマスターしている言葉の数は，標準より著しく少ない．

2. 共生幼児精神病 Eymbiotic Infantile Psychosis

乳児は8か月ごろ「人見知り」を始める．母によって「基本的信頼」の

念のつちかわれた子は少なくとも一時的な母の不在を受け入れるが，母の不在を受け入れない．母への異常な執着という精神病理が2〜4歳の間に発病するという（1952年，M・マーラー）．

　家づくりに喩えれば，人生も基礎段階がたいせつであり，基礎がない建物は柱，屋根をつけても，傾き倒れてしまうのと同様，乳幼児期の三つ子の魂こそ，人生航路の基盤として重要かつ不可欠な位置にあろう．

　歩くこと，話すこと，人間らしい行動がかなり自由にできるようになる満3歳前後，自律性を身につけようとする内部の動きがあろう．

　"自分で自らの意志と行動を決定すること"いわば人間存在の最高課題，このような志向はすでに三つ子の心にめばえるであろう．

　思えば，人間の記憶は満3歳ごろにさかのぼり，幼かったころの経験はしっかり覚えているであろう．この幼児期こそ，一生の人格的基盤をつくるものであろう．

　生命を育む者としての女性の本質 home faber，道具を用い抵抗にうちかち，物や事業を作り出す者としての男性の本質があろうが，すべての人間は「女性的原理」によって少なくも乳幼児期は育てられ，子どもはなによりも「愛情」を必要とする存在であろう．

　子どもが幾分つらい社会的訓練をなめらかに有効に受け入れられるためには「母の愛」のみならず，その背景に「父親の存在」，父親と母親との慈悲深い愛が必要であろうが，この点が揃わない場合も多い．

　子どものノイローゼの多くは，こうした家庭状況の欠陥や，そこから来る母親ないし母親代理者への態度の歪みから生ずる．

　「親は子の鏡」「親の七光」「親見たけりゃ子を見ろ」「親の因果が子に報う」「親に似ぬ子は鬼子」，幼い時に親に別れた子を「親知らず」というが，親自らの生きる姿勢が幼児の心にきざみつき，基本的行動規範を形づくるらしい．

　「無言のしつけ」が意識的な教育努力より重要であり，「親は子の鏡」であろう．

第1項　発作性疾患　てんかん

　それまで普段と変わりない状態だったのに突然，病的な発作状態が現われ，突然ぐあいが悪くなり，てんかんは発作をともなう．

　発作を起こす原因が脳の中にあり，脳の一部分に強い電気の発生（発射放電）がおこる部分発作，最初から脳全体が興奮してしまう全般発作がある．

　人間の脳には多くの神経細胞があり神経の細胞はお互いに線維で連絡しあい，それぞれの細胞から出る弱い電流によって情報を交換している．ものを考えたり，手足を動かしたりと，いろいろな働きをしている．

　ところが何かの原因で神経細胞が傷ついたり，働きが妨げられると，たくさんの神経細胞がいっせいに興奮し，普段出ないような強い電流が流れる．その結果脳内が刺激され，脳の働きが妨げられ，けいれんや意識を失ったりする突然症状が現われ，しばらくするとまた元の状態に戻る．意識障害とけいれんを主徴候とする．部分発作の症状は，手や顔がぴくぴく動いたり，顔をゆがめる症状になったり，半身をねじるような発作，足の先がしびれたりする．

　神経の過剰興奮が脳の一部分に発生した後，興奮が脳全体に広がると全身性のけいれんになり，意識を失う．

　(1) 強直（きょうちょく）発作　両方の手足がつっぱる．
　(2) 間代発作　がくがくとふるわせる．
　(3) 強直間代発作　強直発作からひきつづき間代発作へ移行するが，突然手足を硬くして伸ばしつっぱる姿勢で倒れ，呼吸をとめ，顔色も悪くなる．発作のはじめに大きな呼び声を出すこともある（強直発作）．けいれんさせウーウーと声を発することもある（間大発作）．

　がくがくさせる動きが次第に遅くなり，やがて手足をダラーとさせ，力が抜け，今まで止まっていた呼吸を再開し，激しい音を立てて呼吸する．そして次第に静まり，その後，眠りに入る．時には，もうろう状態，落ちつきなく動きまわることもある．

　けいれんが始まり治まるまで数分くらいが多く，その間意識が失われているので，本人はその間の出来事を記憶していない．5秒から数10秒

意識を失う欠神発作は，ぼんやりとして，持っているものを落としたり，呼びかけても反応がなかったり，意識を失っている間は，小刻みにまぶたをぴくぴくさせたりといった小さな運動症状がみられる．4～14歳くらいの小さな子で女の子に多い．

(4) ミオクロニー発作　ごく短い時間，手や足がぴくっとはねるように動く発作．

(5) 脱力発作　力が抜けてしりもちをつく発作等，いくつかの発作を合わせもっている場合もある．

(6) ウエスト症候群　発作の症状が現われ，1歳未満の男児に多い．

　手足をぴくっとさせたり，強直性に硬くしたり，ときには力が抜けるように脱力の発作であったりと，多彩な発作症状がみられる．上半身または全身を前に屈曲して，そのときに頭や首を前にかくんと倒し，手をふり上げ，いかにも礼拝するような姿勢をとるので，「点頭発作」「礼拝けいれん」と呼ばれることもある．一般には「乳幼児痙縮発作（けいしゅく）」と呼ばれることが多い．

　発作は頻繁に起こり，日に数回から，多いときには数10回もおこることがある．脳波で，背の高い（高振幅），不規則な波が出る（ヒプスアリスミア）などの特徴がある．

　先天性の代謝障害や生まれてくるときの（周産期）障害など，何らかの原因により，脳が傷ついた結果おこることもある．はっきりした原因が見つからないと潜因性のこともある．脳に障害があり，そのために知的障害をともなっていることも少なくない．

(7) レンノックス・ガストー症候群　1～8歳くらいの就学前期の少児に発症するのが一般的で，強直発作，強直間代発作，ニオクロニー発作，欠神発作，ときには部分発作などいくつもの発作をあわせ持つことが多く，1日に数回から数10回と発作が頻繁に起こることが多い．

　脳に先天性の異常があったり，出生後に脳炎や代謝疾患などに罹患（りかん）して，脳が傷ついたときにおこることが多いが，ときにははっきりした原因がわからないこともある．また，ウエスト症候群から移行するものもあ

る．
　知的障害をともなっていることも多く，脳波の異常もいちじるしく，抗てんかん薬にも反応がわるく，治療が困難なことも少なくない．

治療法
(1) 抗てんかん薬　合う薬を見つける．
(2) ウエスト症候群にはホルモン療法がある．
(3) 手術療法が可能な場合もある．

　発作が起こったとき，どのようにサポートしたらよいのだろうか．
　てんかん発作は，自然におさまるもの．したがって，救急車は呼ばず，呼んでも到着するころには治まっているのが普通であろう．
　そのまま周囲の危険，車等から守ってあげ，けがをせぬよう注意し，肩や手足の間接部分を軽くおさえ，支持してあげ，けいれんのおさまるのを待てば，間もなくおさまる．
　けいれん発作後の「もうろう状態」が発作後，再び脳が正常の働きにもどるまで，2, 30分ほどかかる人がいる．
　呼びかけると返事はするが，本人はよく状況がよく理解できずただ応答していることが多く，無目的に動きまわり落ち着かない．
　おさえつけると抵抗し，ときには暴力的になったりする．力ずくで押さえこまないことがたいせつであろう．
　口の中にものをはさむのがよいと信じられているが，軽く下あごを押し上げてやれば，筋肉がゆるむとき口が開かないようにすれば，物をはさむ必要はないであろう．

第2項　精神遅滞・知的発達障害

　人間が適応していく能力や論理・知覚・運動する能力には個人差があるが，それは知能検査によって，ある課題が与えられたり，問題に直面したときに，その解決の仕方や早さや方法により，客観的に目に見える形で知ることができる．
　精神遅滞・知的発達障害とは，この能力，知能が乏しく，社会生活上の困難があることとされている．

知能検査ＩＱは，(1) 20 未満，(2) 20〜34，(3) 35〜49，(4) 50〜69，(5) 70 以上の 5 段階に分けられていて，70 以下をすべて知能発達障害とすると，総人口の 2〜3 パーセントが障害者に相当することになるであろう．

　知的発達障害の原因は，1) 成長の異常，感染症，酸素の供給不足（呼吸系障害）等の外因，2) 遺伝子要因（染色体疾患）遺伝子の配列異常，遺伝子に異常が生じている場合，3) 脳神経が刺激を受容する認知過程で受けた刺激をうまく処理できない．認知の神経細胞のネットワークや表出過程に障害がある場合等の神経，心理学的要因，4) 栄養が極端に悪い状態で乳幼児期を過ごすと，脳の神経の発達にも影響して障害をうけることがある．

　養育時，親や養育者からの刺激が極端に乏しかったり，虐待や，厳しすぎる養育により，ふつうの愛情が注がれないと，対人関係や，出来事の認識，意味づけがうまく教育されず知能の発達に影響をうける．いわゆる養育環境因である．

　5) 低い文化生活　刺激のない生活，社会影響の悪い時も影響をうける．社会的要因による知的発達障害もある．

　単独原因の場合，原因が重なりあう場合もあろう．

　子どもの知的発達障害の現われは，2, 3 歳で言葉が出ない，単語がふえない，躾がしにくい等により親が気づくが，歩行運動，言葉，自立面（食事，排泄等）が通常より，ずれ遅くなる．

　行動上の特徴として，(a) 落ちつきがない，がさがさする，(b) 1 つの遊びや遊具に集中できずにすぐ気が変わる，(c) 同じことばかりしていて興味が広がらない，(d) いつも決まったようにしないといやがる，(e) 親からなかなか離れられない，(f) 甘える，(g) かんしゃくをおこす，(h) 泣き虫，(i) 親や大人の注意をひこうとする，(j) 働きかけに対し応じ方が乏しい，(k) ひきこもる，(l) 慣れ慣れして誰にでも関心を寄せる，(m) 状況に合った注意が乏しい等である．

　これらの多くは，普通どの子どもにも多少はみられ，幼児期に目だつが，いずれそのうち多くの問題は消失軽減することが多い．

知的能力の低下による社会生活の困難という知的発達障害者の治療法としては，急には変わらない症状であるが，訓練や環境調整により社会生活上，自立は可能であり，精神遅滞は治る．

　註　山崎晃資・山内俊雄・下坂幸三編集『心の家庭医学』保健同人社，平成11年，p.432 参照．

第3項　微細脳機能障害

　微小（細）脳機能障害症候群 Minimal Brain Dysfunction Syndrome は，一般的知能がほぼ正常でありながら，種々の行動，学習障害を示す小児の中枢神経機能の微細な障害に起因すると想定し，提唱，多動，注意の持続が保てず衝動性，感情の不安定等の行動特性を示す．共同運動の拙劣さ，知覚，認知の障害，言語発達障害，読み書き等の障害が見られる．①

　1950年代末ごろから唱えられはじめた概念である．行動特徴として落ちつきがなく，動きが多い．欲求が躊躇なく行動に移される衝動性，注意集中時間の短さ，協同運動の拙劣，学習困難，情緒の不安定と我慢のなさ，自己不信感等があげられる．

　微小脳機能不全と呼ばれ，米英に発達した概念といえよう．治療には，精神安定剤，またはリタリン，アンフェタミン等の中枢刺激剤が治療，教育と併用される．②

　註①『精神科ポケット辞典』弘文堂，昭和56年，pp.188-189.
　　②　加藤正明・保崎秀夫・笠原嘉・宮本忠雄・小比木啓吾編『精神医学事典』弘文堂，昭和50年，p.551.

第4項　早期幼児自閉症

　早期幼児自閉症 Early Infantile Autism は1943年，カナー Kanner, L. によって報告された幼児の精神障害で，カナー症候群 Kanner's Syndrome と呼ばれる．最初は幼児期に見られる精神病の1つといわれた．

　臨床諸検査でも身体的異常，脳波，代謝検査等何らの異常所見を見せな

い．症状の発生は生後ただちに認められ，遅くとも2歳を過ぎることがないので，カナーは精神分裂症状群の最年少発現様式と考えたが，分裂症，精神薄弱と区別されるとした．

自閉症と略称され，原因は不明であるが，生来性のある種の欠陥と親の養育態度の偏りが関与しているのではと推測された．

主症状には，(1) 人間関係樹立の困難，(2) コミュニケーション目的に言動を用いようとしない，(3) 物的なもの，ことに回転する物体等に対する異常な興味，(4) 協同運動の良好，(5) 良好な知的潜在能力をもっている等の特徴があろう．①

乳幼児は，生後1歳までの間は，自閉症と診断することは困難であるが，1歳から1歳半ごろになって，表情が乏しい，反応が少ない視線が合わない，落ち着きがない，親の後追いをしない．名前を呼んでも声をかけてもふり向かない，イナイナイバーをしても喜んだり笑ったりせず，抱こうとしても抱かれる姿勢をとらず，わけもなく突然笑い出したり，泣き叫んだりし，言葉の発達が遅い症状等で気づく．男の子は一般的に言葉の発達が遅いので，3，4歳になって初めて気づくことがある

表情に乏しく，視線を合わせようとせず，他の子どもにも無関心で，遊びの輪に入ることができない．睡眠のリズムは不規則で，偏食や奇妙なこだわりが見られる．わけのわからないことを早口でしゃべったり，同じことを何度も繰り返していうことがある．光や音に敏感であるが，名前を呼ばれても反応せず，話し言葉の発達が遅れている．②

最初は幼児期に見られる精神病の1つといわれたが，今では発達障害の1つと考えられており，中枢神経機能の成熟の遅れによるもので，3歳までに症状が見られるであろう．

昭和30年代までは，両親の性格や育て方に原因があるといわれたが，脳機能の障害，成熟の遅れが主要な原因であるといわれている．

自閉症発症は，中枢神経系の機能障害，成熟の遅れが基本的要因であろう．

生後7か月で自閉症が疑われ，療育指導により5歳ころにはほぼ正常な発達レベルになった例もあり，タイミングのよい言葉かけや，皮膚接触

等，適切な刺激を与え，「赤ちゃん体操」をつづけることがたいせつである．

乳幼児期は，タイミングのよい言葉かけを根気よくつづける．全身の筋肉を使う三輪車遊び，ボール遊び，あやとり，折り紙等をさせる．脳の成熟を促す，感覚統合療法が有効であろう．

人間の発達には，知，情，意をトータルに含んだライフサイクルがあって，感覚統合は，情，意が基盤であることを強調している．

その訓練指導原則は，(1) 全身を使った遊びをできるだけ豊富にすること，(2) 訓練時間のみでなく，生活，教育の場を含めた 24 時間の中で障害された感覚に対する感覚刺激やその刺激への適応反応を導く治療といえよう．③

　　註① 『精神医学事典』弘文堂，昭和 50 年，p.409.
　　　② 『心の家庭医学』保健同人社，平成 11 年，pp.436-437.
　　　③ 同，pp.886-891.

第5項　生活の基本睡眠と睡眠障害

睡　眠

暮らしの中で，心の健康のチェックポイントとして一番わかりやすいのは，睡眠であろう．

夜いつもの時間に床につく．朝すっきりした気持ちで目覚め，よく眠れた，今日一日がんばるぞ，そんな意欲のわいてくる睡眠がとれることが，心身の健康にたいせつであり，心が不健康になり，心身が病気になってくると，睡眠に，影響がでてくる．

現代社会を蝕んでいる睡眠障害である．忙しくてストレスに満ちた現代社会は，やっかいな睡眠障害が世界的に蔓延しつつある．

睡眠の基本的な役割は，大脳を創り，育て，守り，修復し，よりよく活動させる．したがって，睡眠の適否が人生の質を左右することにもなり，適切な睡眠は「より豊かに生きること」につながる．

睡眠不足に最も弱いのが大脳であり，その機能が衰え誤動作をしやす

くなると，生活の質の低下や，うっかり事故を生ずるであろう．

　睡眠は，高い情報処理能力をもつ，大脳に休息を与える．睡眠がうまくとれないと，不愉快な気分や意欲のなさを生じ，大脳そのものの機能が低下し，生活のリズムが狂ってくる．

　子どもの眠りは脳をつくり，大人の眠りは脳を守る．規則的な生活をすることがたいせつであろう．仏教思想の八正道＝中道の，正精進（正しい努力）と正命（正しい生活方法）の実践が人間の生活の智慧としてさとすのも，生活のリズムに健康な生活保持に関係があろう．

　普通，人間の眠りはごく浅いノンレム睡眠から始まる．浅いまどろみの状態から次第に深くなり，ぐっすり熟睡，やがて浅い状態にもどる．ノンレム睡眠は，大脳の回復修復にとってたいせつな大脳を鎮静化するための眠りである．寝入りばなの三時間ほどは，眠りが邪魔されぬよう心がけるとよい．レム睡眠は浅い眠りで，体はぐったりしているが脳は覚醒に近い状態になっていて夢をよく見る．

　不眠症，入眠障害とは，寝床に入ってから 30 分以内に寝つけないという症状である．

　夜間や早朝に目が覚める中途覚醒もあろう．若年齢層の睡眠障害も深刻であり，高齢に伴う睡眠障害もふえている．

　(1) 睡眠異常 不眠症 過眠症

　不眠症は，睡眠の質と睡眠時間の異常である．

　不眠とは，眠らないこと，眠れないことであろう．入眠困難，熟眠困難，中途覚醒，早期覚醒等があり，昼間も身体の不調和感に悩む状態である．眠りすぎて困る過眠症は居眠りであろう．ナルコレプシー Narcolepsy は，ほとんど毎日強い眠気のため，居眠りせずにはいられなくなる．感情が強く動いたとき，カクンと力が抜けてしまう．入眠後すぐレム睡眠になり，入眠期に夢を見る．

　まだ半分目が覚めている入眠時になまなましい夢を見て，びっくりしてしまったり不安になったりする．入眠時に，かなしばり状態になって強い不安におそわれたりする．

　真性ナルコレプシーは発作的に睡眠発作をきたす精神病であるが，脳

に器質的疾患（流行性脳炎経過後，脳腫瘍など）に際して見られる症候性ナルコレプシーがある．偽ナルコレプシーと呼ばれる重症のヒステリーに現われることがある．②

ストレス性疾患，神経症も，あれこれ不安となり，寝つきが悪くなり，また精神分裂病（統合失調症）も発症初期や再発時，眠れなくなってくる．

そのように人間の生活の基本である睡眠は健康のバロメーターとして，きわめて重要な位置づけにあろう．

現代社会は高度情報化管理社会であり，ストレスの多い社会である．

ストレスにうまく対処できない人も多くいて，ストレスが生体内にさまざまな緊張をおこし，眠ろうと努力しても眠れなくなる．それがいっそうストレスを助長する．多くの人が体験する不眠症，「精神生理性不眠症」である．

ストレスに対し，生体は緊張と興奮で反応し，脳，精神にとって覚醒刺激となり，いらいらをつのらせる．首や肩が凝り筋肉の緊張がとけず血管が収縮して血圧が上がったり，手が冷えたりの身体的症状もひきおこす．

それを自覚し，過度に「気に病む」．眠ろうとがんばればがんばるほど，興奮が強まり眠れない．なぜそんなに眠れないのか，さっぱり理由はわからない．

眠ろうとがんばらなければ眠れるのであるが，眠ろうと焦りすぎるため，不眠におちいっている．眠ろうと思わないとすぐ眠れることがある．睡眠問題だけにとらわれ，そのことで頭がいっぱいである．強いとらわれのため眠りが妨げられ，日中の健康感が減少，気分，気力が落ち込み，注意力，意欲，集中力が減退，疲労を感じやすくなる．精神生理性不眠症は治療しないと何十年もつづく．③

この強いとらわれは，仏教語では執著（しゅうじゃく），忘れずにいつも心に深く思うとらわれをいい，執着（著）を離れる，とらわれないことのたいせつさを説いている．人間の存在は空であり，物事にとらわれず生きることをさとしている．

現代はうつの時代，うつの病を始めとし，こころの病が増えている．国

民病といわれるほど，多くなっている．

　うつ病は眠りが浅くなり，夢を見ることが多くなり，朝早く目覚めて「憂うつな気分」にとらわれる．気分障害に伴っておこる睡眠障害にはうつ病と躁病二つの不眠パターンがある．うつ病気は入眠がむずかしく寝入ってから中途覚醒が多く，眠りが長つづきせず，早朝に目覚め眠気が残る．躁病は眠入ってから中途覚醒が多く睡眠時間が短縮するが，すっきりと目覚める．真面目で責任感が強く，自分に課せられた仕事をきちっと果たさないと気のすまない性格の人，人との円満な関係を保とうと気をつかうやさしい人，うつ病になりやすい性格の人等，昇進うつ病，引越しうつ病，ヤレヤレ病，肩の荷下ろしうつ病，マタニティブルー，きっかけは多々ある．

　躁とうつを繰り返す病気，躁うつ病のうつ状態の時，過眠傾向にあり，ゴロゴロと横になっていることが多くなってくる．

　現代は高齢社会，高齢者で不眠を訴える人が多くなってきている．高齢者の睡眠は，就床してから寝つくのに，若い人の4倍時間がかかり，深い眠りが少なく，浅い眠りが多くなり，夜中に目が覚める回数が多くなる．

　夜中に何回も目が覚める．トイレに行く．朝，目が覚めたとき十分寝た気がしない．このようなのが，高齢者の睡眠の特徴である．老化現象であろう．

　痴呆は夜間の睡眠を崩壊させる．夜間徘徊，夜間錯乱を特色とする睡眠障害は，日没症候群と呼ばれる．錯乱し，見当識を失う．戸外へ徘徊する．日用品を壊す．大声をあげたりする．

　夜眠れない不眠には，さまざまなタイプがあろう．

　(1) 寝つきが悪い入眠困難

　(2) 寝てもたびたび夜中に目がさめる中途覚醒，深い眠りがとれない浅眠（心配ごとや気になることがあるときよく見られる）

　(3) 朝早く目がさめてしまう早朝覚醒

　(4) 寝た気がしない熟眠障害（うつ病の時にも見られる）

　(5) 眠らなくても平気（短かい時間しか寝ていないが，それが苦痛でな

い．気分が高まり自信満々，次から次へと仕事を精力的にこなす——躁状態の時みられる）

不眠には不眠をひきおこす原因があり，次のような点が考えられよう．

1. 環境因　騒音が激しい，気温，部屋が暑苦しい，採光，まわりが明るすぎる，寝床，ふだんと寝床が違って落ち着かない，日常よく経験する原因であろう．

2. 心因　心配や不安，気がかりなこと，心の高ぶり，緊張や悲しい出来事，うれしいこと，遠足，運動会を明日にひかえ眠れないことがある．

3. 生活リズムの変化　交代勤務で寝る時間が一定していない．飛行機で外国旅行をしたとき，時差ぼけ，日中昼寝をしすぎた人等の生活リズムの変化，不規則な生活等によって，睡眠，覚醒リズムの障害がおきるであろう．

4. 身体因　痛みやかゆみ，体調がすぐれず夜何回もトイレに起きたり，せきがはげしく出る．熱があったりして，眠りが妨げられる．呼吸器，心臓病，パーキンソン病，不随意運動がおこる病気，代謝性の病気等いろいろな身体的な病気で不眠になろう．

　　疼痛，かゆみ，発熱，呼吸器疾患（せき，呼吸困難，慢性閉塞性肺疾患，間質性肺疾患）心循環系（狭心症，心筋梗塞等の心疾患）頻尿，内分泌症患，代謝症患，錐体外路性疾患（パーキンソン病，ハンチントン病，不随意運動）変性疾患，脳腫瘍，脳炎，てんかん等の原因が考えられよう．

5. 薬物　アルコール，カフェイン，ステロイド，テオフイリン，甲状腺剤，降圧剤，抗がん剤等使用によって不眠をおこす．

6. 精神医学因　精神分裂病（統合失調症），躁病，うつ病，神経症（不安神経症，パニック障害，強迫神経症）興奮，不隠，多動等の原因も考えられよう．

7. 夜間異常現象が原因（パラソムニア）　夢中遊行，夜驚，夜尿，睡眠時喘息，睡眠時てんかん発作等，また睡眠時無呼吸症，むずむず脚症候群等．

8. 明確な原因がないもの　精神生理性不眠症（神経質性不眠症）幼児期発症性不眠性.

思い当たる不眠原因として以上のような状態が考えられている. ④

精神医学の視点より精神医学因の諸症状について見ると，次のようになる.

精神分裂病（統合失調症） Schizophrenia（英）

躁うつ病と並ぶ二大内因性精神病であり，クレペリン Kraepelin, E. は1899 年，早発痴呆 Dementia Praecox と呼び，1911 年スイスのブロイラー Bleuler, E. は精神分裂病と名づけた.

精神医学領域で最も重要な疾患とされているが，その本態については不明である.

主として若年青年期に発し，慢性，進行性，推進性に経過して，末期には人格欠陥，人格の荒廃状態に至ることがある. 本症に特有な身体症状は見出されていないが，

(1) 対人接触に対し，特有の障害（姿勢のかたさ，不自然なぎこちなさ，表情の少なさ，心の通じにくさ，プレコックス感等）が見られ，

(2) 主観的症状としては，世界没落体験，迫害妄想，心気妄想，血統妄想等の妄想，対話性妄想，作為思考，影響体験等がある.

(3) 客観的症状として，自閉性，両価性等と呼ばれる特有の感情，意志障害，衝動的興奮や昏迷等の緊張病性症状，言語新作や支離滅裂思考等の思考障害等があろう.

精神の病として診断され，治療方法として，薬物療法，生活指導的療法，精神療法の組みあわせで行なうのが理想的な治療法といえよう. ⑤

うつ病

なぜ，うつ病になるのか. それが，なぜ現代社会で増えているのか.

うつ病にかかる人の性格は，生真面目，几帳面，秩序を重んじる，人に気をつかう，地味で目立つ存在ではない，リーダーシップを発揮しバリバリやるタイプではない，評判はよいが四角四面の人であろう. 世の中は構造上，四角くできていず，四角のまま進もうとすると周囲とぶつかり角が立つ. 四角四面のうつ病者は，人と摩擦を起こしたくない，人と合わせ

ようとする．どうやって折り合いをつけながら生きていくかにエネルギーの大半が費やされ，すごく疲れてしまう．

病者の悩みの源泉はここにあり，うつ病はこうして発症する．

生まれつきの遺伝的な性格，育ち方により，几帳面，やらねばならぬことが，たくさんあった場合，最優先課題と手抜きをしてよい課題の問題の重要性ランクが見えないため，きちっと，手堅く，しつこく行なうパターンにこだわる．

現代社会をうまく泳いでいく人もいるが，四角四面の性格は，柔軟に対応しにくい．

人間は何のため生きるのか，いかにして世の人々に貢献するかといった問題，関心が勢いを失いがちな時代，原理原則を失いがちな時代にあって，うつ病はエネルギーがなくなる病気として風邪をひくようにかかる現代病といえよう．

パニック障害

あなたの病気は「精神的なもの」，心の悩みであって，心臓や肺には異常はない．それでも，心理的な原因で発作的症状が起こりうる．

このような発作を中心とする病気をパニック障害と呼ぶ．

パニック障害は，ノイローゼのカテゴリーに入れるべきでないとするのが，精神医学界のもっぱらの見解となっている．⑥

強迫神経症 Obsessive-compulsive Neurosis

強迫神経症を主徴とする神経症である．神経症は，精神障害の中でも身体的病態がなく，心理，環境的原因より発症し，心因性である．人格が保たれており，病識があり，症状は自覚的な不安，強迫，恐怖，心気的症状を主としており，治療によって回復しやすい．

一時的な神経症はノイローゼといわれている．神経症にはいろいろな類型があり，(1) 不安神経症，(2) ヒステリー，(3) 恐怖症，(4) 強迫神経症，(5) 神経衰弱，(6) 心気神経症，(7) 離人神経症，(8) 器官神経症等がある．

強迫神経症は，青年期に発症することが多く，加齢とともに軽減する傾向にある．

強迫性性格は固苦しく，几帳面，完全癖といわれ，自己不確実性

(Schneider, K.), 過敏症 (Kretschmer, E.), 神経質 (森田) な基礎性格である.

疑惑癖, 質問癖, 詮索癖, 計算癖等の強迫観念 Obsessional Idea があろう.

1838年, フランスのエスキロール Esquirol, J.E.D. が接触恐怖の症例として「理屈っぽい単一狂」Monomanie Raisonnante と称し, 病者が常にその強迫と絶えず闘うことを報告している.

1868年, ドイツのグリージンガー Griesinger, W. がファルレ Falret (1866) の疑惑癖 Maladie du Doute に類似した3例を精神病質病態として報告している.

(1) 疑惑癖は, たとえば鍵をかけた後, ほんとうに鍵をかけたかどうかの疑いが生じてくる. 意識的に鍵をかけたことは確かであるとわかっていても, 疑いの心がどこからともなく起こって不安になる. ガスの栓閉めたかしら, 車の運転中に人を傷つけたのではないかしら, ポストに手紙をきちっと入れたかしら, 計算間違いをしたのではないか等, 病的になると多大な苦痛を与えるに至る.

(2) 質問癖は, 人間はなぜ生まれたか, 地球の起源や終末は何か, 人間の死後は何か等, 実生活と関係のない哲学的抽象的な問題につき絶えず問いかけ, 結論の出ない命題が絶えず浮かんで止めることができない. 病的強迫観念である.

(3) 詮索癖はあれこれと詮索する. 出会った現象の原因や理由を詮索しないと気がすまない. 強迫性障害は, あることが気になって仕方がない.

(4) 計算癖は, 目に見えるものは何でも計算しないと気がすまない.

(5) 整理癖は, ものが乱雑に並べられている場面をみて整理したくなり, たいした心配ごとでないのに, 強迫観念による特定の考えが頭に浮かんできて, どうしても消えない. 強迫観念が強く迫る. 繰り返し頭の中にわいてくる考えで, 本人にとって多くは無意味であったり不快の内容のもので, 自分の意思に反して出てくる考え方である.

(6) 恐怖症は, 強迫観念が強い恐怖をもたらす場合で, 鉛筆やフォーク, ナイフなど尖ったものの怖い尖端恐怖, 広い場所を怖がる広場恐怖, エレ

ベーターの中等閉め切られた空間を恐れる閉所恐怖，結核，梅毒，癩，癌等を恐れる疾病恐怖，際限のない手洗い，洗浄強迫等，不潔を恐れる不潔恐怖，人の前で赤くなるのを恐れる赤面恐怖等がある．

（7）就眠儀式は，ふとんを畳のへりに平行に敷かないと気がすまないため，何度となく確認する．そのため，寝つくまで何時間もかかる．

治療については薬物療法（抗不安薬），精神療法，森田療法（絶対臥褥の後，作業療法に没頭させる），精神分析療法，行動療法等があり，クライエントの心理や行動特性をよく理解し，周囲との関係，ストレスへの対応の在り様を語り合える治療的関係によって回復していく．⑦

  註① 鈴木多加二『こころの健康 チェックポイント』労働旬報社，1994年，p.55．
  ② 緒方知三郎編『常用医語事典』金原出版，昭和43年，p.834「ナルコレプシー」参照．
  ③ 井上昌次郎『睡眠障害』講談社現代新書，2000年，p.75．
  ④ 『心の家庭医学』保健同人社，平成11年，p.712参照．
  ⑤ 『精神医学事典』弘文堂，昭和50年，p.388，『精神科ポケット辞典』弘文堂，昭和56年，p.134参照．
  ⑥ 野村総一郎『心の悩みの精神医学』ＰＨＰ新書，1998年，pp.16-17．
  ⑦ 前掲『心の家庭医学』p.491．

第6項　摂食障害

食事は人間の生活にとって毎日欠かすことのできない基本であるが，食べることを拒否する神経性無食欲症（拒食症）と大食症（過食症）をあわせて摂食障害と呼ぶ．

経済的に豊かな国に多い．欧米，日本で増加傾向にある．

無食症は，実際にはそれほど太っていないのに，主観的に太っているという身体像のゆがみのため，そのことを異常に気にして食べることを拒否し，体重が減少し，女性は無月経等の症状が見られる．

拒食症では極端に食事の量が減り，主食は少なく，副食も肉類や油ものを避け低カロリー食品しか口にせず，食後のどに指を入れて嘔吐（自己誘

発性嘔吐)したり，下剤を乱用する．標準体重マイナス15パーセント以下は，拒食症と診断される．

　拒食症は，活動的になる特徴があり，マラソン等運動過多となる子どもが多く，体重が減少し，体力がなくなってきた場合は要注意，入院が必要であろう．

　摂食障害のきっかけはダイエットで始まるが，体調がよくなかったり心配ごとで食が進まないのと違い持続的な拒食であり，極端すぎるダイエットであろう．

　神経性無食欲性は拒食症と呼ばれ神経性で，拒食は生命に危険がおよび，栄養失調で亡くなる人もいる．

　最近は過食症もふえており，過食するだけでなく精神的にイライラし，抑うつ，自己嫌悪等の精神症状をともなっている場合が多い．職場や学校では問題なく過ごし，帰宅後過食をする．

　摂食障害状態はさまざまな心理的な葛藤状態にあり，本人の葛藤が体形，体重へのこだわりに置きかえられ，やせへの関心に及び，心の底には挫折感や空虚感が隠れている場合が多い．

　一生症状がつづく人はいないので，必ず治ると本人を安心させ，3食きちっととることが食生活を整える生活の基本であろう．

　拒食症は自分の体の認識のゆがみが生じているため，本人は周囲の心配をよそに全然やせているとは思っていない．

　摂食障害には，ときとして異常心理による万引きが見られる．食品，食べ物の万引きである．摂食障害が治ると万引きも治る．すべての摂食障害の人が万引きをするわけではないが，性格特性として完璧主義の人が多く，とてもよく気がつき，自身も傷つきやすい．親から手のかからない良い子と見られ，周囲の期待にこたえてきた人が多いであろう．精神的に未熟な人もいる．

　拒食症のほうは，回復してきたとき本人が一番気にしていること「太ってよかったね」は禁句なので，心得ておきたい事柄である．

第3節　児童期

　6〜12歳の小学生の時期を児童期あるいは学童期 Period of Schoolchildren という．ホモ・ディスケンス（学ぶ人）として，人間を意識的に系統的に形成する時期である．

　遊びやスポーツ，友達，先生との交わりによって創造性や社会性を身につけ，全人格の成長のため欠かすことのできぬ学習をする．

　遊びはどんなにたいせつか，学童期の遊びは一段と進化し，それ自体学習に参与し，子ども1人1人のアイデンティティーの確立につながる．遊びの中から子どもの個性は開花し，遊びを通じて子どもの社会性が育っていく．

　この時期には，成長のスピードは乳幼児期に比較しておちるものの，なお盛んな成長が見られる．10歳前後までは男子の測定値が女子を上まっているが，10歳から13歳の中学1年ごろまでの間は，思春期のスパートが男子より女子に2年ほど早くはじまるため，女子の体位が男子にまさる．この時期にはとくに身長の伸びが目立ち，幼児期よりさらにスラリとした体型になってくる．

　疾病面では，先天性のものの影響は減り，また子どものかかりやすい感染症にもひととおり罹患して免疫をえているので，比較的安定した時期といえよう．

　運動機能の面をみると，低学年では足の機能発達を基本にした，走る，とぶ，スキップ，片足とびなどが盛んで，鬼ごっこ，なわとび，まりつきなどの遊びが行なわれる．高学年では技巧的な運動を好むようになり，野球など各種の球技やこままわし，たこあげ，木登り，むずかしいなわとびなどを巧みにする．また，自転車にも上手に乗るようになる．

　手先の器用さも向上し，鉛筆を上手に持ち，小さい，きれいな字を書くようになる．

　児童期には，読み書きの能力が発達する．言語が思考の道具として，たいせつな働きをするようになる．

　社会性の発達は学童期にめざましい．小学校入学により生活の場が著

しく拡大し，社会的行動が大幅に発達する．学校は児童の心理の機能を十分発揮できるような場であり，大きな，しかも複雑な組織をもった社会であり，教育を受けつつ，生活領域をもち，親から独立した自分自身の世界を開いていく．児童は学級集団のメンバーになる．学校を中心とした家庭外での社会生活時間が多くなり，友達，教師など家族以外の人々と多く接するようになる．低学年ではグループで遊んでいても，自己の主張が強く，グループのまとまりに欠けるが，小学校の中，高学年になると，グループとしての結合が強くなり，リーダーを中心として組織的なまとまりをなす．こうした組織的集団になる遊びの中で，リーダーとそのメンバーの役割や，約束ごとを守るなど，社会生活上必要なルール・マナーを身につけてゆく．

学童期初期には幼児期の思考の特徴である具体性，自己中心性がもちこされるが，やがて概念を捉える力や，複雑な内容から本質を整理しまとめる力，物事に対する推進力などがついて，抽象的思考が可能となる．自己中心性も，小学校の中，高学年までには少なくなってゆく．

第1項　児童精神医学の歴史

フランスの精神医学者ピネル Pinel, Philippe(1745-1826) が1793年に，ビセートルで精神病者を鎖から開放し，精神医学史に新しい時代を築いたころ，フランスの啓蒙思想家ルソー Rousseau, Jean-Jacques(1712-78) は『エミール』(1762年) を著わし，スイスの教育家，近世教育の貢献者ペスタロッチ Pestalozzi, Johann Heinrich(1746-1827) はルソーに感化されて『隠者の夕暮』を著わし，愛と信仰が教育の根本であり人間愛に基づく初等教育こそ社会救済の要素であると説き，幼児期の発達，児童期の教育が注目されるようになった．

アメリカの精神医学の祖マイヤー Mayer, A. の影響を受けたカナー Kanner, Leo(1894-) は，1935年世界で初めて『児童精神医学』という臨床研究を集大成した専門的教科書を著わし，カナー症候群と呼ばれる幼児の精神障害，早期幼児自閉症 (Early Infantile Autism, 1943) についても記載した．20世紀は，児童の世紀として幕あけをした．

ビネ Binet, Alfred (1857-1911) はフランスの医者で, 心理学者のシモンとともにビネ・シモン検査法を考察, 児童の知能検査に功績を残し, 教育心理の方面に貢献した. 精神分裂症(統合失調症)の研究にも業績があり, 『知能の実験的研究』『現代児童観』等の著書がある. 1905年に発表された検査法がその後改訂され, 各国で知能検査として用いられ, 子どもの要求と理解に相応した教育を行ない, 個人差があることを認めるようになったことでは意味のある業績といえよう.

　ドイツの精神医学者で現代精神医学の祖クレペリン Kreapelin, Emil (1856-1926) は, 1883年教科書 Compendium der Psychiatrie を刊行し第9版まで出版, その間に今日の疾病分類の基礎が作られ, 当時の進行麻痺をモデルとした原因, 症状, 経過, 転帰, 病理解剖における同一性を考えた疾患単位を確立せんとした. その結果, 早発痴呆(第5版, 1896)躁鬱病(第6版, 1899)が確立されて世界の精神医学界に多くの影響を与えた. 一見雑多に見える精神障害者の行動に一定の行動様式のあることを見出し, 「記述的精神医学」の基礎を作ったといえよう.

　シャルコー Charcot, J.M. のもとで臨床神経学を学び, ブロイアー Breuer, J. とともにヒステリー研究に取り組み, 精神分析療法の確立へ進んだフロイト Freud, Sigmund (1856-1939) およびアメリカ精神医学の祖, 精神生物学 Psychobiology の始祖であるマイヤー Meyer, Adolf (1866-1950) は固体を生物学的, 心理学的, 社会学的な立場から捉え, 精神障害を環境に対する固体の病的反応とみなし, 精神力動的観点を重視した. 力動精神医学 Dynamic Psychiatry とは, 人間の精神現象を生物, 心理, 社会的な諸力による因果関係の結果として了解することを方法論的な基礎とする精神医学である. 精神現象の了解原理に物理学における力学の概念を導入し, 精神力動 Psychodynamics という観点からあらゆる人間行為の動機となるものを探求解明しようとする点に特徴があり, 記述精神医学に対比される. ①

　フロイトは, 精神障害の発症には幼児期の体験が重要な影響を与えていることを見出し,, 精神障害の原因を進求すると幼児期を問題とせねばならず, その点で児童精神医学の台頭の兆しが見えはじめたといえよう.

1899年アメリカに少年審判所が設置され（デンヴァー，シカゴ），1909年ヒーリィ Healy, W. が少年精神障害研究所を開設（シカゴ），少年非行を精神医学との連携のもとで力動的に扱う実践がはじめられた．1910年，里親 Foster Home ヨーロッパには治療教育 Heilpaedagogik が登場，子どもに対し何かをする時代の歴史段階に入ったといえよう．1922年ボストンにモデル児童相談所が設立され，精神科医，心理学者，ソーシャルワーカー等の臨床チームが両親，学校，児童施設と協働するようになる．

　児童精神分析の理論と技法の創始者でS・フロイトの末娘 Freud, Anna（1895-1982）は，1920年代から精神分析療法の児童への適応を試み，自由連想法に代えて遊戯を導入した児童分析の開拓に努めた．1938年，父フロイトとともにナチスの迫害を逃れてロンドンに亡命，その後ハムステッド・クリニック（子どものための治療研究施設）を拠点に，教育者と共同して児童の自我発達の研究を系統的に行ない，正常な児童の情緒発達を綿密に観察し，異常な環境（母親の喪失や家庭の不幸，戦災等）が情緒発達に及ぼす影響を明らかにした．②

　1933年，スイス精神医学会においてトラマー（Tramer, M.）が児童精神医学 Kinder psychiatrie という名称を与える．児童精神医学とは，児童期に発症する精神障害を対象とする医学の一部門で，児童が発達過程にある点に特異性があろう．親子関係を主体とし，環境との相関が著しく強く，0歳から思春期の終わりまでそれぞれの生育発達段階で症状が多様で，変遷しやすく発達過程での試行錯誤や反応の失敗は正常においてもおこり，何をもって異常とするかがむずかしい．治療に関しても患児をとりまく環境や社会状況に対し深い配慮をすることが要求されよう．

　1935年カナーは教科書『児童精神医学』Child Psychiatry を出版し，1943年には11例の早期幼児自閉症についての報告を行なった．カナーは主症状として，

(1) 人間関係樹立の困難
(2) 言葉をコミュニケーション目的で用いることができず，言葉を発せても反響言語段階からなかなか抜け出せない
(3) 同一性保持の欲求が異常に強い

(4) 対人関係を忌避する反面，特定の物体には異常な興味を示す
(5) 聡明そうな顔貌をし，良好な知的潜在能力をうかがわせる
等をあげて精神分裂病の早期型と考えた．しかし現在では，言語と認知の障害に基づく一種の発達障害と考えられている．児童人口1万人に対し2〜3人の有病率で男児に多い．生後30か月までに発症．治療としては学校を中心とした治療教育が最も有効といわれている．③

遊びを利用した治療法の遊戯療法 Playtherapy が開発され，臨床は急速に発達しはじめる．言語的交流の困難な児童の精神療法に不可欠な方法であり，子どもは「遊び」という活動を通じて心身機能の発達，自己表現の仕方，対人関係，コミュニケーションのあり方，社会的関係の模倣，現実の認識等を学び，現実を支配し適応していく．

遊びのもつ本質を治療的に応用したもので，(1)精神分析的接近法（アンナ・フロイト Freud, A., クライン Klein, M. 等の理論），(2)児童中心的接近法（ロジャース Rogers, C.R. の来談者中心療法）が主流を占めている．

1960年代ヨーロッパの児童精神医学が復興し，微細脳機能不全症候群，学習障害等が注目され，自閉症が精神病から明らかに区別されるようになった．

微小(細)脳機能障害症状群 Minimal Brain Dysfunction Syndrome とは，一般的知能はほぼ正常であるが，種々の程度の行動学習障害を示す小児に対し「中枢神経機能の微細な障害に起因する」と想定し提唱された．

一般的に，(1)多動，注意の持続がもてず転導しやすい，(2)衝動性，感情の不定的等の行動特性，(3)共同運動の拙劣さ，(4)知覚・認知の障害，(5)言語発達障害，(6)読み書き等の学習障害等が見られる．④

力動精神医学の中心課題，親子関係が再び脚光を浴び，ハウエルズ Howells, J.G. は家族精神医学という概念を提唱，子どもの病理に家族全体が関与していることを強調した．

青年期精神医学 Adolescent Psychiatry が登場．

1970〜80年代，自閉症は明確に発達障害と位置づけられた．新しい視点で開発された薬物療法が注目され，乳幼児精神医学 Infant Psychiatry も注目されてきている．⑤

註① 『精神科ポケット辞典』弘文堂，昭和 56 年，p.230 参照．
　② 『新社会学辞典』有斐閣，1993 年，p.1283 参照．
　③ 前掲書『精神科ポケット辞典』p.140．
　④ 同　P188 〜 189
　⑤ 『精神保健』4，全国社会福祉協議会，p.16 参照．

第 2 項　児童期の精神病理　その根底にあるもの

　21 世紀ＩＴの時代，子どもたち児童を取り巻く社会環境は急速に変化し，共働き家族もふえ，親子関係，伝統的な養育システム，父親像も変化して，まさに 21 世紀という新しい社会状況を迎えている．

　男女同権，男女雇用機会均等法のもと職業的安定をえて経済的に自立して「人生をいかに生くべきか」と，女性たちも母親，人間としての生き方，人生の選択をする．破綻離婚もふえつつあるが，子どもは自分で育っていくと考える女性が多くなって日本は女系社会に．経済的に夫に依存する人生を歩む人も多いが，社会全体の少子化が進み示すとおり，子どもの出生率は 1.57（平成元年），1.53（平成 2 年），1.39（平成 9 年）と，高齢少子化傾向がますます強まる傾向にある．

　1980 年代の子どもは無気力，無関心，無感動が特徴であったが，90 年代の子どもたちは規範感覚がない，人間関係がない，達成意欲がないことが特徴といわれ，日本の家族の病理を象徴する問題として，いじめの問題も発生している．

　子どもは限度を超えるいじめ等の行為に対しても罪悪感はなく，命の尊さを認識していない．テレビ，ビデオの目を覆いたくなるような残虐なシーン，暴力や殺人シーン，映像文化が悪影響を及ぼしているようにも思える．

　幼稚園では 3 年間皆勤賞，精勤賞の子どもたちが大勢いるが，なぜか学校に行かない不登校問題が小・中・高学校では社会問題になっている．校則，カリキュラム，教師の子どもへの接触の仕方，対応のまずさ，不登校児の発生にはさまざまな要因があろうが，学校が面白くないのであろう．

今，学校教育の現場も中学生による教師刺殺事件が起きキレル子ども達もいて，教育の現場も苦労しつつもよい方向へ向かっての真摯な努力が求められているといえよう．

戦後わが国は，敗戦による焼け跡の何もないところから経済を支柱に国土復興の努力を重ね，その結果，経済的には申し分のない豊かな現代社会を迎えた．ところが経済，物質偏重の社会には何かたいせつな精神的なもの，豊かな心の育成が忘れられ，現代人はたいせつなものを忘れてしまったかのように社会は歪み，空洞化が存在するといわれて久しくなる．物質偏重ではなく，物もたいせつであるが，もっとたいせつなもの，心や人命を尊く思う価値観を形成する教育が不在のようにも思える．お世話になった人にありがとうといえる子ども，父母，家族およびお育ていただいた恩師，周囲の人に今日あることのへ感謝の念をもった豊かな心の持ち主が育つことがたいせつであろう．天地自然の恵み，太陽や空気や樹木，きれいな水も国土にはたいせつであり，人間の生存にとっても重要である．21世紀の教育観，人間教育は，教育立国にあって物質偏重でない精神と調和のある豊かな心の存在する人間の形成が必要不可欠となろう．

人間生活の基礎と現代社会病理の発生

人間が生きるということ，そこには日常生活のリズムがあり，生存の必須条件があろう．平穏な暮らしも生命保持にたいせつであるが，人間生活には基礎があろう．

(1) 呼吸　呼吸なしには人間は生きられない．

(2) 睡眠　睡眠も身心の健康にとって欠かすことのできない必須条件であり，7，8時間の睡眠は生存を保つには必要不可欠であろう．

(3) 食生活　2食にせよ，3食であれ，朝，昼，夜の食事は生存にとって欠かすことができず，飢餓や栄養失調，逆に肥満に導くのも食事である．健康保持のために食生活が人生の重要な位置づけにあることは間違いない．

(4) 生きがい　人はパンによって生きるのみにあらずというが，パンも重要であろう．しかし，人が生きるという人間存在には生きがい，生きる

喜びも必要不可欠である．精神的な支柱である生きる意味を発見できたとしたら，その人の人生は何とすばらしいことであろうか．犬，猫に生まれず人として命をいただいたことに，うれしさ，喜びを感じずにはいられない．自分自身の存在意義が発見でき，自身の人生を主体性をもって生きることができたら，人生は何とすばらしいことであると思う．

現代社会における病理というのは，主体性の喪失 Identity diffusion をはじめ，精神的支柱のなさに関係している．主体とは，存在論的，倫理的，実践的な意味において意識と身体をもった存在者が行為して働く個人的発動者を意味し，実践的行為の担い手であり，身体性，個別性，社会性，歴史性をもつであろう．精神生活のなさ，精神的支柱の不在，主体性の喪失，そこに現代病理の根源があり，それがために生き，それがためならば死ぬこともできるイデーを見出すことによって，現代人は真の命にめざめるであろう．知識は豊富で頭でっかちであったとしても，肝心な心のよりどころがない．人生の充実感，精神生活は人間にとって必須ではなかろうか．

(5) 人間の生きる環境と人間の病理　人間は社会的動物であり，1人では生きられない．その社会の環境によって人間の病理も発生する．美しい水，空気，安全な社会生活も，円満な人間関係も必要不可欠に違いない．

そのように，人間の生活には存在の基盤，基礎が存在し，(1) 呼吸，(2) 睡眠，(3) 食生活，(4) 生きがい，(5) 社会環境のうちのどの1つが歪んでも，人間生活の基盤崩壊として存在そのものが歪み，ときとして崩壊もし，生きる術を喪失してしまうことがある．

呼吸も正しい呼吸法，丹田呼吸法が健康保持にとって重要であろうし，睡眠も食生活も然りである．主体性の喪失は生きる意味の喪失であり，生存理由の未発見につながる．生きる意味が人生に与えられないということは，人としてまことに惨めで空虚な生活の訪れであるといえるのではなかろうか．人間の尊厳ともかかわりがあろう．

現代社会における精神病理の発生とは，そのような人間として最もたいせつな哲学，生きがい，心のよりどころのなさ，主体性の喪失と関係が

あると思えてならない．自分はどのように生き，今何をすべきか，そのような主体性，生き方をもってこそ，自らの人生航路を充実した人生にすることが可能なのではなかろうか．主体性をもって積極的に生きる人間と，毎日を無気力に過ごす生き方は，人生の質という点で同じなのであろうか．信仰心，心のよりどころ，生の哲学，精神生活は身心一如の人間の存在にとって必要不可欠な智慧として最重要といって決して過言ではなかろう．

　さて，そのような人間の病気とは一体何であろうか．

　病気とは，生命現象の障害されている状態である．その人の正常な状態が障害されたとき病気と呼ばれる．

　病気とは発動性 Activity のないこと，自ら働きだす力の欠乏した状態，何らかの障害によってそれが弱められている状態，「衰弱」である．病気は動的調和，調和の欠乏，全身的統一的機能の局部的破壊であり，局所の異状による全身機能の破壊であろう．全体的有機的機能の部分的機能減退，部分的機能亢進，有機体の調和破壊であろう．痛みは調和破壊の警報であり，生命への危険信号である．

　病気は，本人がそれを気に病むことによって病気となろう．環境との関係において病気を形成する．つまり社会的環境に対する人間の関係，精神と病気との関係においては，とくにその点が顕著であろう．

　精神は非物質，エネルギーでもあり，創造性をもつ．精神は意識であり，身体を統制し自身（意識内容）を整合化し統一化，個性化し，人格を形成するのである．

　子どもの精神障害は次のとおりである．そのうち精神遅滞，知的発達障害，早期幼児自閉症については，子ども時代，三つ子の魂の項ですでに述べたので，今は論述を省略し，次の項目について，さらに考察論及を進めていこう．

自閉症（乳幼児期・児童期・青年期・成人期）

小児期崩壊性障害

学習障害

発達性言語障害

多動性障害・注意欠陥障害
習癖異常：夜尿症，遺糞症，抜毛症
吃音，緘黙症
チック，トゥーレット症候群
子どもの心身症
反芻，異食，哺育障害
子どものヒステリー
夜泣き，夜驚，夢中遊行
強迫性障害
行為障害：非行
子どもの自殺
子どもの外傷後ストレス障害
ボーダーライン・チャイルド
ジェンダー・アイデンティティの障害
児童期分裂症
子どもの感情障害：うつ病
母子関係障害
児童虐待
子どもの家庭内暴力
子どもの不登校
いじめ，校内暴力

第3項　自閉症 Autismus

　それは0歳代よりはじまる人間の心の病である．そのまま経過すれば，人生の大半を大きなハンディキャップを背負ったまま生きなければならぬ重篤な病であろう．自閉 autism は，現実の世界から離れて自分の世界の中に生きるのを自閉（自閉症）という．
　自閉症に関する研究には，次のものがある．
　1. 疾病論　カナーの分裂病の最早発型説
　2. 器質論

1）リムランドの脳幹網様体異常説
　　2）ラターの言語認知障害説
　3. 社会学的反精神医学的見地
　　1）疾病否定論（自閉症というものは存在しない）
　4. 治癒論
　　1）行動療法，言語発達改善
　　2）心理療法等があろう．

自閉症研究の成果

　1. アメリカの精神科医レオ・カナー著 1943 年『早期幼児自閉症』Early Infantile Autism は，何ら器質的脳障害を持たない児童分裂病 Childhood Schizophrenia に属するものといい，児童の精神病として今日「自閉症」と呼ばれる診断範囲の基礎が確立した．二大特色として，1）人生のはじまりから自分以外の人をはじめ環境との関係，極端な孤立化 Extreme Self-self-isolation をもつことの不可能性，2）同一状態維持への執拗で強迫的な欲求 Anxiously Obsessive Sesire for the Preservation of Sameness をあげ，当初「児童分裂病」とのかかわりにおいて発育し分裂病範囲にはいるものと考えていた．

　現代では児童の示す発達障害 Development Disabilities と分類される症候群の 1 つである．

　自閉症の子どもたちの行動は，両親や周囲の者を当惑させ悩ます．発症は人生のはじまりからであるため，最もたいせつな言葉の発達と感情の発達の双方に重大な障害をもたらし，その後の人生のすべての発達に影響を与えることとなる．言葉の遅れは 1 歳半から 2 歳のときに気づくであろうが，友達と遊ばないということで異常に気づくことが多い．自閉症は 2 歳代以前に発症する行動の特徴として，

　1. 知覚の障害　患児は言葉による指示にも音刺激にも反応しない．周囲の人物にも何の注意も向けない．

　2. 発達程度の障害　おもしろいとき笑う，悲しいとき泣くということの欠如．

　3. 関係能力の障害　極端な自閉的孤立．人格形成の停止や発達の遅れ

をともない，その後の全般的な障害の基礎をなす．
　　1）視線が合わないか，向けるのが乏しい．
　　2）社会的笑いがないか，遅れる．
　　3）抱かれようとしない．
　　4）身体接触を明らかに嫌う．
　　5）他児と遊ぶことに興味を示さない．
　　6）人見知りの欠如．
　　7）過剰な不安を示す対人関係の障害である．①
　4. 会話や言語の障害　5歳まで一言も発語されないと，その後もずっと無言のままのことが多い．5歳までに言語を獲得しているか否か．言葉に感情の裏打ちがない，抑揚を欠いた単調なもの，ギクシャクしたしゃべり方となるオーム返しが見られる．
　5. 運動能力の障害　着脱，満足な円が1つも描けない等．
　幼児自閉症は生後まもなくからはじまった人格のある一面の発達障害であろう．
　ミンコフスキー Minkowski,E は，「現実との生ける接触の喪失」と称して自閉を定義した．さらに現実との乖離において主観的な心理的複合の表現の発生をみるような場合（幻覚，妄想，その他の体験），これを「豊かな自閉」とし，人格の現実からの離脱とこれにともなう直接的な反応態度がみられる場合を「貧しき自閉」と称している．幼児自閉症は「貧しき自閉」の典型であろう．②
　ミンコフスキーは「生々とした生に躍動 elanvital」を喪失した生硬な分裂病者の心の世界を描き出し，Pathologishe Geometorismus なる概念を提起したが，実に自閉症児のかかる傾向をみていると，それは流動する生々とした時間を喪失した分裂病の世界を，むしろ戯画的に描き出したものともいえよう．③

　　註①　『現代のエスプリ』No.120，至文堂，昭和52年，山中康裕「自閉症」pp.5-21 参照．
　　　②　同，黒丸正四郎「幼児自閉症と幼児分裂病」p.90 参照．

③ 同，p.107 参照.

幼児自閉症の精神病理学的研究について

Ⅰ．白閉症に関する現象学的症状記述的立場からの研究者について

(1) ポッター Potter, H.W.(1933)

1932年4〜12歳の分裂病児6名の共通症状として児童分裂病診断基準をあげた.

 1 周囲への興味の喪失
 2 自閉的思考，感情，行動
 3 思考障害
 4 疎通性の欠如
 5 感情の硬化，歪曲
 6 行動の奇矯性

(2) ブラッドリー Bradley, C.(1941)

児童期の分裂病では白日夢（覚醒時にあらわれる夢に似た意識）が重要な症状をなす．アメリカのブラッドリーらは，これを分裂病の子どもの行動特性として重視する．白日夢は成人の分裂病になると，個々の精神機能の発達に応じて，次第に妄想や幻覚に分化していく傾向を示す．

14例の分裂病児を他の多くの病児と比較して8つの症状を抽出し，児童分裂病診断基準として1，2を強調した．

 1 孤立化
 2 その孤立化がさまたげられる時の興奮
 3 白日夢
 4 衒奇的な行動
 5 興味の減少
 6 興味の退行（小児化）
 7 批判に対する異常な敏感さ
 8 身体の不活発さ

(3) デスパート Despert, J.L.(1941)

ブロイラーの概念を忠実に分裂病児に適用するとき，小児では特に情

動解離現象 Affect-dissociative-phaenomena が特有であって，病児の言語にその点が如実に表現される点を指摘した．彼女こそ分裂病児の言語に着目した最初の人であるといってよい．

(4) スルレーハ Ssuchaewa, G.（1932）

(5) グルベルスカヤ＝アルベルツ Grehelskaja-Allbatz（1935）

(6) ホンブルガー Homburger, A.（1926）

人間の心的生活それ自体，物質界までも含めたものが層的構造をもつという層理論を性格学に応用した．状況反応は外的体験に対する反応，環境反応と同じ意味の概念である．

(7) ルッツ Lutz, T.（1936）

それまで発表された文献例 60 例と自家症例を基にして児童分裂病の診断基準を作製し，定期的なものを抽出すると，その核心をなす症状は，環境との関係の障害 Beziehungsstörung であり，その言語面の表現は，言語障害 Sprachstörung であるとした．彼は児童分裂病も 9 歳以上になると幼児もあり得るとした．

ルッツの示した児童分裂病の診断基準
 1 環境との関係の障害 Beziehungsstörung
 2 特有な言語障害 Sprachstörung
 3 感情の障害
 4 衝動の障害
 5 連合機能の障害 Assoziationsstörung
 6 緊張病様症候群
 7 精神身体的症状

(8) カナー Kanner, Leo（1894-）

カナーは児童精神医学の領域に大きな足跡を残した精神病医である．1930 年からジョン．ホプキンス大学で小児科医と協力しながら児童精神医学の臨床にたずさわり，1935 年にはその臨床研究を集大成して，世界において初めて『児童精神医学』Child Psychiatry という専門的な教科書を発表した．その書に表現されている彼の立場は，アメリカにおける精神医学の父ともいえる．

アドルフ・マイヤー Meyer, A. の精神を受け継ぎ，一面的な教条主義的立場をしりぞけ，子どもに関連したあらゆる事実を正確，適切に考慮するというやり方に基づいている．

成人の精神医学をモデルにしたような生硬な病因論的分類はとらず，正常児に対する問題であろうが，精神障害児であろうが，およそ子どもの生活に関する事実や要因であれば均等に考慮し，子どもの全体像の中で心理―生物学的要因を明らかにしている．したがって，成人の精神医学とは異なった児童精神医学の方法と，障害のユニークな分類が浮き彫りになっている．

業績としては『早期幼児自閉症』(1943) があろう．彼はこの論文で，生後1年以内にすでに周囲の人や状況に，普通の子どものように自己を関係づけることができない子どもの症例（11例）を発表し，その症状を早期幼児自閉症と名づけた．その症例報告は，一定の理論的立場にとらわれず，精細な現象的な分析であったため，子どもの自閉的な特徴が浮き彫りにされて，とくに日本の児童精神医学者に大きな影響を及ぼした．現在，子どもの自閉的な行動は，症候論的にも病因論的にも，種々の論義をかもしだしているが，最初に子どもの重大な対人関係の歪みを報告したカナーの功績は決して消えるものではない．①

1943年，カナーが11例の病児について，厳密な診断基準にに基づき，新たに早期幼児自閉症（Early Infantile Autism）なる概念を提起したことは最も注目すべき進歩であった．

カナーの示した幼児自閉症の診断基準
  1 器質的障害を認めないこと
  2 発病が早期（1～2歳）であること
  3 特有な精神症状を示すこと
    1) 周囲からの極度な孤立，自閉化
    2) 特有な言語症状
    3) ある物事に対する Srillfulness
    4) 利発な顔貌
  4 経過中に幻覚妄想体験がないこと

5 家族に特有な心理構造があること

カナーは，今世紀初めの動きを次のように述べている．

　1910年代：児童について考える時期，
　1920年代：児童に何かをする時期，
　1930年代：児童の為に何かをしてやる時期，
　1940年代：児童と共に何かをやろうという時期．

児童の問題を考慮するには教育，経済，政治，宗教などとの関連において行なわれるべきであり，広く社会・文化的な視点が要求される．多角的なアプローチによる多くの人々の共同作業が必要となる．母子関係の意義，情緒的発達の意味とその認識，診断学的な意義，治療技法，治療の目的，家族関係の意味，教育の問題など成人の精神医学と児童精神医学とはかなり違う点が多い．児童の個人精神療法，入院治療もさることながら，それ以上に社会に一成員としての児童の権利と責任と義務をしかるべく発揚できるような社会をめざすべきであろう．②

1943年，カナー Kanner, L. が11人の研究から臨床的描写を行なった．『情緒的接触の自閉的障害』(1943)は今なお有効である．カナーは，疾病特徴的な特性は「出生以来，人との正常な関係を築き上げられないことである」と記述し，「最初から極度に自閉的な孤立があって，可能な限り外界から来るすべてのことについて退け，無視し，排除する」．面接場面では，こうした子どもたちは目の前の人に全く注意を払おうとせず，そうした子どもたちを静かに放っておく限りには，目の前の人を家具のように扱う．もし，大人が積み木を取ったり，子どもの放り投げたものを止めたりする仕方で無理やり介入しようとするならば，そこで子どもはじたばた暴れるが，その際に治療者の手足そのものに対して怒るのであって，手足を人間の一部とは扱わない．先駆症状に関してカナーは，健常の子どもであれば，1，2か月のころから，その子どもを抱っこする人の姿勢に身体を合わせようとするが，自閉症児はそうすることができないことを指摘している．その病因論としては，カナーは「子どもたちは先天的に生物学的に人との情緒的な接触を構成する能力を欠いて生まれ出て来ている」と想定している．「言葉については意味もなく，会話としての価値もない

自己充足の方向へずれてしまっていたり，あるいは大きく変形してしまった記憶を口に出してみるといった方向へずれてしまっていると，彼は言っている」．③

  註①『精神医学事典』弘文堂，昭和50年，pp.698-699．
　②同，p.274．
　③『精神分析事典』弘文堂，平成7年，pp.127-128参照．

(9) ベンダー Bender, L.(1942)
　種々の議論のあるところであるが，児童精神分裂病は11歳以上に発病し，自閉的で孤立した行動を示し，現実・非現実の区別をよくできない病的状態をさす．自分・非自分の区別が定かでなく，自分の体験や知識と外界とを結合できない．強い不安，緊張があり衝動的になる．ベンダーBender, L.によれば，それは中枢神経の機能のうちあらゆるレベルの統合が乱れて異常な行動を示すに至るものであり，その現われ方は運動，知覚，知能，情緒，自律神経系，さらに対象関係や現実認識のあり方にも及ぶという．この疾患はおそらく胎児の時期にすでにして成熟遅滞を起こすような障害をもっており，そこからその後の特徴的な行動パターンが発するのだろうという．①
　純粋に症状記述的立場に立ったのではないが，分裂病児の本質は中枢神経系の未熟性にあるという仮説のもとに，児童分裂病の症状論を描き上げたのがベンダーである．しかし諸家が批判している如く，ベンダーのいう分裂病児というのは，これまでの分裂病概念に基づいて規定されたものではなく，彼女独特の分裂病概念に基づいたものであるので，今日ではあまり省みられなくなっている．
　ベンダーは，早期に乳児院に預けられ母親の愛情や接触のなかった児童は，発育遅滞，衝動的，情緒不安定で，成熟後もパーソナリティーの発育不全がみられるとした．このことは児童擁護の際の居宅保護が収容保護よりすぐれていることの裏づけとなったが，収容保護の際，児童のホスピタリズムを防ぐことが重視されるようになった．さらに精神障害者を

含む長期入院者の場合にも，患者の退行現象や受身的依存症などが長期在院のためのホスピタリズムとみなされるようになった．いわゆる精神障害者の荒廃現象も疾病のためよりもホスピタリズムに起因することが多いとされ，長期在院を避け，家族や社会との緊密な関係を保つことが，リハビリテーションの原則とみなされるようになった．

　ベンダーの示した児童分裂病病型論には，1 仮性精薄型 Pseudo-defective-type，2 仮性神経症型 Pseudo-veurotic-type，3 仮性精神病質型 Pseud-psychotic-type がある．

(10) アスペルガー Asperger, H.(1904-)

　1944年，アスペルガーも対人的関係において自閉状態にあり個人的な楽しみをとりえない病児があることに注目して，Autistische-Psychopath（自閉性精神病質）という名称を附した．早期幼児自閉症は汝性の消失，共同世界への通路の欠如として捉えられる，自閉症児は共同世界とのかかわりをもとうとしてもてないでいるが，これをもとうとしない幼児の病態として自閉的精神病質を位置づけることができる．

(11) アイゼンバーグ Eisenberg, L.(1956)

　朝，登校の時間になると急にぐずり出し，頭痛，腹痛，嘔気など種々の身体的症状を訴えて，どんなにおどし，なだめすかしても登校しない子どもがいる．これらの症状は午後にでもなると消失して，子どもはケロリとしてしまう．夜，明日は必ず登校するといっていろいろ準備するが，さて当日やはり同じことが起こる．これが何週間，何か月とつづくうちに，外出をこばみ，自室に閉じこもりきりになって，口もきかず，風呂に入らない．部屋はゴミの山になる．やがて，自殺を口にするようになるといった具合である．この状態は，いろいろな程度のものが幼稚園児から大学生にまでみられる．ときには，たいへん治療に困る．学校恐怖症（School Phobia〔英〕,Schulangst〔独〕,Phobie de l'ècole〔仏〕）という言葉が以前用いられたが，これは学校が恐怖の対象となっているものと解されたからである．しかし，その本質は恐怖症ではないと考えられている．

　アイゼンバーグ Eisenberg, L. は，母が子に向かって，学校というところはひどいところだから行かないほうがいいよという暗黙のメッセージを

送っているのだという. ②

Ⅱ. 精神分析学的, 自我心理学的立場からの研究について
　自閉症に関する精神力動学的研究者
　(1) ポーク Pauk, B. (1949)
　(2) スーレック Szureck, S.A. (1956)
　(3) マーラー Mahler, M.S. (1949)
　Mahler, M. は 1949 年, 幼児共生精神病 Symbiotic Infantile Psychosis なる新たな幼児精神病を記載したことで有名である. この患児症状は生後2～3歳ごろになっても母親から分離することがなく, 母親と共生状態にあるのが特徴であって, その他の面では Kanner's type と同様, 極端な自閉症状を呈している.
　マーラーは他の精神分析学者と同様, 分裂病というものを ego system の障害だと理解している. ことに ego の未熟な乳幼児の場合であると, 自我の境界, ego boundaries が分裂病になると不鮮明となり, 自我が構造化されない点にその特徴が現われると考えた. たとえば, カナーが指摘したような自閉症児の示す自閉症状, つまり人に対して全く関心を示さず, 生物と無生物とを区別して対処することさえないとか, あるいは, self と non-self との区別がなくて言葉でも人称代名詞の I, you, he などが容易に転倒して使用される点など, マーラーによると一種の ego boundaries の障害によるものとみなされる. かくの如くであるから, マーラーによると, 児童分裂病の最も基本的な症状はかかる ego boundaries の解体ということを表わす症状であって, これを第一次症状としている.
　マーラーの示した児童分裂病症候論 (ego system の障害)
　　第 1 次症状 (ego boundaries) の障害
　　　(a) panic な反応
　　　(b) 性愛本能と攻撃本能の混同
　　　(c) self と non-self の混同
　　　(d) 生き物と無生物との混同
　　　(e) 一定の成人への密着

(f) 自閉的思考，感情
第2次症状（Defence Mechanism）
　(a) 旋回現象
　(b) 身体の一部に過剰のリビドー
　(c) 表面的同一視
　(d) 興味の減退
　(e) temper tautrum
　(f) ego の一部の肥大
第3次症状（Neurotic Defence Mechanism）
　マーラーのいう Symbotic Infantile Psychosis は共生期 Symbiotic Phase で発病するので母子の共生関係がいつまでもつづき，満3歳ごろになって母子の分離期になってもその関係が断ち切れず，その異常さに気づかれるのである．そして，これらの ego system の障害は何よりも，ego boundaries の障害として症状化されるわけで，かくして自閉症児の複雑な症状が形成されるわけである．
　自我機能の発達とその障害

胎児期	→	前共生期	→	共生期	→	母子分離期
（自閉期）		Pre-symbiotic Autistic Phase		Symbiotic Phase		
		幼児自閉症（Kanner 型）		幼児共生精神病（Mahler 型）		幼児神経症

　マーラーは早期発達段階における母子関係に，共生 Symbiosis という用語を用いた．本来は2個の生物が密接な関連をもちつつ相互に利益を与え合っている状態をさす生物学用語であるが，マーラーは生後3か月ごろにはじまる一定の発達段階についてこの用語を用いた．すなわちマーラーによれば，生後数週間は，幻覚的願望充足を主体とする正常な自閉の段階であり，やがて欲求充足対象を漠然と意識しはじめると共生期がはじまり，この時期の母子関係が適切であると生後12か月ごろから漸進的に分離・個別化の段階に入る．共生の本質的特徴は母子表象との万能感に満

ちた身体精神的融合（somatopsychic omnipotent fusion with mother）状態であり，そこには，現実には身体的に個別の子と母2つの個体が1つの境界を共有しているとの幻想が存在している．共生精神病の自我はこの段階の機制に退行している．③

(4) ベンダー Bender, L. (1944)

早期に乳児院に預けられ母親の愛情や接触のなかった児童は，発育遅滞，衝動的，情緒不安定で，成熟後も人格発達の障害がみられると，ホスピタリズム施設症，集団的収容生活の心身に及ぼす影響を指摘した．長期入院者に見られる意欲低下依存傾向，退行現象，精神障害者の荒廃現象等も，本症に起因することが多いと考えられている．

(5) ベルグマン，エスカロナ Bergman, P. & Escalona, S. (1949)

マーラーの記述した幼児期の精神病の1つに共生幼児精神病 Symbiotic Infantile Psychosis がある．そもそも新生児と母の関係は共生的で，そこには生物学的だけでなく心理的にも強い欲求がある．赤ん坊が必要としている事柄を母が満たしてやるといったこと，あるいは赤ん坊が欲求不満を体験するということがあって，だんだんにこの母子関係は赤ん坊に認識されていく．さらには欲求そのものと，それに対する行動とが区別されるようになってゆく．つまり自分と自分でないものの区別がついてゆく（分離―個体化段階）．これは普通，生後6か月位して徐々に起こってくるといわれている．共生精神病の場合には，母という精神的な表象と自分との区別がつかない．この区別を認識するにはあまりにも強い不安が起こるので，6か月よりも以前にあった母と一体になった心地よい全能感という幻想の中に逃げ込もうとする．そこでは身体像，自我の境界，同一性が混乱してしまう．怒りと強い不安とが支配的となり，これは外界に投射されて，今度は外界は敵意に満ち，破壊的なものとしてせまってくることになり，ますます幻想的な全能感の中に逃げ込んで自閉となる．こういった乳幼児の中にはベルグマン Bergman, P. とエスカロナ Escalona, S. が記述したように，異常に敏感な感受性をもった人が多い．このためかなり早期に自我を形成して自分を防衛する必要に迫られ，それが周りの大人の生活と衝突を起こしやすくさせるために，非常な外傷的体験を

引き起こす結果になるともいう.④

エスカローナは,自閉症児には極度に hypersensitive な側面があり,このため自我の防御機制が働かなくなっている点を強調した.ベルグマン Bergman, P. らは,この見解に従い刺激防壁の厚いか薄いかによって個人の感受性,興奮が規定されているといい,この刺激防壁のあり方が性格傾向を方向づける生物学的側面を規定する可能性をもつに違いないと述べている.

(6) リトヴォ,プロヴェンス Ritvo, S. & Province, S.(1953)

(7) エリクソン Erikson, E.H(1902-)(1950)

現代精神分析,とくにその自我心理学の代表的理論家である.彼の提出した同一性 (identity) または自我同一性（ego identity）理論は,単なる精神分析理論にとどまらず,広く現代の精神医学,心理学その他の社会科学,人間科学の領域に多大な影響を与え,同一性（アイデンティティー）という言葉は現代米社会で広く用いられる一般用語となったが,わが国にも同じような傾向がみられる.

エリクソンは,1902年ユダヤ系デンマーク人の子としてフランクフルト・アム・マインに生まれた.絵画の教師となり,ウィーンでフロイト家とも個人的に親しみ,ウィーン精神分析研究所ではフェダーン Federn, P., アンナ・フロイト Freud, A. から精神分析,とくに児童分析の指導を受けた.1933年に米国に移住,翌年ハーヴァード大学の教授となり,それ以後現在まで米国各地の大学や研究所を移動しながら,彼独自の理論を発展させた.

主著は『幼年期と社会』(1950)であるが,この書の中でパーソナリティの漸成的発達 (epigenesis) の理論を展開し,いわゆる8つの年代——(1)基本的信頼と基本的不信,(2)自立性と恥と疑惑,(3)積極性と罪悪感,(4)生産性と劣等感,(5)同一性と役割の混乱,(7)親密さと孤独,(8)生殖性と停滞,(9)自我の完全性と絶望——の発達図式を提出した.

1951年にはマサチューセッツ州ストックブリッジにあるオースチンリッグス・センターの研究所員となり,ナイト Knight, R., ラパポート Rapaport, D. との臨床的研究に従事し,この間『自我同一性の問題』(1956)

を発表した．この論文によって精神分析的自我心理学の発展という形で，彼の同一性理論が組織づけられ，精神分析学界で不動の地位を獲得した．またこの論文の中で，青年期境界例患者たちについて『アイデンティティ拡散症候群』(Identity Diffusion Syndrome) を記載し，境界例の精神病理学的研究のみならず，青年期後期の社会心理的精神発達の病理の解明に多大の貢献を残した．そしてこの自我同一性論の立場から『青年ルーテル』(1958)，『バーナード・ショウ』(1959) などが刊行され，彼のいわゆる伝記的アプローチ（biographic approach）が見事に結実している．この自我同一性の研究は，同一性の危機（identity crisis）や同一性の拡散 (identity diffusion)，否定的同一性（negative identity）等，つまり同一性病理の関連で青年期の危機を理解する見地を発展させ，やがて論文集『洞察と責任』(1964)，『同一性—青年とその危機—』(1968) などが刊行された．とくにこの段階で彼の同一性理論は，米国における社会科学の諸分野に多大の影響を与えた．

(8) ゴールドファルブ Goldfarb, W.(1945)

(9) パーフェンシュテット Pavenstedt, E.(1952)

(10) アンソニー Authony, E.J.(1958)

ego system の障害はどのようにして起こるか．アンソニーも述べている如く，a-genesis, a-cathex, a-dualism などによって起こり得る．

自我機能の障害 ─┬─ a-genesis
　　　　　　　├─ a-cathex （Mahler 説）
　　　　　　　└─ a-dualism

(11) ウィン Wynne, L.C.(1958)

ウィン Wynne, L.C. は家族研究をとおして，家族の中にある2つの要素，相補性 complementarity と相互性に注目している．相補性とは"利"によって結びついている家族関係の側面である．こてに対して，相互性はお互いの要求に応じあうように自己を適合させあい，フラストレーションに耐えあうような関係である．この相互性が家族の中に確立していないと，偽相互性（pseudo-mutuality）といわれるものになり，家族は形態のみをとどめた．積極的な意味では何ら人格的な触れあいのない形骸と化し

てしまう．⑤

Ⅲ．人間学的現存在分析的立場からの研究
　自閉症の示す諸特徴を客観的にまた科学的に分析したり記述したりして，その病理を明らかにしようとする立場である．患者を1つの対象として研究するのではなく，患者の生きている現実に基づき，その存在そのものをそれ自体から明らかにしてゆこうとするのが，現存在分析的方法である．
　(1) ツット Zutt, J.
　(2) ゲープザッテル Gabsattle, V.E.
　(3) ビンスワンガー Binswanger, L. (1881-1966)
　スイスの精神医学者ビンスワンガーは，現象学と精神分析の総合を図ったが，そこでは現象学が精神分析に対し明らかに優位を占めた．ボーデン湖畔のクロイツリンゲンで精神病院を経営する精神科医の家庭に育ったビンスワンガーは，ローザンヌとハイデルベルクで医学と哲学を同時に学んだ．次に行ったチューリッヒで，E・ブロイラーに師事し，ブルクヘルツの精神病院で彼の助手になった．ここで，C・ユングと知り合い，1907年に彼をともなってウィーンに赴き，S・フロイトに会い精神分析の勉強を開始した．この精神分析の研修後，ビンスワンガーは1919年にスイス精神分析学会の委員になった．
　故郷に戻って自分の家の精神病院を経営しながら，ビンスワンガーは次第にE・フッサール，次いでM・ハイデガーの現象学に興味を引かれ，患者の臨床的観察や精神病理学的研究に現象学を適用し，いくつかの有名な症例を発表している．とくに症例シュザン・ウルバンと症例エレン・ウェストが有名である．『実存』（英訳，Clarion Books, 1967）の中で症例エレン・ウェストの観察報告が詳細に行なわれており，ビンスワンガーが推奨した現存在分析のモデルとみなされている．精神科医が患者を治そうと思うならば，患者の内的体験の世界を現象学的に再構成し了解しなければならないと彼は考えた．この分析の中心に位置づけられるものが，「世界内存在」「現存在」（ハイデッガー）の概念であり，彼はスイス神経

精神誌に発表した6つの論文の中で，意識についてより正確には「躁病的世界」について観念奔逸を主題に扱いつつ詳細に論じている．1930から1932年にかけて発表された論文は，『観念奔逸について』の題名で1933年に出版された．

　ビンスワンガーは正統な精神分析から徐々に離れていくが，生涯フロイトに対しては忠実であり，彼との思い出を綴った最後の作品をフロイトに献じている（『フロイトへの道』）．彼の重要な論文は編集され出版されており（1947），『現存在分析入門』の題名でフランス語に翻訳されている（1971出版，1989再版）．最も重要な著書は『一般心理学の諸問題への入門』（1922），『人間的現存在の根本形式と認識』（1942），『精神分裂病』（1957）である．症例シュザン・ウルバンは，『精神分裂病』（1957）の中に収められている（ビンスワンガーの序文がついたフランス語訳は1957年に出版）．⑥

　(4) ボッシュ Bosch, G.

　1962年 Der Frühkindliche Autismus 早期幼児自閉症を著述し，自閉症児の存在の構造を明らかにしようとした．われわれが患者を診て Autistisch であると判断するのは直観，医師と患者の出会い Begegnung の体験によるものである．ボッシュは自閉症児こそ人間として出会いをもたぬ存在の典型ともいうべきであるという．存在の構造として他者との「触れあい」「出会い」をまだもちえぬ存在を Symbiose として特徴づけ，自閉症児の存在はまさにかかる状態の中にあることを，言葉の問題や孤立化の問題から論じた．

　　註① 『精神医学事典』弘文堂，昭和50年，p.274.

　　　② 同，p.477.

　　　③ 同，p.123.

　　　④ 同，pp.124-125.

　　　⑤ 同，p.410.

　　　⑥ 『精神分析事典』平成7年，pp.299-300.

第4項　小児期崩壊性障害

　自閉的な発達障害，広汎性発達障害に属する「発達障害」の1つで，2歳までは正常に進行していた精神発達が後戻り退行し，自閉的に精神発達が遅延した状態となる．

　一度言えるようになった言葉を失う言葉の消失，母親をはじめ他の人との視線が合わなくなったり，母親にかかわりを求めず，子どもたちにも関心をもたなくなる等，精神発達の退行は半年で終了するが，自閉的な症状はその後も存在しつづける．

　多くの子どもたちは，精神発達の退行後に重度な精神遅滞をともなう自閉的な症状となろう．4歳以前が多い．早幼児期に精神発達の退行を示す障害である．

　精神発達の退行は転居，弟や妹の出産，幼稚園，保育園入園等，心理的ストレスの後に生じることがあり「心理的ストレス」誘因説もあるが，てんかんがともなうことが多く，脳機能障害を基盤に発生すると考えられている．①

　　註①『心の家庭医学』保健同人社，平成11年，pp.448-451参照．

第5項　学習障害 Learning Disabilities

　LDはどんな子どもであろうか
　(1) 先生の話がよく理解できず，話すことが苦手．
　(2) 読みが苦手で，書くことが嫌い．
　(3) 算数が不得意，同時に多くのことを覚えたり処理する能力，聞いて覚える能力が弱く，計算や暗算が苦手．
　(4) 不器用で運動嫌い．苦手意識が強く遊びの参加も少ない．方向感覚もよくない．

　以上のように聞く，話す，読む，書く，計算する，推論する等の能力に問題があるため，特別な配慮なしには教育が困難な子どもたちが学習障害である．注意が散りやすく，多動で衝動的でかっとなりやすく，列に並ぶ，じっと座っているのが苦手で離席が多く，注意しても言うことが聞け

ない．

　学習態度が身につかず，勉強面で力が発揮できない子どもは「注意欠陥，多動性障害」と診断されよう．学校の教育法，教え方や家庭のしつけに原因があるのではなく，脳の活動（物事を学ぶための機能）に障害があると考えられている．記憶システムに問題があろう．①

　知能 intelligence は古くは知，情，意の感情や意思と同様に，知能も能力と考えられ，心の一側面を示すとみなされた．知能とは新しい問題状況においてその問題を解決しうる能力の基礎をなしていて，経験のみでなく創造的思考をすることを意味している．②

　知能には，次のような定義がある．③

(1) 新しい課題や場面への順応力　シュテルン Stern, W.
(2) 学習する能力　ディアボン Dearborn, W.F.
(3) 正しい反応をなし得る能力　ソーンダイク Thorndike, E.L.
(4) 抽象的思考能力　ターマン Terman, L.M.
(5) 情報処理能力　ハント Hunt, J.M.C.V.

　個別式で行なわれる一般的知能テストの代表的なものに，ビネ式知能検査 Binet-test（英）Test de Binet（仏）がある．

　フランスの心理学者アルフレッド・ビネ Binet, A.(1857-1911) が，文部省の依頼による劣等児の鑑別という実際的な要求に応えるために，シモン Simon, T. とともに1905年に児童用の精神検査法を考案したのがはじまりである．その後，ビネ自身1908年の改訂で年齢尺度を考案した．8歳の子が10歳の標準問題を答えれば，その子どもは10歳の精神年齢を有しており，この子の知能は平均より2年進んでいると考えた．1916年のスタンフォード大学のターマン Terman, L.M. による改訂版はスタンフォード＝ビネ式知能検査として有名であり，現在一番標準的なビネ式知能検査とされている．

　本検査の特色は，年齢尺度によっているので，その尺度で算出された精神年齢をもとに個人間の知能発達の遅速度を比較することができる．また知能指数を計算できるので，集団内での特定個人の知能水準を知ることができるのである．

$$知能指数 IQ = \frac{精神年齢 MA}{生活年齢 CA} \times 100$$

MAとCAとが同じであればIQ＝100となり，標準の知能を意味する．100以上であれば標準以上であり，100以下であれば標準より劣ることになる．

註① 『心の家庭医学』保健同人社，平成11年，pp.452-455 参照．
　② 『心理学辞典』誠信書房，1981年，p.307.
　③ 『精神医学事典』弘文堂，昭和50年，p.443 参照．

第6項　発達性言語障害 Developmental speach disorder

子どもの言語習得の発達の初期から言語の習得が障害された状態で，先天性失語 Congenical aphasia と呼ぶこともある．言語の獲得される以前の脳障害で，言語の発達障害が起こる場合．

(1) 発達性構音障害　言語の表現面の障害，正しい語を発音できない．

(2) 発達性運動失語 Developmental motor aphasia　言語の了解はある程度よいが，音韻変化や構音障害が著しいために発語が障害されているもの．

(3) 発達性語聾 Developmental-word-deafness: auditory imperception　家族的に出現し，男児に5倍ほど多く出現．聴力は正確でありながら，語声の意味を把握できない．リズムやメロディーも正しく把握することができないことが多い．聴覚失語的な要因か．発達過程の障害の特徴として語を正しく認識できず，表現面の障害をともなう．判然としないジャルゴン的 jargon 発語をし，病識を欠いている．3歳前後に発見される．知能障害と間違えやすい．一般的に行動障害・多動的・自閉的傾向を示す．

(4) 発達性失読失症　Developmental alexia and agraphia　読み書き能力の発達が障害されているもの．

(5) 発達性失書症　言語の獲得される以前の脳障害で言語の発達障害が起こる場合をいう．児童における書字言語の発達的障害には，1) 先天的

読み書き障害 angeborene Schreib-Lese-Schwäche 症候学的名称は発達性失読失書症，2) 特殊な読書障害 specific dyslexia, specific reading disability がある．読み書き能力の発達のみ遅延しているものをいう気質的素因的原因を想定している．

発達性言語障害は，

(1) 表出性言語障害

話し言葉の理解，話す能力（表出原語）が年齢相応に発達していない状態．通常1～2歳にかけて一語文（パパ，ママ，アイス）発語が出てくる時期に意味のある言葉を一語も話さないことで気づく．言葉は話せないが，親のいうことはよく理解し，自分のいいたいことは指さし，ジェスチャーを使い伝えるので，そのうち話すだろうと考えがち．3歳を過ぎ急速に話しはじめ，就学までに大丈夫な子どももいる．しかし就学年齢を過ぎても，まだ話す能力の遅れをもつ子どもがいるのである．

1 言葉を正しく発音すること（構音）の未熟さ
2 落ち着きのなさ
3 手先の不器用さ
4 動作のぎこちなさ
5 仲間遊びが上手にできない

等をあわせもっている場合もある．就学後，読み，書き，そろばん（計算）等，学習上の困難が目立ってくる．

同じく，話し言葉の理解，話す能力が年齢相応に発達していない状態の障害に，

(2) 受容性言語障害がある．

1 2歳まで意味のある言語を1語も話さない．
2 自分の名前を呼ばれても理解せず，聞こえていない振る舞いをする．
3 就学年齢までに年齢相応の言葉の理解，話す能力を発達させることはむずかしい．日常的やり取りができても，長文，複雑な文章理解は困難．
4 構音の未熟さ

5　落ち着きのなさ
　6　手先の不器用さ
　7　動作のぎこちなさ
　8　仲間遊びが上手にできない
　9　読み，書き，そろばん（計算）の困難さをもちあわせることが多い．
　(3) 構音障害　正しい発音，発達期にそのこの年齢に応じた正しい発音がでない．普通，就学年齢までには言葉を正しく発音できるようになる．8歳ごろまでには，自然に構音の誤りは消えるはずである．①

　註①『心の家庭医学』保健同人社，平成11年，p.456参照．

第7項　多動性障害・注意欠陥障害

　児童精神科では，じっとしていない，うろうろしている落ち着きのない子を「多動性障害，注意欠陥障害」の病名で注目している．落ち着きのない子どもすべてが多動性障害，注意欠陥障害ではないが，特徴として
　(1) 不注意
　　1　勉強，仕事，与えられた課題，遊びに注意をもって持続することができず，
　　2　面と向かってお話をしても聞いていない．指示に従いにくく，1のことをやり遂げることができない．一生懸命することをいやがる．
　　3　順序だてて物事をすることがむずかしく，鉛筆，本，おもちゃ等をよくなくす．
　　4　外部からの刺激にすぐ注意がそがれてしまう．
　　5　毎日決まってすること，たとえば顔を洗う，歯を磨く等を忘れる．
　(2) 多動性
　　1　授業中席を離れ，食事中じっと座っていられず，イスの上でも手足をそわそわ動かし，もじもじする．
　　2　走りまわったり，高いところへよく登り，静かに遊べない．じっとしていられない．よくおしゃべりをする．
　(3) 衝動性

1　質問が終わる前に答えてしまう．
　　2　順番を待てず，人の会話やチームをよく妨害する．いわゆる学級崩壊につながる落ち着きのない子どもたちといえよう．2，3歳ごろからはじまり，小学校の低学年，4，5歳ころから目立ち，10歳前後になると次第に軽減される傾向をもつ．
(a) 幼児期：落ち着きなく，いらいらし，注意が集中しにくく怒りっぽい．
(b) 学童期：注意が散漫，じっと座っていず，事故を起こしやすい．友達との関係がうまく作れず，勉強に偏りが生じやすい．
(c) 青年期：過度な反応，気分が変わりやすい，嘘をつく．学校にうまく適応しにくい．
(d) 成人期：注意をそらす．リラックスしにくく，ストレスへの耐性が弱い．おおげさ．アルコール依存になりやすい．熟睡がうまくとれない．グループでトラブルを起こしやすく，仕事も長つづきしにくい等の傾向をもつ．

　多動性，注意欠陥障害の子どもには出産時の仮死，未熟児，陣痛微弱，臍帯巻絡等の問題をもつことが多く，痙攣，頭部外傷等を認めることもあるが，何の問題も見つからない子どもにも「落ち着きのない行動」をする子どもがいる．そのような子どもは親のしつけが悪いと，しかってもかえって悪くなりやすい．原則はしからずに，行動を詳しく観察し，ごく限られた状況でしか．

　治療には薬物療法（リタリン）1錠，1日1回，朝食後服薬，精神治療等があり，親に対するカウンセリングも必要となる場合もあろう．類似の症状を示す疾患として，自閉症（落ち着きがない，母子関係がうまくつくれず，言語がうまく話せず，オウム返し，興味の偏り，こだわり等の症状），精神遅滞，知的障害（知的能力の遅れ），てんかん（発作の繰り返し）等があるが，それとは区別しておくことがたいせつであろう．①

　　註①『心の家庭医学』保健同人社，平成11年，p.460.

第8項　習癖異常・夜尿症・遺糞症・抜毛症

習癖異常 habit disorder

1928年オルソン Olson, W.C. が神経性的習癖 nervous habit「習慣的に身体をいじる動作」と名称し，最近は習癖異常と呼ぶ．小児期の次のような行動である．

(1) 律動運動 rhythmic movement　乳児の運動発達段階においておこりやすく，退屈，緊張，不安，運動制限をきたす環境におかれたとき強化され，抱き上げあやす母親的な世話を受けること，運動可能な場を与えられることにより解消する．

(2) 回頭 head rolling

(3) 打頭 head nodding

(3) 叩頭 head banging

(5) 体揺すり body-rocking

(6) 指しゃぶり thumb-sucking　幼児早期は指が口にくる体位，空腹，授乳後に誘発，幼児期は困惑，欲求，不満，恐れ，興奮，親の注意を引く，手持ぶさた，疲労等の心因が関与，毛布や，ぬいぐるみが指に変わることもある．5歳を過ぎたら叱って禁止してもよいが，成長とともに自然と習癖は消えるだろう．

(7) 爪噛み nail-biting　4, 5歳よりはじまり，より攻撃的な情緒の抑圧が関与する．

(8) 自慰 masturbation　おむつや下着の刺激から誘発される．

夜尿症 bed wetting

4歳以後，夜間，随意排尿ができない．1週間のうち2晩以上，おねしょ，排尿の失敗があり，その期間が3か月以上つづいているときは，夜尿症の検査を受けることが望ましい．

(1) 身体的問題　尿路炎症，尿路奇形，尿路感染症（膀胱炎），排尿支配神経系の器質的，機能的障害，遺伝的素質，尿崩症，糖尿病等

(2) 排尿のしつけの誤り，注意しすぎ，放任

(3) 心理的諸問題　愛情欲求，恐怖，緊張，分離不安

等があろう．①

夜親が数回子どもを起こし，尿がたまっていないのに無理やり起こされ叱られる子，夕方以降，ジュース，牛乳，お茶等の飲み物，水分を飲ませてもらえない子の苦痛を理解し，親があせらないこと．「叱らない．夜起こさない．あせらない」と，親へアドバイス，カウンセリング治療が必要であろう．薬物療法，心理療法等があろう．

遺糞症（いふんしょう）

年齢が4歳以上になっているのに，月1回以上大便で衣類，床等を汚す．ウンチをパンツの中でする．お尻に挟んだまま歩く．月1回以上大便を失禁する．子どもは成長とともに大便失禁に気づき，自ら清潔な衣類に着替えることが順次できるようになるのであるが，便の臭いや便失禁があるのに平気な様子で過ごしている．親が気づき着替えをするように言い聞かせても，失禁を否定し，頑固に抵抗したりする．治療には便通調整のための薬物療法，便秘薬や浣腸剤による治療および望ましい行動にはごほうびを与え，よい親子関係をつくる行動療法があろう．汚した衣類をすぐ着替える．便器に一定時間座る．便器で排便するときは誉めてごほうびを与える．精神分析，精神療法は遊戯療法，描画療法，箱庭療法を行ない，子どもの攻撃性をテーマにした治療を一般的に行なう．

抜毛症（ばつもうしょう）

抜毛症は幼児期の子ども，思春期から青年期の女子に多くみられる比較的希な病気といえようが，自分の体毛（頭髪，まゆげ，まつげ）を繰り返し引き抜く癖，抜毛癖である．

抜毛癖 trichotillomania は身体の毛，とくに頭髪を抜く症状で，女子に多くみられる．原因については，バクスバウム Buxbaum, E. は一種の性的倒錯であり，性器期 genital phase より前におこる去勢不安に基づくといい，グリネカー Greenacre, P. はエディプス前期における強い外傷体験，手術，出産，事故等による出血からこのような性的倒錯は芽生えるという．性的倒錯 Sexual perversion とは，精神分析で性対象異常（同性愛）を性別倒錯と呼び，これに対し性的行為の仕方の異常，つまり性目的異常だけを性的倒錯というが，両者を一括して性的倒錯という人も多い．②

いずれにしても，乳幼児期の対象関係がうまくゆかなかったケースに

みられることが多いという．③

　自然に髪の毛が抜ける脱毛症 alopecia には，1 老人性脱毛症，2 壮年性脱毛症，3 結髪性脱毛症，4 器械的脱毛症，5 粃糠性脱毛症，6 円形脱毛症等があり，私たちの知る円形脱毛症は皮膚には炎症症状もなく，また自覚症状は全くなく，脱毛部は増大して手掌大以上になる．

　通常，禿髪は 6〜8 週間持続し，ときには年月を必要とする．再生を繰り返すこともあり，原因もよく分からない．自然の抜毛ではなく，自分の髪の毛を引き抜くのが抜毛症である．小児心身症との関係も考えられよう．心身症という名前の病気，1 つの特定の病気があるのではなく，心理的なストレスが関係している身体症状を心身症といい，腹痛，嘔吐，頭痛，不登校，抜毛等，人間関係（両親，友人，教師）のストレスによることが多く，子どもの気持ちをよく理解することがたいせつであろう．

　　註① 『精神医学事典』弘文堂，昭和 50 年，p.648 参照．
　　　② 宮城音弥編 岩波『心理学小事典』岩波書店，1979 年，p.138 参照．
　　　③ 前掲『精神医学事典』p.534 参照．

第 9 項　吃音・緘黙症

　吃音は吃（ども）り Stuttering，話し言葉のリズムの障害である．話すとき語音が反復されたり，延ばして発音されたり，言葉につまってしまう．うまくしゃべれない，吃る状態をいう．

　2 歳ごろから 5 歳のあいだの男児に多くみられ，幼児期に自然に治癒するもの，学童期まで持続したり，大人になっても治癒しない重症例もあろう．吃りは器質的異常がない発語の痙攣状態であり，

　(1) 痙攣性調節神経症説　ヘップネル
　(2) 連合性失語症説　フレツシェルス
　(3) 精神分析学的説明　フロイト，ブロイエルがあろう．

　40〜60 パーセント吃りに対する素因が遺伝すると考えられており，吃りは矯正により治癒する．

　緘黙症 Mutism は，統合失調症（精神分裂病）にしばしば現われる精神

運動障害の1つであるという．①

　正常または正常に近い言語能力をもつが，長いあいだ沈黙をつづける．多くは理由のない拒絶の現われであるが，罪業妄想，緘黙を命ずる幻聴等による続発性のこともある．無言症ともいい，構音器官の器質的障害がないにもかかわらず言葉を発しない状態である．

　沈黙が全生活の一部で話さない全緘黙，生活の一部で話さない選択緘黙（場面緘黙）がある．選択緘黙（場面緘黙）は多くは6歳までにはじまり，入園，入学をきっかけとし家庭外で話をしない場合が大半であろう．原因は単純ではなく，家族の無口，非社交的傾向がある家族自体の傾向，言葉の発達の遅れ等も考えられるが，あせらず，気長に人との接触での緊張感を少なくするための工夫が必要不可欠であるといえよう．②

　　註①『医学大辞典』南山堂，1954年，p.269 参照．
　　　②『心の家庭医学』保健同人社，平成11年，pp.469-470．

第10項　チック・トゥーレット症候群

　チック Tics はまばたきをする，口をゆがめる，鼻をならす，首，肩，手，足をピクピクと動かす，声を出す等，随意的に機能する筋群が，不随意的な無目的運動を頻繁に繰り返す症状をいう．一般的には6〜12歳ぐらいの学童期に初発するものが多い．

　チックは単一症候性 mono-symptomatic の「神経症」といわれ，夜尿，神経症，嘔吐，夜驚，爪かみ等の問題をもつ場合もあり，落ち着きがなく人前を気にする．過敏（感じやすい），わがまま，完全欲，欲求水準が高い，内気で引っ込みがち等の性格特徴が上げられている．原因として心因論，あるいはチック児の生育環境，父母のしつけが厳しい，身体的運動の禁止が強い等が上げられているが，決定的な所見はない．

　チック症は，
(1) 一過性チック障害　短期間で消えてしまい，6〜7歳ごろよくみられる．
(2) 慢性チック障害　1年を越えてつづき，運動または音声チックが独

立として現われる．

(3) トゥーレット症候群

の3類型に分けられよう．

音声，多発運動が合併したチック症で2〜13歳に単純運動チックとして発症するトゥーレット症は，目や顔からはじまり，肩，手，胴体，足へと広がっていく．音声チックを発病することもあり，10歳を過ぎて汚言症が出てくることもある．

Tourettes Disease トゥーレット病は明らかな遺伝性はなく，情緒的な打撃が誘因となろう．

研究が進みチックになりやすい遺伝的素因があることが分かり，生物学的な基礎のある疾患と考えられるようになっている．また原因について，脳基底核のドーパミンを中心とする神経伝達物質のアンバランスが関与していることが指摘されている．症状は顔面筋の痙攣，急速に反覆する手足の動き，反響症，卑猥言語症等である．

フランスの医師 Tourette, Georges Gilles de la（1857-1904）にちなんで Maladie de Tics（Gilles de la Tourette）トゥーレット病というが，衝動性，攻撃性をともないやすく，自傷，器物破損，人への危害をおこしやすく，抑うつ，不安が高く不登校に陥りやすい．

対応の仕方は，子どもを怒らず，長所等を評価し，精神的に安定できるように配慮することが基本で，軽いチック症であれば，このような働きかけで治ることが多い．精神療法に加え行動療法，薬物療法（ハロペリドール，ピモジド等の拡ドーパミン作用の強い神経遮断薬）等が効果的であろう．専門医は小児神経科，神経科が望まれよう．

第11項　子どもの心身症

人間の病気というのは，多かれ少なかれ各人の生活のあり方と結びついているであろうが，物質や肉体の面からだけの処理で病気を治癒しようというのではなく，心身両面からの治療で軽快になる心と病の結びつき心身相関が注目されはじめている．

心身症は，感情が慢性に拡大された形で現われることによって，一定の

器官に持続性の機能的変化, これから進展したと思われる気質的な変化を現わしている疾患と定義づけられている. ①

知恵のある人間となるための大脳のおよその基礎工事が行なわれるのは3歳ごろであり, 親や扶養者のあり方が, 子どもの心に三つ子の魂百までもといわれるような深刻な影響を及ぼしうることが科学的に確かめられ, 親たちの知恵ある愛と触れ合いによって人生に対する不安のない信頼感の根がつちかわれている. 幼児期に基本的な信頼感, 心の安全弁をとりつけてもらえた子どもたちは, その後の人生航路の波風を乗り越え, たくましく自己実現への道を進みやすい. 一方, 親子関係に恵まれず, 心の安全弁を育ててもらえなかった人たちは, 現代生活がかもしだす不安におののき, 誰にでもあるような人生の試験に当面しただけでもくずおれやすい. ②

心身症 Psychosomatic disease は特定の病気をさすのではなく, 精神的原因で生ずる内科, 皮膚科, その他の身体医学的症状をきたすという体の病気をみるとき, 身体面と心理社会面の問題をいっしょに考える態度, 心身医学的対応をいう.

心身症としての胃潰瘍等よく知られている. 子どもは身体的未熟さも影響し, 心理的ストレスに対しさまざまな身体症状, 行動異常がでやすい. 心理的ストレスのもとに身体症状の訴えがあるときには, 心身症として対応すべきであろう.

子どもの心身症の代表例として

1. 憤怒けいれん

息止め発作 breath-holding spells, 呼吸停止, 発作, 泣き入りひきつけ, 呼吸性激情発作, 情緒性呼吸発作ともいい, 6か月から5歳の乳幼児に欲求不満, 憤怒, 驚愕, 恐怖, 苦痛の反応として起こる. 性格的に易怒性, 易刺激性の強い子どもに起こり, 温和な子どもにはなく, 6歳を過ぎると消失する. 激しい情緒反応を引き起こし号泣, その最中に急に呼気の状態で呼吸が停止し, 唇や顔にチアノーゼが現われ, 無呼吸, 苦悶状態を呈する. 数秒で終わる軽症は10〜20秒持続し, 意識喪失, 四肢硬直, 後弓反張をきたす重症もあり, ときには数秒間限局性, 全身性間代性痙攣を引

き起こす．発作が終わると再び泣きはじめるか，ぐったりする．1日に数回，1か月に1度等，発作の頻度はさまざまである．発作時は楽な姿勢にさせ，大騒ぎ等無用の刺激を与えないこと．予防策としては，親子関係の緊張をなくす，不安，干渉しすぎ，厳格なしつけ，体罰を与える等はひかえ，子どもを理解するやさしい態度が必要であろう．

　生後6か月から4,5歳までの子どもにみられる症状であり，1,2歳がピークで自然に消滅するであろうが，子どもにかんしゃくを起こさせないような育児態度がたいせつであろう．念のため脳波検査を受け，てんかんと区別する必要があろう．

2. 反復性腹痛

　腹痛の訴えは，子どもの訴えの中で一番多い．子どもの活動を障害するほどの腹痛が3回以上，3か月以上にわたり反復する，反復性腹痛は1割ほどの子どもにみられ，決して珍しくはない．

　不安や緊張感において症状がでたり強くなる傾向があり，心身症と考えられている．ストレスが消化器系の症状として出現，訴えの回数は次第に減少し，いつの間にか改善するのが普通であろう．診断や検査では身体的異常はみつからないことが多く，身体的治療だけでは不充分で，心理社会面の問題への対応をしなければ完全によくならないものとして反復性腹痛，過敏性腸症候群，頭痛等があろう．

　心理的背景要因として
　(1) 家庭要因
　　(a) 父母兄弟，祖父母との関係で「愛されていない」「思っていてくれない」「心配されてない」等，愛着障害等の有無．
　　(b) 保護者の一方的養育態度，抑圧的，支配的，過干渉や両親の不仲等があろう．
　(2) 社会的要因として
　　(a) 友人との関係，対等関係破綻，いやな友人関係，「合わせている」「やられている」「離れられない」等の関係によるストレス．
　　(b) 教師との関係，相互信頼関係破綻，「理解してもらえない」「わかってもらえない」等．

(c) 部活動,「きつい」「疲れる」「休めない」等の部活動の負担の有無等があろう.

頭　痛

腹痛に次いで多いのが頭痛であろう．精神的な緊張感による緊張性頭痛は，頭痛のみならず，肩こり，首筋のだるさ，重さ，頭重感等をともなうことが多く，頭を包む筋肉が持続的に収縮したままとなって発生する．本人の緊張をひきおこしている環境の調整が必要であろう．心身症への対応は薬物療法，環境調整，心理療法等があろうが，ストレスを発生するであろう対人関係の改善，トラブル処理の方法等を子どもに教えること等により，子どもの感じ方，考え方を肯定的な方向に変化させる働きかけとなるであろう．

心身症の種類，心身症に含まれる病気と症状は次のとおりである．

(1) 循環器系……本態性高血圧症，本態性低血圧症，(低血圧症候群)，レイノー病，バージャー病，神経性狭心症，心筋梗塞，発作性上室性頻脈，などの疾患．期外収縮その他の不正脈などの症状．さらには，いわゆる心臓神経症，血管神経症など．

(2) 呼吸器系……気管支ぜんそく，神経性呼吸困難（過呼吸症候群を含む），神経性咳嗽などの疾患．空気飢餓，溜息性呼吸，喉頭けいれん，しゃっくり，などの症状．

(3) 消化器系……消化性潰瘍，慢性胃炎，急性胃拡張，いわゆる胃下垂症，胃アトニー，潰瘍性大腸炎，過敏性大腸症候群（大腸機能異常），胆のう症，胆道ジキスネジー，慢性膵炎，慢性肝炎，いわゆる慢性虫垂炎，神経性食欲不振症，心因性多食症，あるいは異食症，神経性嘔吐症，腹部緊満症などの疾患．食道けいれん，噴門および幽門けいれん，反芻，酸症状，呑気（空気嚥下）症状およびガス貯留症状などの症状．

(4) 内分泌代謝系……肥満症，糖尿病，腎性糖尿，尿崩症，心因性多飲（渇）症，甲状腺機能亢進症などの疾患．

(5) 神経系……偏頭痛，筋緊張性頭痛，脳血管障害とその後遺症，自律神経失調症，多発性硬化症などの疾患．眩暈，冷え性，知覚異常，運動異常，失神発作，けいれん発作，慢性疲労などの症状．

(6) 泌尿器系……夜尿症, 遊走腎などの疾患. 尿漏, 陰萎（インポテンツ）, 神経性頻尿（過敏性膀胱）, いわゆる蛋白尿などの症状.

(7) 骨, 筋肉系……慢性関節リウマチ, 全身性筋痛症, 脊椎過敏症, 書痙, 痙性斜頸, 頸腕症候群, 外傷性頸部症候群（いわゆるむち打ち症を含む）などの疾患. 関節痛, 背痛, 腰痛, 局在性筋けいれん, 振戦, チック, 失立, 失行などの症状. さらには, 外傷神経症, 事故多発者など.

(8) 皮膚系……神経性皮膚炎, 皮膚瘙痒症（外陰, 肛門, 外耳なども含む）, アトピー皮膚炎, 円形脱毛症, 多汗症, アレルギー性皮膚炎（食品アレルギー, 接触性皮膚炎, 日光性皮膚炎）, 慢性蕁麻疹, 湿疹, 尋常白斑, 酒渣, 扁平および尋常疣贅などの疾患.

(9) 耳鼻咽喉科領域……メニエール症候群, アレルギー性鼻炎, 慢性副鼻腔炎, 咽喉頭部異物感症などの疾患, 嗅覚障害, 難聴, 耳鳴, 乗り物酔い, 嗄声, 失声, 吃音などの症状.

(10) 眼科領域……中心性網膜炎, 原発性緑内障, 眼精疲労, 低眼圧症などの疾患. 眼瞼下垂, 眼瞼けいれん, 眼底出血, ポスナー, シュロスマン症候群. さらには眼ヒステリー.

(11) 産婦人科領域……月経困難症, 月経前緊張症, 無月経, 無排卵周期症, 過少月経, 過多月経, 稀発月経, 頻発月経, 機能性子宮出血, 婦人不定愁訴症候群（更年期障害を含む）, 帯下, けいれん性パラメトロパチー, 骨盤うっ血, 不妊症（卵管痙攣を含む）, 不感症, 膣痙攣, 急性外陰潰瘍, 外陰瘙痒症, 妊娠悪阻, 流早産（習慣流産を含む）, 想像妊娠, 微弱陣痛, 過強陣痛, 乳汁分泌障害などの疾患, 正常子宮の脱垂感, 付属器痛, 膣痛, 外陰痛, 乳房痛, 産通などの症状.

(12) 小児科領域……小児喘息, 起立性調節障害, いわゆる仮性貧血, 再発性臍疝痛, 腸管運動失調症, 遺糞症, 遺尿症, 周期性嘔吐症, 幽門けいれん症などの疾患. 心因性の発熱, 嘔気, 心悸亢進, 心臓痛, 呼吸困難発作, 悪心, 頭痛, 睡眠異常, 息止め発作, チック, 尿閉, 夜驚症, 乳児の乳ぎらい（哺乳嫌悪）, 抱きぐせ, ホスピタリズム, 憤怒痙攣, 吃音などの症状や習癖.

(13) 手術前後の状態……腹部手術後愁訴（腸管ゆ着症, ダンピング症候

群その他），頻回手術などの症例．さらには形成手術後神経症など．

(14) 口腔領域……顎関節症，ある種の口内炎（再発性アフター性および更年期性），口腔粘膜の潰瘍，特発性舌痛症などの疾患．ある種の歯痛，口臭症，異味症，味覚脱失，唾液分泌異常，精神性脳貧血症（歯科不快症候群），歯ぎしり，吸唇（指）癖，咬爪癖，咬筋チック，爪楊子癖などの症状や習癖．さらには，口腔異常感症（舌痛症，いわゆる口腔神経症），歯牙および歯周組織の異常感症，義歯神経症，口腔手術後神経症（顔面，口唇，歯列，美容などに関心して）など．③

　註① 池見酉次郎『心療内科』中公新書29，昭和38年，p.134.
　　② 同『続心療内科』中公新書346，昭和48年，pp.34-35.
　　③ 池見酉次郎『続心療内科』pp.52-54. および『精神医学事典』弘文堂，昭和50年，p.331 身心医学の項参照.

第12項　反芻・異食・哺育障害

反芻とは，1度飲み込んだ食べ物をもう1度口の中に戻して噛んだり味わったりすることで，牛などにみられるのは反芻である．人間も生後2か月から1歳くらいまで見られ，ときには思春期を過ぎてもみられることがあろう．体重増加が順調であれば心配せず，子どもとよく遊んでやったり，気を紛らわすことで，とくに神経質になる必要はないであろう．

ただ，反芻をつづける子どもに精神発達遅延がある場合も考えられる．

心身症と神経症との区別はむずかしいが，心身症は身体，体質的な因子の比重が大きく，症状が一定の器官に固定する傾向が強く，ときどき器質的変化にまで発展する．器質的変化とは，いったん起こると元に返らない物理的変化であり，胃液の過分泌，筋肉の痙攣等である．心因の影響が明らかに認められ，心理面からの治療を加味することによって病状の好転が期待されよう．

異食(症) 異色 pica はラテン語で，何でも食べる鳥，カササギを意味する．チョーク，鉛筆，粘土，砂，ゴミ，毛髪，タバコ等，食べ物とみなされないもの．日ごろ人間が口にしないものを摂食する摂食行動を pica と

いう．精神薄弱児，周囲から全くかまわれない乳幼児，神経性無食欲者，ヒステリー者，分裂病者，脳器質性痴呆者に異食がみられることがある．自分の親指をかみ食べてしまう痴呆性老人もいる．乳児が何でも口に入れてしまうのはごく普通のことであるが，18か月を過ぎてもさまざまなものを口にする行為がつづけて認められるときなどは異食症であるとされる．本来は妊婦にみられる食欲倒錯に限って pica と称したのであるが，現在は精神障害者の異食傾向も pica といっている．食欲異常 disturbance of appetite の1つともいわれる．

食欲の異常には，
(1) 無食欲 anorexia
(2) 特定の食物への嫌悪 aversion
(3) 食欲異常亢進 bulimia, hyperorexia
(4) 多食 polyphagia, hyperphagia
(5) 異食 pica 等がある

神経性の無食欲が典型であり，器質的異常が見出されないときは，背景に深刻な家庭内の対人的葛藤が存在することが多い．また，異食症は鉄分が不足し鉄欠乏性貧血のとき起こるともいわれ，鉄剤等の投与で貧血が改善され異食もなくなる．亜鉛，カルシウムの不足も関係するといわれている．栄養不足，寄生虫に感染，腸閉塞胃石の原因になることもあり，異食は専門医の診断が必要であろう．

哺育障害は，乳汁や食べ物をうまく摂取できないために育てることがむずかしいことをいう．通常，赤ちゃんは生まれてすぐから乳首をくわえ，母乳なりを飲み込む哺乳反射をもっており，口の中の構造もおっぱいを飲みやすい仕組みになっているが，乳汁や食べ物をうまく摂取できない．消化器系統の異常，感染症，呼吸器，循環器の疾患，ホルモン異常，脳の病気等も考えられよう．赤ちゃんはお腹がすくと大きな声で泣いて母親に知らせ，空腹が満たされると満足して眠るというリズムを3か月くらいかかって徐々に形成していく．そして乳離れを3～4か月ごろからはじめ，流動物から半固形物，固形物へと進み，固形物を噛んで細かくし，飲

み込むことを学習して，コップからも飲めるようになり，スプーンを使えるようになるのが通常である．食べ物を摂取できないために育てることがむずかしい状態を哺育障害といっている．①

　　註①『心の家庭医学』保健同人社，平成11年，p.479参照．

第13項　子どものヒステリー

　ヒステリー hysteria は，語源的には子宮を意味するギリシア語から生まれた．ギリシア・ローマ時代，ヒステリーは「性」に関して「女性」に生ずる疾病と解され，ヒポクラテス Hippocrates は「体内で子宮が動き回る婦人病」と，湿った場所を求めて子宮が身体中を動き回る病気と考えた．古代から現代に至る長い医学史にあって，時々の医学思想を反映した疾病感によってさまざまに解され，17世紀には悪魔にとりつかれた病気と考えられていた．

　中世期鬼神論が盛んなころには，ヒステリーは体内を徘徊する子宮に鬼神が宿るために生ずるとみなされ，悪魔にとりつかれた印として，皮膚の感覚喪失等の多くの徴候 stigmata を研究，今日でもヒステリーの身体症状をスチグマータと呼ぶ．ヒステリー球（globus hystericus），卵巣痛，ヒステリー弓，オピストトーヌス，感覚脱失，視野狭窄，ヒステリー性盲，聾，失声，麻痺，失立，失歩（Astasie Abasie），けいれん，限局性頭痛（clavus）等である．ルネッサンス期は魔女狩りが激しくなり，このスチグマータのために魔女とされたヒステリー女性が多かった．

　19世紀中ごろから，進化論の登場と歩みをそろえた「変質説」のもとで遺伝的な「変質性精神病」とされた．

　1870年代，フランスの神経病理学者シャルコー Charcot, J.M. は，ヒステリーをいっそう神経学的に追求し，催眠術を応用してステグマータが消長することを明らかにし，ベルネーム Bernheim, H.M. によって精神療法の技法として確立された．ヒステリーのステグマータ症状は暗示という心理作用にあり，暗示によって生じた機能障害であるとした．以来，ヒステリーは女性に限らぬ病状とされた．バビンスキー Babinski, J. はピチア

チスム pithiatisme と呼び，説得によって治療可能と主張し，心因説の基礎を作った．心因症 psychogenie 心因反応という名称も生まれた．

シュナイダー Schneider, K. は「顕示欲性」の「精神症状」として健忘，せん妄，空想虚言，記憶障害，もうろう状態，昏迷，偽痴呆，ガンザー症状群（意識の変化を主とするものもある）等と整理し，器質性障害でないので回復可能である．ヒステリー性格，顕示性性格は自分を実際以上によりよく見せようとする欲望（顕示欲）の強い性格をいうが，自己中心的で虚栄心が強くわがまま，子どもっぽく気が変わりやすい，空想的で暗示性が強く，この性格の持ち主を精神病質人格の1類型として顕示者と呼んだ．

クレッチマー Kretschmer, E. は，生物学的機構を備えた深層人格が反射的，無意識的に状況に即した原始反応を起こした諸形態がヒステリーの心身症状とした．

今日ヒステリーといえば，自己顕示的で感情過敏の性格の人が，自分の欲求が満たされないとき，あるいは困った事態に陥ったときに発病する．言葉動作が大げさで演劇的で，痙攣発作，運動麻痺，感覚障害等を起こす．精神療法で治癒する病気と理解されている．②

註①『精神医学事典』弘文堂，昭和50年，p.552 参照．
　②『最新看護用語辞典』第6版，メヂカルフレンド社，1963年，p.368 参照．

第4節　思春期 puberty　青年・人間性の開花

11〜18歳ごろまでの年代は思春期で，身体的，肉体的に不安定で大人になる変化がおき，二次性徴を示す．春季発動期であり，個人差が大きい．15〜18歳を青年前期，18〜21歳を青年後期とする説もあり，12, 13歳ごろから24, 25歳くらいまでを青年期，子どもから大人への過渡期とも考えられよう．

男子と女子とで時期が異なり，女子では11〜14歳，男子では2年ほどおくれて13〜16歳の時期であろう．この時期にはそれまでねむっていた

性ホルモンの分泌が開始され，生殖器官の発達が急速にすすみ，二次性徴をみる．女子では初潮が起こり，乳房の発達をみ，皮下脂肪がついて女性らしいからだつきとなる．男子では声がかわり，遺精が起こり，筋骨たくましい体になる．身長，体重もふたたび急速に発育する．身体的，性的な成長・発達に平行して精神的にも発達がみられ，大人への移行期としての特徴を示す．

　情緒面では，学童期に比較して不安定な時期に入る．精神的にも大人への過渡期であり，自我意識の高揚があって，独立への要望が強く，また今までの大人になって与えられた価値観から脱し，自分自身の価値観や目標を求めようとする．しかし，自分自身の価値観や目標もいまだに確定していないため，欲求のコントロールに対する基準がなく，衝動的な行動をとることも多いので，この時期を「第二反抗期」と呼んでいる．

　自我意識の高揚するこの時期には，少しのことで自信をもったり，自信を失ったりする傾向がみられる．また大人へのあこがれから，煙草を吸ったり，酒を飲んだりして，大人のまねをするが，自分は大人でないことは知っていて，罪悪感をもちながらの行為となる．生意気な口をきいたり，はでな服装をするのも，自分の未熟さを隠そうとする現われであろう．思春期は，独立した人間としての新しい自我像を求めて試行錯誤する時期である．

　社会性の発達面では，この時期には友達の交際も内面的な人間関係が重視され，相手の立場を理解した本格的な交際のかたちができてくる．大人との関係では，親以外の大人，すなわち先生，クラブ活動のリーダー，友達の兄・姉などの影響がますます強くなって，親から精神的に独立してくる．これを「心理的離乳」という．異性との関係も，相手を意識した交際がはじまる．

　思考の発達面にあっては，学童期後半にはじまる抽象的思考，論理的思考の発達がすすむ．記憶力が発達した学童期における単純で機械的な記憶から，論理的記憶へと急速に発達する．

　第二次性徴が現われてからの数年，つまり通常 12 〜 13 歳から 17 〜 18 歳まで（中学生から高校生）の時期を思春期 puberty という．

青年期概念との関連でいえば，青年前期ないし中期に相当し，年期概念が子ども childhood から大人 adulthood への移行における心理・社会的過程（社会的な地位と役割のネットワークのなかで自己を位置づけていく過程）に関心を有するのに対して，思春期概念は身体的・性的過程を強調する．すなわち，身体的な著しい成長，第二次性徴による性的成熟にともなう真理的な葛藤を解決し，また性役割を獲得することが重要な発達課題となるという課題意識を背景にもつ．思春期のあり方とその危機的性格の程度は社会によって異なり，子どもから大人への移行の様式をどう規範化・構造化しているのかや，規範性のあり方等に依存するであろう．①

青年期 adolescence は，子どもと大人の中間に位置する成長と移行の時期である．青年期は「第二の誕生」（ルソー）とか「疾風怒濤 Sturm und Drang の時代」（ホール）と呼ばれるが，著しい生理的変化や精神的成熟，または社会的自己の発達によって特徴づけられる．

心理学的には，青年期はだいたい 12〜13 歳ごろからはじまるとされるが，文明社会の発展は，一般に発達加速現象あるいは成熟前傾現象をおしすすめ，青年期の始期は早くなる傾向にある．同時に産業社会の複雑化と学校教育の長期化は，役割猶予（モラトリアム）の期間としての青年期を引き延ばし，青年期から大人への移行を遅らせる．このようにして現代の青年期は，早くはじまって遅くまでつづくことになり，24〜25 歳，あるいは 30 歳近い青年も出現する．このようなヤング・アダルトともいうべき年長青年をユース youth と呼び，アドレセンスと区別してユース期と呼ぶ場合もある．②

青年期の課題は「もはや子どもではない」が，「まだ大人でもない」という中間的位置にあって，いかに自己の内面的世界と外界の要求を調和させるかというアイデンティティー問題に直面するところからはじまる．アイデンティティーとは「社会的価値と個人的価値の独自的結合による自我一体性の感覚」（エリクソン）であるが，それは他の人々とのある種の本格的な特性を持続的に共有することから可能になる．だが年齢階梯集団の消滅や集団所属の個別化は，アイデンティティー形成の集団的基盤を喪失させる傾向にある．

パーソナリティーの再構築と自己の存在証明の獲得が，青年期の重要な課題である．パーソナリティー personality「人格」「個性」「性格」は，その人らしさであろう．恒常性，連続性を保ち，個人の態度や行動にその人らしさや個性を与えるのがパーソナリティーである．ライフサイクルを通じてのパーソナリティーの変化と不易の問題は，エリクソンのいうアイデンティティー論の中心的課題であり，人生初期の親子間・同胞間の社会関係などは，精神的健康を促進し，成熟したパーソナリティーを形成する上で重要な基礎的要件として注目されている．人間は通常，自己の身体や行動が自分のものだという自己所有感，実感をもって生きている．パーソナリティーの統合が崩れて分裂が生じると，経験が自分のものだという感情は希薄になり，自分の体さえ自分のものだという気がしなくなる．「離人症状」にみられる離人感や精神分裂病における作為体験等は，パーソナリティーの分裂を反映する精神病状の典型であろう．「離人病」の研究において名を知られるゲープザッテルは，離人症には物や他人の存在が実感として感じられなくなる場合と，自分が自分であるという人格の実感喪失の両方が含まれているとしている．③

　パーソナリティーを構成する心的諸機能の均衡と統合が崩れた状態，パーソナリティーの解体 disorganization of personality は，欲求の充足と社会的適応をなしとげるうえで重要な働きをするものであるから，その解体は，個人のアイデンティティーや精神的健康，自己実現等の大きな障害となり，今日ではパーソナリティーの解体は個人問題のみならず社会解体の反映といった一面もあることも注目されよう．

　エリクソンのアイデンティティーの概念は自己 self の側面と自我 ego の側面をもち，自己アイデンティティーは個人が統合された自己ないしは役割のイメージを保持しているかどうかを示す言葉である．自己が自己であるためには，他者に提示する自己が社会的な役割に結びつけられ，他者の承認を受けなければならない．すなわち自我同一性とは，自我の実存的意識（連続性・単一性・不変性・唯一無二性など）と，自分の所属する人々や集団に自分の存在が確認されているという存在価値との両面が統合された感覚であるとされる．現代の工業諸国の青年たちにあっては，

青年期モラトリアムの延長，高学歴社会化，価値と権威の多様化や拡散，失墜，我と汝といった二人称的人間関係の希薄化などの結果，この同一性を形成する過程に大きな心理的な困難を感じる者が多くなった．言い換えれば，自分が何者であるかを実感できない青年が増加しているわけである．④

クレッチマー Kretschmer, E. は思春的危機・青春期危機 adolescent crisis（英）Pubertätskrise（独）といった．思春期は，第二次成長の発現にともなう身体的成熟に「精神的成熟」がともなわず，気分変調と行動異常などの「精神的混乱」をきたす危機状況にある．身体の発育未成熟により心理的平衡が危機にさらされ，怠学，登校拒否，反抗，ヒッピー，非行，薬物，タバコ，アルコール依存，種々の神経症症状，反応性錯乱等が見られることがあろう．思春期は，形態的，生理的，心理的な変化・成長が起こり人格が確立する時期で，本能的自己と社会的自己の確立の課題を負う．更年期と同様，身心の転換期にあり，精神分裂病をはじめ種々の精神障害が興発するので，予後の鑑別を含めた適切な援助と経過観察が重要である．精神分析学的には，エリクソンのいう自己同一性（アイデンティティー）の危機に符合する．12，13歳〜22，23歳にあっては，家庭，学校，社会など外界に向けての反抗や拒否に基づく症状を呈するものがあるが，時間とともにやがて消退する．

自我心理学的精神分析学の流れに立つエリクソンの提唱するライフサイクル8段階にあって，青年期の心理，社会的課題は，自我同一性 ego identity の形成，確立にある．アイデンティティー概念を青年期の社会的課題とするのである．

Identity の訳語としては，同一性，主体性，自己確認，帰属意識，居場所等がある．アイデンティティーという言葉は大まかにいって2つの使われ方がみられる．1つは，個人の他者に対する（社会的）隔たりに関するものである．人々は社会的相互作用のなかで自己と他者との隔たり，すなわち親密さ intimacy の度合いを操作し，状況を自己にとって有利なものへと導いていこうとする．もう1つは，パーソナリティーの核心，一貫性，本来性に関係するものである．それは個人においても，集団において

も，過去から現在へ，そして未来へという時間的な継続性のもとに現われてくる．後者の使われ方は，青年の自己表出現象に1つの思想的よりどころを与えたエリクソンの考え方が，その代表的なものであろう．エリクソンはアイデンティティーを個人の心理的核心を意味するものと捉える．個人は社会生活のうちでさまざまな役割を課せられており，しかもこれら複数の自分をたえず統合して生きてゆく．子の統合ができなくなる状態を「アイデンティティーの危機」identity crisis という．この危機は，発展過程の途上でたえず個人を見舞う．発展過程とは，個人が慣れ親しんだ内と外の世界に変化が生じ，あるいは新しい環境に出会い，そこで葛藤にまきこまれてゆくことである．S・フロイトの力動的な心と身体の発達論を継承・発展させることにより，エリクソンは発達における葛藤が社会的広がりのもとで個人の身心の成長の力を高める「生きた現実」の過程であることを強調する．

エリクソンは，アイデンティティーを自我 ego と自己 self の側面から考慮し，自我アイデンティティー ego identity は自我の心理，社会的機能すなわち自我の総合機能を基礎とし注目したものである．この能動的側面をとくに重視し，単に生きるという次元を超えた「意味ある実存」の基盤としての自我である．

自我アイデンティティーの感覚が保持されるためには，3つの条件が同時に満たされている必要がある．(1) 自己概念が統一され，(2) それが時間的にも連続し，(3) 他人の自己意識とかけがえのない他者がその個人に対してもつ認識が合致している，という3点が実感されねばならない．⑤

精神病理学の側面から自我のあり方を観察するには，自我境界，自我障害，自我の分裂同一性拡散を理解することが助けになるであろう．心理学は正常者の心理をあつかうのが原則であり，精神医学は文字どおり精神の病理が対象である．精神と身体の二元論でなく，もちろん一元論的思考である．

註① 『新社会学辞典』有斐閣，1993年，p.551 参照．
　② 同，p.868 参照．

③ 小林敏明『精神病理から見る現代思想』講談社現代新書, pp.27-28.
④ 前掲『新社会学辞典』p.1055.
⑤ 同, p.534.

第1項　人間としての苦悩

青年期の心の病「ノイローゼ的苦悩」

　青年期とは、いったい何だろうか．

　心理学や医学でいう青年期 Adolescence の定義は、思春期の発来にはじまり、彼らが心理・社会的な自立を遂げて大人の仲間入りするまでの期間といえるだろう．

　思春期とは、青年期の一部であるが、青年期の前半の部分に位置する．この思春期は、身体的な変化が大きな役割を演じる．

　青年期は、子どもから大人へと大きく変容し、成長する変化の時代であり、子どもでもなく大人でもなく、この2つの間を通過する移行の時代であろう．①

　その青年期について2つの見方がある．

　1つは青年期平穏説（アメリカのオウファー説）であり、青年期を無難にのびのび生き生きと過ごし、何も深く考えることなく、いつの間にか大人の世界に入っていく若者たちである．数からいえば、こういう青年期平穏説の青年のほうがはるかに多いであろう．

　もう1つの見方は、青年期危機説（クレッチマーの思春期危機説）である．

　「青春期危機」とは、1948年にE・クレッチマーによって提唱された概念である．青春期の身心の不安定さから精神的な混乱状態に陥るという側面に注目し、分裂病や躁うつ病や神経症といった従来の疾患カテゴリーに含まれない、またそう診断することを差し控えられた疾患概念である．人間には、子どもから大人へと成長する過程で、身辺処理や生活習慣にはじまり、交友関係や集団内での役割や立場、さらには受験や職業選択といった進路の問題、そして性の問題など、峠をいくつか越えて行くが如く、それぞれの時期に避けて通ることのできない達成課題がある．とこ

ろが，A子は親の与えた規範（言いつけ）を忠実に守り，それに保護されて幼少期を過ごしてきた．そのために彼女は，外見的には心身ともに健康そうに見えても，巷でよくいわれる「みんな悩んで大きくなる」という経験を欠き，青春期以降の自分で判断し，自力で解決していかねばならない問題，すなわち自己性を問われる課題を乗り越える強さが育まれなかったのである．

この事例から，若者たちが，規範が急に緩和されたり，突然規範を失うことを契機に，身心の混乱状態に陥る実態が明らかにされるであろう．青春期は，自我の目覚めとともに，親や教師といった大人から与えられた保護的かつ支配的な規範に矛盾を感じ，その圧力を跳ね返して，継承する部分と破棄する部分を自分なりに選択し，「自己」としての主体的な規範へと組み替えつつ，やがては統合していく過程という見方ができる．ところが，規範の組み替えの真っ最中であるということは，存在の基盤が大きく揺らいでいることにほかならず，自己を見失う危険性も高いのである．②

つまり人間は皆悩んで大きくなるのであるが，その体験を欠き，存在の基盤，自己を見失う危険性が高いというのである．自己確立ができていない不安定さから，自己を見失う精神的混乱に陥るという側面に注目している

人間は命ある限り，生涯さまざまな危機を乗り越えて人生航路を旅するであろう．

人生はある意味で苦悩がつきものであり，青年期はかなり不安定で動揺しやすい時期，深刻な悩みや心の失調を起こしやすい時期であろう．

心の悩みはどんな人にも存在するのだが，誰の心にも何らかの形で内在する悩みを，その人がどのように心に受け入れているのか，そして悩みに対してどのような態度を維持しているのか，それがその人の人格を特徴づけている重要な因子に違いない．人間が心に秘めている悩み，苦悩の本質を探究し，それが人間にとってどのような意味をもち，それをどのように受けとめるか，それにどのように対処していけばよいのか．

切実な悩みに直面させられたとき，人はさまざまな反応を起こす．あ

る日とは宗教に救いを求め，ある人は自暴自棄になって遊びで不安をまぎらわせ，ある人は神経症に身を置くことであろう．

　人間は悩みあるが故に身心のバランスを欠き，人によっては現実生活が不能になったり，病気をつくってその中に逃避しようとするが，そのように無意識のうちにつくられた身心の病が，神経症，心身症であろう．

　人は「悩み」に対しどのような態度をとるかということによって，自らの成長を図ることもあれば，神経症に陥ることもあろう．③

　心の悩みはどんな人にも存在するのだが，それを自信の向上のための足場にするのか，それとも神経症的な悩みの原因にしてしまうのか，それによって人間の一生は大きく変わってくるであろう．

　苦悩は，場合によってはよりよい人生へのステップとなるであろうし，逆に神経症や心身症の原因の1つになってしまうことにもなろう．

　人間はどんな人でも，何らかの形で悩みをひきうけながら生きているであろう．

　ところが，平和な現代社会にあって，逆に神経症に悩む人々は増大している．それは何を物語るのであろうか．

　その原因として考えられるのは，人生の目的が希薄化したためではないか．

　生きるための意味が，人間の心と身体に絶大なエネルギーを与えるであろう．己の人生に意味をもちながら生きることは非常に重要なことで，悩みを悩むその当事者の主体性と意味を求める意志が，人生には不可欠である．

　誰の心にも常在する不安や苦悩，その悩み，不安を処理することができない人々は，神経症や心身症の症状をつくりだし，そこに逃避して自己防衛しようとするであろう．

　悩みの本態を知り，自己の存在の本質を究め，人間の苦悩を回避することなくたいせつにし，悩みを真剣にひきうけ困難を乗り越えよう，やってくる苦悩に対し正面から立ち向かい，それを乗り越えようと努力する人には，新たな人生の境地が拓けてくるであろう．その苦悩からの人生の出発，人間の苦悩を解決するということ，自分にとって苦とはいったい何

を意味するのか，それはどこから発するのか，その点を知ることが何よりたいせつであり，それが真の自分の発見，自己洞察につながるに違いない．

社会化準備期の10歳ごろから，社会に向かって自分を豊かに表現していける社会構成期の20歳ごろまでの思春期は，人間の発達が一定の水準に達し，異性，他人，社会へと対面していくための自分を把握するたいせつな時期である．それがうまくいかないとき，さまざまな精神的葛藤が起こってくると，一般にいわれている．

人生行路にあって思春期は，この私を確立する重要な時期である．この私がえられ自己同一性 ego identity が確立されたとき，他の対象と向かい合うことができ，そのうえで社会をとり入れ社会にとりこまれ，社会的同一性 social identity を獲得することができるというのである．

思春期には，人間関係の歪みを苦悩とする対人恐怖症の症状をはじめ，種々の神経病症状が現われる．身体の発達，知能の発達，情緒の発達が急速にすすむ一方で，それらをいかに統合するかが大きな問題になる．

それによって形づくられるこの私の存在，固有な私が確立されていないときには，さまざまな形で挫折が表現され，思春期の嵐を苦しまなければならないであろう．

われわれ人間は，誰でも「思春期の嵐」の時期を経験する．しかし，この過程において本当に大人に成長していくことができるのか，いつまでも社会化に対応しえずに子どもの段階にとどまっているのか，それは人によって違う．思春期は嵐のように人の心を揺さぶる，苦悩多き時代なのであろう．それと同時に，人間の成長発達にとって重要な時期といえるだろう．④

註① 福島章『青年期の心』講談社現代新書 1083，1992年，p.8.
② 森省二『正常と異状のはざま』講談社現代新書，pp.32-33.
③ 岩井寛『人はなぜ悩むのか』講談社現代新書 693，1983年，pp.10,20.
④ 同，pp.76,79.

第2項　アイデンティティー論

　思春期最大の特徴は，人間に生まれて初めて充分に発達した意識をもって自己の体と心に対面し，世界と社会の中における自己の位置と役割をしかと見定めることであろう．

　高校生から大学生にかけて達成すべき課題は，自己のアイデンティティーを確立することにあり，これに失敗すると「アイデンティティーの混乱」「役割の混乱」に陥ると Erikson, Erik Homburger（アメリカの精神分析学者）は考えた．

　第二次世界大戦中，兵士が示した精神障害の原因を総括する概念として「アイデンティティーの喪失」を考えたのである．エリクソンがアイデンティティーの確立を思春期特有の課題と考えたことは，主著『児童期と社会』において，思春期において人間は自分の体と心として自分の置かれている歴史的，社会的環境との結合の中から"自分は何物であるか，自分はどこにどう立ち，これからどういう役割と目標に向かって歩いていこうとするのか"見極めなくてはならぬと論述を展開する．

　identity（英），Identität（独），identité（仏）とは，自分が何物であるかを知り，私が私であることを確信することであり，普通「自己（自我）同一性」と訳す．

　精神病理学者のE・H・エリクソンが使いはじめた概念であり，成人（おとな）とは，他者との関係に立っても自己を見失わない人間，かえってこの関係において自己を実現する人間である．ただし，高度に文明化した社会の青年は，成人化のため「青春」という比較的長い準備期間（モラトリアム）を必要とする．

　青年は自分がいかなる人間なのかを発見しなければならない．こうしたアイデンティティーの確立には，(1)個人の歴史的連続性（自分が過去の自分から生成されていること）すなわち青年はそれまで身につけてきた能力や技術，傾向を生かして自己を確立しなければならない．(2)他者との関係，そうした自己は他者からそれをして認められ，社会の中で位置を占めなければならない．(1)と(2)の2契機が満たされない場合は，他者と付き合いながら自己を実現することができず，個人は「孤立」することになる

という. ①

　自己同一性は主体性といってよく，自分の自分であることの確信（自己確信），自己とは何かをつかむことであり，自己同一性を獲得できないと人間は「自己拡散」に陥って，ノイローゼになったり，自殺したりすることも多いといわれる．

　自己にめざめ，夢を求め，理想を追求すること，主体性は人生の真理なのであろう．

　「未来を描き難い時代にあっても人生の目標や理想，行為へのめあてを放棄することは許されないであろう．いや，むしろそのような時代だからこそ，混迷の中に理想を捜し求め，目標を定め，自己の向上を図りながら，一歩一歩その実現に努めることを必要とする．たとえ，その目標が小さなものであるとしても，苦闘のあげく達成されてこそ，生の充実感，生きがいを見出すことができる」．

　かけがえのない人格的存在としてこの世に生を享けた以上，社会の中での自己の位置と責任にめざめ，自己の実現に努めなければならない．このことによって，社会もまた発展していくのである．

　とくに思春期にあっては，人は自己にめざめ，夢を求め，理想を追求する．

　ビューラー（Bühler, Charlotte, 1893-1974）も，「若い人たちは人生を予見しようとし，彼の前に迫っているものを知ろうとし，鼓舞され，わくわくすることを願い，憧れの目標を見出したのである．……青年期の憧れにまで形成せよ，そして憧れに高い目標を与えよ，自制によって思考を訓練せよ」といっている（『青年の精神生活』第6増補版，1967年）．②

　子どもの人格の成長・発達を「発達課題」として把握すると，乳幼児から「信頼感」→「自立感」→「活動性」→「自発性」→「自己同一性」という1本の太い線になる．

　この太い線を中軸にすえて，学校教育と家庭教育と社会教育（三者）が連携し協力することが必要である．

　その中軸になるものは，人格の発達過程である．すなわち，幼稚園では「自立感」を着実に身につけ，小学校では「活動性」を，中学校では「自

発性」をそれぞれ確実なものにして、そして高校では「自己同一性」へと向かう.③

「自ら生きる目標を求め、その実現に努める」ということに焦点づけることが望まれることになる. すなわち、ここでたいせつなのは、自らが人間として、人格として、その特性や社会的役割を自覚し、自己の実現を図ることである.

このためには、小学校低学年から「ものごとを熱心にやり、ものごとをなし遂げた喜びを感じる」ことから、「自分の特徴」、「長所を知り、それを伸ばす」ことが必要となる. そうして、自己の長所を伸ばし、自己の実現を図るためには、「自分で目標を立てて努力」しながらも、つねに「真理を愛し、真実を求め」、「より高い（自ら生きる）目標に向かって励み、希望をもって進み」、その目標や「理想の実現を目指して自己の人生を切り開いて」いかなければならないのである.

これを徳目化すると、「個性の伸長・向上心」「真理愛・理想の追求」となり、それが「生きがい・幸福」に向かうことになる.④

「自ら生きる目標を求め、その実現に努める」ように子どもを育てるためには、まず幼いときから「ものごとを熱心にやり、ものごとをなし遂げた喜びを感じる」ように導くことが必要である.

自己アイデンティティーの確立、青年時代は自分の性格に従って価値を選び出す苦しい模索の季節でもあり、最も純粋に価値を求め、これに従って生きようとする時代であろう.

もろもろの価値の中から何を最もたいせつなものとして選び出すかによって、これからの一生のたびの内容は決定づけられてくる.

青年期、青年期以前からはっきりと自分の才能を自覚し、一生ひとすじにその道に精進できる人は、特別幸福な人であろう.

註① 星野勉・三嶋輝夫・関根清三編『倫理思想辞典』山川出版社、1997年、p.29.
　② 高石邦男編集代表『学校と家庭をむすぶ新教育論 こころの健康編』教育開発研究所、昭和62年、p.197.

③ 同，pp.66.
④ 同，p.198.

第3項　モラトリアム人間
アイデンティティー拡散症候群

　米国の精神分析学者エリク・H・エリクソンのアイデンティティー論は「同一性」,「自分であること」,「自己の存在証明」,「真の自分」,「主体性」,「自己固有の生き方や価値観」等と訳されるであろうが，それは自分意識 self の連続性 continuity と不変性 sameness であろう．

　ここでいう「自分」は，従来の哲学や心理学で語られてきた，内省によって自覚される主観的自己（意識）だけを意味せず，むしろそれは親，社会，他人との相互的なかかわりあいのなかで自覚され，評価される社会的な自己 mutual self である．

　それぞれの所属する社会集団や組織，その構成メンバーや仲間との連帯感を保ち，そのよき評価を獲得することができるならば，自信に満ち，誇りにあふれ，「……としての自分」は豊かになろう．

　集団同一性 group identity は各社会集団や組織がもつ固有の価値観に同一化することで，ときに進んでその価値観を自分の生きがいにするのであろう．人々はこの価値観にかなう生き方をし，それぞれが自分に課し，期待する役割，義務や責任を達成する．

　私たちは毎日，随時，機に応じて選択し，秩序，序列をつけながら，それらを結合する自我の営みをするが，もしこの自我が複数の自分を結合しきれなくなると，アイデンティティーの破綻，つまり危機（パニック）が起こるであろう．

　その破綻は，いわゆる蒸発，錯乱，パニック（心理的恐怖状態）等，異常状態の形であらわになり，自我は解体し，その同一性アイデンティティーに裂け目が生じる．

　青年期の課題はアイデンティティーを改めて自覚し，それに言葉を与え，社会的現実のなかで選択しなおすことであり，自己選択のプロセスは，思春期より青年期の終わりまでつづくであろう．

さまざまな価値観や人間の生き方，思想に対決し，主体性，自立性，主体性の回復，実存主義的なめざめ，そのイデーを探求するのは，この自己選択努力の現われであろう．

この自己選択のプロセスを通して，最も豊かな活力源，生きがいとなり，自己価値を高めるようなアイデンティティーを自分のものにしうるかどうかが，その人物がいちばんその人らしい人生を送ることができるかの分かれ目であろう．①

エリクソンは青年期を「心理社会的モラトリアム」psychosocial moratorium の年代と定義した．青年期は「修業，研修中の身の上」であるから，社会の側が，社会的な責任や義務の決済を猶予する年代「モラトリアム人間」猶予期間にある人間であるという．

幼児期からはじまって青年期，成人期，やがて中年，初老，老年期へと人生行路の年代図式移行にあって，モラトリアムとは，青年が青年期に決着をつけて大人になるための準備期間であり，このモラトリアムを終えた青年は，最終的には職業選択，配偶者の選択，生き方などについて大人としての自己選択を行ない，既存社会，組織の中に一定の位置づけを得なければならぬであろう．

大人社会側が青年にモラトリアムを与えるのは，第一に青年たちが大人世代から知識，技術を継承する研修，見習い期間を与えるためであり，この期間中，親なり社会の一定の機構なりに経済的，心理的に何らかの形で依存せざるをえないが，それは古くは徒弟奉公期間，現代社会では大学生活がその代表的なものであろうが，その猶予構造が青年にはますます激しく大志を抱かせ，無限の未来と無限の可能性を夢見させ，理想像を次々見出し，それをアイデンティティーとして自分とは何か，自分はどうあるべきかを絶え間なく探求し，いわゆるデカンショ青年の哲学，思想，文学における自己探求，真剣かつ深刻な自己探求をするのである．

本来のモラトリアムは，青年が社会的現実から一歩距離をおいて，その自我を養い，将来の大成を準備するという明確な目的をもった猶予期間であった．青年が青年期に決着をつけ，大人になるための準備期間であった．

アイデンティティー拡散症候群とは，青年期に決着をつけ大人社会に自己を位置づけ，限定することによって確立されるべきアイデンティティー＝自己限定＝社会的自己定義が何らかの理由でできないために生じる青年期後期に特有な自己拡散状態のことである．

エリクソンは，正常な青年でなく，何らかの精神障害のため，いわば受身的に青年期後期に決別することができないまま，ずるずるとモラトリアムをつづけてしまう人々に特有な精神病理学的状態「アイデンティティー拡散症候群」として注目した．

エリクソンは1950年代，いち早く青年期，モラトリアムの延長にともなう種々の心理学的問題について指摘した．

(1)「自分は……である」という社会的自己アイデンティティーの選択を回避し，際限なくその選択を延期する心理状態にとりつかれ，

(2) 過剰な自意識にふけり，全能で完全な無限の自分を夢見る．有限で相対的なすべての現実が自分にふさわしいものとは思えなくなる．

(3) すべてが一時的暫定的なものとしてしか体験できない．

(4) 時間的な見通しを失い，生活全体の緩慢化（動きが遅い，のろのろ，処置が手ぬるい）や「無気力」化をきたす．

(5) 人と人との親密なかかわりを避ける．

(6) いかなる組織にも帰属することを恐れる．

(7) 既存社会にのみこまれることへの不安が強い．②

拡散症状群は精神病理学現象であり，モラトリアム状態から脱出して社会的人間になることに「挫折」し，いつまでもモラトリアム状態にとどまらざるをえない青年たちにみられる心的な徴候と精神障害の慢性化を考えた．

ひとたび拡散状態に陥ると，準備状態としてのモラトリアムが現実そのもの化し，あたかもそれ自体が目的ででもあるかのような病的な心理状態が成立してしまう．エリクソンはそう考えた．

1960年代以降，それは精神障害による精神病理現象としてでなく，正常な現代青年に特有なモラトリアムの延長心理，むしろ普遍的な社会心理現象として観察されるようになった．

現代青年の精神病理より現代人一般の心理特性，すなわちモラトリアム人間として把握する方法論がその視点となっていよう．③

　註① 小此木啓吾『モラトリアム人間の時代』中央公論社，昭和53年，p. 86-91.
　　② 同，pp.28-30 参照．
　　③ 同，p.30 に著者は「本章はこの方法論に基づいた考察である」とアイデンティティー拡散型の青年，ステューデントアパシー，サラリーマンアパシー，"アパシー型青年"について論述している．

第4項　現代の若者の心の苦悩
ピーターパン・シンドローム論
　ピーターパン人間の基本症状は12歳前後，前思春期から22歳までの間に段階的に出現する．
　実際に症状が現われるのは12歳前後からであるが，12歳から18歳までの思春期の発達過程でまず4つの基本症状が現われる．
　(1) 無責任　何か役割を頼まれても，その役割をきちんと全うし，責任を果たす「しつけ」ができていない．責任感である．それは自信欠乏につながる．
　(2) 不安　内心いつも不安でビクビクしていて緊張感が強い．両親が不安定．お互いの内心不満が強く，相手を非難しあっている両親の不和，不安定が影響する．
　(3) 孤独　同世代の同性の仲間にうまくとけこめず，連帯感をもったグループの一員であるという適応がうまくできない．高校生時代の孤独．
　(4) 性役割の葛藤　女性がますます強くなり，理想主義的になって活躍し，男性がますます保守的になり男性にふさわしいアイデンティティーが新しく再建されていない．男の子らしさとはどういうものかうまくつかめない．
　さらに18歳から22歳までの青年期に，(5) ナルシズム自己愛，(6) ショービニズム男尊女卑志向の2つの決定的症状が現われ，危機のときを迎える．アイデンティティー，クライシス（同一性危機）である．この危機の

とき，自我を発達させることができないと，ピーターパン人間として暮らさねばならぬであろう．

(5)のナルシズムは，たとえてみれば部屋中鏡張りの部屋のなかで暮らす，自我のめざめ，自己確立，自己価値，自己評価，自尊心の確立を意味する．

自分が周囲からどんなふうに見られているか，周囲に対し，すばらしい自分を演じようとしたり，自分はこんなにすばらしいと理想的な自己像を描くが，それが現実の自分と一致しているかどうか．

決定的な症状は，自分中心に都合のよい自己像，社会像をつくりあげ，そのなかに閉じこもってしまう．現実を自己中心的に理解したり，考える志向が活発になり，現実からの遊離が起こり非現実的態度が生まれてくる．

　　1 現実のことをやると，うまく責任ある態度が取れない．
　　2 いつもおどおど不安があり，自信がもてない．
　　3 男らしさが身につかない．
　　4 適応力の未熟さ，うまくグループや仲間に入れない．

病的ナルシズムは，ノイローゼ的にくよくよし傷ついてばかり，心の傷つきを解放し自己肯定感をもつ幻想のなかに閉じ込め，人との交流を通して成長することを妨げ，夢の国に遊ぶ永遠のピーターパン人間の道がはじまる．

自分にとても都合のよい世界で大人の世界とは隔絶した自分本位の暮らしが可能になり，夢の国で好きなように遊ぶ．

(6) ショービニズム男尊女卑志向は，女性を蔑視し男が威張るというのではなく，いとも頼りなげで心細げな人柄，現実離れした無気力な男性を見ると，この人を何とかしっかりさせて世話をしなくてはという母性愛の女性（ウェンディ）は，この男を何とか世話をし，しっかりさせることが私の生きがいと思い，ピーターパン人間の伴侶（ウェンディ）になっていく．

　　1 自信がなく，2 責任がもてず，3 不安感があって，4 孤独で，5 男らしさがしっかり身につかず，6 自己中心的な世界にいる「ピーターパン人

間」，この男を何とかしなければと世話をしてしまう母性的な女性，この女性たちに自分は何もせず面倒をみてもらうことは，結果的にかつての家父長の男性が威張って女をかしずかせたのと同様，男尊女卑志向といい，この「男尊女卑志向」が身につくことによって，ピーターパン人間は，心は大人にならないまま見かけ上は男として女性と恋愛したり結婚したりするのである．①

　以上の6つの症状により，完全な症状の構造ができあがり，社会人になろうとするとき，アイデンティティーの危機，社会人として自分をどう定義づけてやってゆくかわからなくなる．無気力状態，社会的不能症が発生する．

　ピーターパン・シンドロームは，社会的不能症になった状態のピーターパン人間である．一貫した人生設計，目標を欠き，自分が確立できない．自分を失っている．意欲に乏しく，何もせず，無関心，無感動，生きる意義を見失っている．

　現代青年の心の病の最も代表的なものは，無気力症であろう．ピーターパン・シンドロームは年齢は大人になったが心は子どものままにいる「大人子ども」であり，精神発達がどこか未熟で，いつまでも子どもの状態をつづけている．精神障害ではないが，精神未発達人間類型であろう．

　註① 小此木啓吾『現代人の心をさぐる』朝日出版社，1986年，pp.81-84.

第5項　現代青年のモデル臨床像

境界パーソナリティー障害 Borderline Personality Disorder

　現代産業社会の時代精神の落とし子，現代青年に特有な心性の症状であり，幼児期からのパーソナリティーの発達に障害をもつ人たちに多い．

　境界パーソナリティーは，コルネール大学のKernberg, O. カーンバーグ精神分析学者たちの研究によりBorderline Personality Organization「境界パーソナリティー構造」概念が提唱され，米国精神医学会の診断と統計のマニュアル（DSM-3）には，「境界パーソナリティー障害とは，自分の生活の目標や，一貫した目標を持って暮らしたり，はっきり自分はどういう人

間であるかという自己定義を持ったり，男性，女性としてのはっきりした役割を身につけたいといった基本的なアイデンティティーに種々の障害が見られる．対人関係の中で相手と協調したり，協力したりする能力が乏しく，すぐに破綻が生じやすい．欲求不満に対する耐久力が低いために，すぐに衝動的で自己破壊的な孝道に走りやすいし，怒りを抑制することが難しい．感情が不安定で，自己中心性が高い．傷つきやすく，それにもかかわらず1人でいること，孤独に耐える力が弱く，不安が高まりやすい．しかも内面的には慢性的な空虚感に苦しんでいる」とある．

　登校拒否，家庭内暴力，非行，拒食，多食，自傷といったさまざまな精神病理をあらわす各年代の人々の中には，幼児期からのパーソナリティーの発達に障害のある者と，それぞれの年代になってその精神発達とライフサイクルの途上で一時的にこれらの問題をあらわす人物がいるが，前者，つまりこうしたパーソナリティーの発達上の障害をもつ人々の中には，境界パーソナリティー障害をもつ場合も少なくない．

　ここでいう「境界」borderlineとは，既成の精神医学の診断カテゴリーである正常，精神病，神経症，性格の異常といった，どのカテゴリーにも属するものとして診断される可能性のあるような種々の精神病理現象をあらわすが，しかし既成の枠組みから見て，そのどれであるとも診断できないような，境界線上の精神病理現象を種々にあらわすような状態という意味である．

　あるときには，あたかも精神病状態ではないかと思われるような，被害妄想的な観念にとりつかれて攻撃的になったり，あるときには神経症ではないかと思われるように，自分の体のことをくよくよ気にしたり，強い不安にかられたりする．またあるときには，自虐的に手首を切ったり，自殺をはかったりする．かと思うと，不純異性交遊，薬物の依存などに陥り，非行少年ではないかと疑われることもある．こうした種々の精神病理現象と問題行動をあらわす背景にあるのが，境界パーソナリティー障害である．

第6項　現代精神病理学の重要概念　山アラシ・ジレンマ the porcupine Dilemma

　精神分析の創始者ジークムント・フロイト Frued, Sigmund（1856-1939）は1921年,『集団心理学と自我の分析』Massenpsychologie und Ich-Analyse（Internationaler Psychoanalytischer Verlag, 1921　単行本）第6章でドイツの哲学者ショーペンハウエル Schopenhauer, Arthur（1788-1860）の寓話に関する「山アラシ・ジレンマ」を語り，人間は普通，互いに感情的な態度をとりあうものであるという．

　ショーペンハウエルの凍える山あらしの有名な比喩『パレルガとパラリポメナ』第2部第31章「比喩と寓話」には，次の如く「山アラシ・ジレンマ」が語られる．

　　　山あらしの群が，ある寒い日に一緒に寄りそって，おたがいの体温で寒さをしのごうとした．だが彼らは，すぐにお互いの針を感じて，そのためにまた，はなればなれになった．さて体をあたためる欲求から再び互いに接近すると，また針の禍が繰りかえされ，その結果，彼らは二つの苦悩の間を，あちらこちらとうろつき，逆に一番我慢しやすい適当な距離を見つけ出した．①

　ショーペンハウエルの寓話から「山アラシ・ジレンマ」を最初に考察したのは,『集団心理学と自我の分析』(1921)であることはすでに述べたが，夫婦，親子，男女，お互いが親しくなり，近づきあえばあうほど，利害関係も密接になり，2通りのエゴイズム，山アラシの棘が相手を傷つけ，憎み争う感情も強まってゆく．距離がなくなればなくなるほど「愛」と「憎しみ」といった相反する気持ちの葛藤アンビバレンスがつのる心理に注目した．

　日頃愛する人に敵意が向けられるとき，それをアンビバレンスというが，夫婦関係，友情，親子関係すべてに拒絶し敵対する感情のしこりをふくんでいる．

　社員が同僚と争ったり，部下が幹部に不平をいうときには，最もあからさまである．同じことは，人々がさらに大きな集合に歩み寄るときに起こるであろう．

このようなお互いの心理的距離が近くなればなるほど，傷つけあいが深刻に起こってくる．

人と人との距離のとり方のジレンマを，米国の精神分析医L・ベラックも「山アラシ・ジレンマ」と呼び，「ある冬の朝，寒さにこごえた山アラシのカップルがお互いに暖めあおうと近づいたが，彼らは近づけば近づくほど自分たちの棘でお互いを傷つけてしまう．そこで，山アラシは近づいたり離れたりを繰返したあげく，適当に温かく，しかもお互いを傷つけないですむ，ちょうどよい距離を見つけ出した」と指摘している．②

現代人一般の「距離感喪失」の心理として理解する方法論が，現代の精神分析や精神病理学領域の鍵概念の1つとなっている．

二大精神病（躁うつ病と分裂病）の精神病理に深いかかわりをもつ精神医学の領域で研究する鍵概念となっているのである．

註① 小此木啓吾『フロイト』講談社，昭和53年，p.292.
　② 小此木啓吾『モラトリアム人間の時代』中央公論社，昭和53年，p.119.

第7項　現代社会病

摂取障害・食生活

思春期から青年期にかけての女子特有の心の病である．

食事をごく少量しかとれなくなってしまい，どんどんやせ細る無食欲症，拒食症（神経性食欲不振症），やせ症タイプと，食べて食べるのが止まらなく太ってしまう過食，多食症，肥満症タイプの両性がある．肥満型タイプの摂取障害は，食欲障害であろう．

登校拒否・無気力症

学校嫌いである．1960年ごろよりわが国でも注目されだし，なんら登校を拒否すべき条件をもたないのに登校しなくなる．小学校高学年から高校年代にかけての青少年ノイローゼである．

学説には，(1)母子の「分離不安」をみる説，(2)アイデンティティー形成をめぐっての無気力反応をみる説があろう．

スチューデントアパシー意欲減退学生もいる．

摂取障害，登校拒否，対人恐怖等の現代的心の病の多くは，自己愛（ナルシシズム）の病であろう．

ナルシシズム（自己愛）

自己愛（ナルシシズム）は，ギリシア神話の「ナルシス」という美少年の神話に起源をもつ．ナルシスは，池に映った自己の鏡像に惚れこんで恋焦がれる．そして，ついには池に身を投げて死んでしまう．自分で自分を愛する自己愛である．

朝起きたら，誰でも鏡を見るであろう．鏡に映っている自己像を鏡像というが，歯を磨き，髪をとかし，ひげをそり，化粧をする．そして，鏡に映る「自己像」が自分の気にいったイメージになり，はじめて人に会ったり，外出してもよいという気持ちになろう．

自己愛があまり強いと，長い時間，髪をとかしたり，化粧をしたり，なかなか自分の気にいった姿，形をつくりあげることができない．

パニック障害

あなたの病気は「精神的なもの」，心の悩みであり，心臓や肺には異常はない．それでも心理的な原因で発作的症状が起こりうる．

このような発作を中心とする病気をパニック障害と呼ぶ．

パニック障害はノイローゼのカテゴリーに入れるべきでないとするのが，精神医学界のもっぱらの見解となっている．

うつ病

なぜ，うつ病になるのか．それがなぜ，現代社会でふえているのか．

うつ病にかかる人の性格は，生真面目，几帳面，秩序を重んじる，人に気をつかう，地味で目立つ存在ではない，リーダーシップを発揮してバリバリやるタイプではない，評判はよいが四角四面の人であろう．

世の中は構造上，四角くできていず，四角のまま進もうとすると周囲とぶつかり角が立つ．

四角四面のうつ病者は，人と摩擦を起こしたくない．人と合わせようとする．どうやって折り合いをつけながら生きていくかにエネルギーの大半が費やされ，すごく疲れてしまう．

描写の悩みの源泉はここにあり，うつ病はこうして発症する．

生まれつきの遺伝的な性格，育ち方により，几帳面で，やらねばならぬことがたくさんあった場合，優先先課題と手抜きをしてよい課題の問題の重要性ランクが見えないため，きちっと，手堅く，しつこく行なうパターンにこだわる．

現代社会をうまく泳いでいく人もいるが，四角四面の性格は柔軟に対応しにくい．

人は何のため生きるのか，いかにして世の人々に貢献するかといった問題や関心が勢いを失いがちな時代，原理原則を失いがちな時代にあって，頼りにできる価値観も指導原理ももたない，そのような社会にあって，うつ病はエネルギーがなくなる病気として増加しつつあろう．

第8項　青年期の心の病（特有な病）

1. 青年期やせ症（神経性無食欲症，摂取障害）

1873年，W・W・ガルが「神経性無食欲症」として報告した疾患概念．

〔症状〕若い未婚の女性に発生する心身症の一種．摂取態度の異常，極度のやせ，月経の停止等を主症状とする．多くは発病以前に肥満している．それを友達などに中傷され，異性を意識する，性アイデンティティーの課題に直面する等を契機に発病する．

2. リストカットシンドローム（手首自傷症候群）

〔症状〕自傷行為の1つは12, 3歳～15, 6歳の青春期の始まりの時期に起こることが多い．リストカットは一種のマゾヒスディック（自虐的）な行為であり，圧倒的に若い女性に多い．彼女たちは概してナルシスティックな性格の持ち主で，不満や葛藤を抱きやすい．

そのうえ，家庭でも社会でも孤立していて，誰一人，心を分かち合える者がいない状態にある．そのために，不満や葛藤から生じる攻撃衝動をうまく発散することも，他者に向けることもできず，自分の身体に向けるのである．それがある種の快感，エクスタシーとして体験される．したがって，彼女たちはリストカットの傷口をじっと眺めていることが多い．疼痛や流血によるエクスタシー体験を求めて繰り返すのである．

彼女たちの多くは，攻撃的で冷淡な父親と，母性性を欠き，養育態度が

一風変わっていたり，頻繁に変化する母親のもとで育つという共通特徴が認められる．そういう生活史的な土壌のもとで，痛みそれ自体が快感となるマゾヒスティックかつナルシスティックな性格が形成されたと考えられる．①

註① 森省二『正常と異常のはざま』講談社現代新書，p.89 参照．

3. アパシー・シンドローム（スチューデントアパシー 退却神経症）

1961 年，P・A・クルターズ・ジュニアが大学生に見られる特有の無気力現象を「スチューデントアパシー」として概念化した．

〔症状〕若者たちが学業に意欲を失う無気力現象．人生の目標がなく無気力である．

アパシー・シンドロームの特徴

(1) 無関心，無気力，生きがいや目標の喪失が自覚されるだけで，神経症一般にともなう不安，焦燥，抑うつ，苦悶，後悔などの感情体験をもたない．一見抑うつ的に見える場合でも，うつ病とは異なり，また後にうつ病へと発展することはない．したがって，うつ病と診断できるものは除外される．

(2) 本業といえる生活領域（学生ならば学業）から退却あるいは逃避といえる行動を示す．しかし本業以外の生活部分，たとえばアルバイトなどへの参加はさほど抵抗がない．むしろ活発であることさえある．

(3) 苦痛な体験を自己のうちへと取り込み，症状を形成するのではなく，もっぱら行動として自己の外に向ける．ところが，その行動が無気力的かつ退却的であるために，周囲の人の期待を裏切るという結果になる．

(4) 発病前は，適応のよすぎるほどの人である．しかし，やや脅迫的な性格の持ち主であることが多い．その脅迫性は攻撃性や精力性には乏しい，いわば「やさしい脅迫者」といえる．彼らは優勝劣敗に敏感であるにもかかわらず，争いを好まないので，予期される敗北や屈辱を回避する．そのために，葛藤場面からいち早く退却するのである．

(5) 男性に多いが，女性にも若干見られる．そういう女性は概して高学

歴で，男性に伍して争うバイタリティーのある若い人である．

(6) 病理学的には神経症ともうつ病とも異なり，青春期におけるアイデンティティー獲得の失敗，アイデンティティー拡散状態の一様体，つまり「境界例」の一種と考えられる．①

註① 森省二『正常と異常のはざま』講談社現代新書，pp.91-92.

4. キャンパス症候群

〔症状〕大学生によく見られる心の病気．学生たちの間で心の病がふえている．受験勉強から解放されたその自由さが自己喪失を生む一員となる．モラトリアム「猶予期間」不安定な時期．自己存在の不安定さ，不確実さが潜んでいる．進む方向を見失ったり，自己への懐疑が強まり，軽いノイローゼから重い分裂病や躁うつ病までさまざまな病態が出現する．

5. 自己視線恐怖症，自己臭恐怖症（単一妄想症，思春期妄想）

R・D・レイン『引き裂かれた自己』(1961)に登場する症例ピーターは自己臭恐怖症患者で分裂病質．

〔症状〕「自己の視線が他人を睨みつけているようで，相手に不快感を与えてしまう」と訴える自己視線恐怖症．「自分の身体から嫌な臭いを発して，他人に不快感を与えてしまう」と訴える自己臭恐怖症である．

これらの若者たちは，自分の視線や体臭（放屁もふくむ）が悪いと妄想的に信じ込むために，他人を避けるようになる．そのうえ，他人に不快感を与えまいとしてサングラスをかけたり，体中にオーデコロンを振りかけたり，あれこれ身体的な治療を求め歩き，なかには執拗に目や腋臭や肛門などの整形手術を求めたりする．しかし，実際は身体的にはどこにも異常はない．その結果，眼科や皮膚科や肛門科，あるいは外科や内科から「おかしい」ということで精神科へ紹介される．

親などの身近な人々は，こう訴える若者たちが自分の視線や体臭にまつわること以外にはほとんど奇妙な言動を示すことがないので，その精神的異常に気づくのが遅れる．なかには，発病から2，3年すぎて，精神科を紹介されてから，はじめて気づく例もある．

6. 登校拒否, 家庭内暴力

〔症状〕低学年の登校拒否は「母子分離不安型」(それまで母親に依存的であった子どもや内弁慶の子どもがはじめて家族から離れ集団に参加する際心細くなり登校を渋る), 中高生の登校拒否はある日突然起こる. その背景はアイデンティティー欠如型, アイデンティティーの獲得の失敗や歪みが一因となっている. 臨床場面で怠学者非行少年等この問題を中心にすえることはきわめて治療的である. 関心を学業から遊興に移し, 学校をさぼって遊びまわる. 家庭内暴力は1978年ごろより増加し, 親に向けられた不満の発散である.

「マイホーム・パパ」典型的な父親像の1つ. それは家庭を顧みないモーレツ社員型父親像の対極に位置する一群である. マイホーム・パパ型は, 今日の世の中で, 比較的望ましい父親の姿と思われている点に, 実は落とし穴がある.

外で働き生計を支える父親は, 職場と家庭とのバランスをとるのがむずかしい. 日本人の場合, 西欧諸国に比べて, 職場に重点が置かれる傾向が強い. 逆に, 家庭に重点を置き過ぎる場合は, その背後に, 父親の対社会的な面での弱さや自信のなさが隠されていることがある. 父親のそういった問題点は, 子どもがまだ幼いうちは気づかれない. ところが少し大きくなれば, 親に対して対抗意識を燃やし, 加えて背後の真理に敏感となるので, 容易に見破られてしまう. 若者たちは, 父親の背後に秘められていた弱さや自信のなさに気づくと, 失望するだけでなく, 父親を嫌悪の対象とする. 父親にしてみれば, 「これほど家族のために努力しているのに……」と嘆くであろうが, そういえばいうほど, 彼らは逆反応を起こすのである.

乳幼児期の精神発達においては, 母親が重要な役割を担う. それに対して父親は, 少年期以後の精神発達において重要な役割を担う. 若者たちにとって, 父親の弱体化や不在化は, 正面からぶつかる対象が弱々しく, また目の前に存在しないことになり, 彼らに葛藤に打ち勝つ強さや, 耐える強さを育まないことになってしまうのである.

日本では古来, どんなに男性が威張っていても, それは外面上のことで

あって，内面的には母親が主体をなし，父親が握っていたかに見える家庭内の実見も実は母親が握っていた．これを河合隼雄は「母性社会日本」（1976年）と表現している．父親は制度的な権威のかさを取り除かれてしまうと，たちどころに家族を統べる力を失い，さらには自分のあり方までも見失ってしまった．父親が権威を失い，自分のあり方まで見失ったとき，それを防御しようとして2つの方向への動きが現われた．その1つはマイホーム・パパに見られるような，家族に「やさしいお父さん」と思われることに過度に努力するサービス・パ，．もう1つは権威の幻想にいつまでもしがみつき，ことさら強さを誇示しようとするスパルタ・パパである．

父親が弱体化すれば，それでなくとも強い母親はますます君臨し，「亭主，元気で留守がいい」と，家庭では父親を排除した母子結合が形成されて，母親はわが子を手のひらの上で扱うがごとく支配する．そのために，子どもは自立を妨げられ，アイデンティティーの獲得に失敗する．父親の不在化は，戦後の経済成長のなかで，彼らが"産業戦士"として多忙な仕事に駆り出されているという社会事情が一因していることは確かで，先の弱体化の問題と同様に，妻である母親が一役をかっている場合も，実は多い．実際，「夫よりも子どもが大事」と平気でいう母親が散見されたり，父家にいればいたで「粗大ゴミ亭主」と蔑まれて，親は不在扱いとされてしまうのである．近代の父親は，昔の父親に比べれば，はるかに熱心に家庭サービスをしている．日曜日には，疲れた体に鞭打ち，公園や遊園地に出かけたりする．それでも，やはり精神的には不在である．「家庭サービス」という言葉に，すでに父親が主体性を失った不在の意味がふくまれている．

家庭内で，親は「親そのもの」として子どもに受け止められることがたいせつである．社会的地位などの「掛け値」があってはならない．このことは父親にかぎらず，最近ふえている外で活躍する母親の場合にもあてはまる．

7. 青春期危機，思春期危機

1948年，E・クレッチマーによって提唱された概念である．

〔症状〕青春期の身心の不安定さから，精神的な混乱状態に陥る．人間には子どもから大人に成長する過程で，身辺処理や生活習慣にはじまり交友関係や集団内での役割や立場，受験や職業選択といった進路の問題，性の問題等，それぞれの時期に避けて通ることのできない達成と課題がある．青春期以降，自分で判断し解決しなければならない問題を乗り越える強さが育まれず，身体症状としてまず現われ，心身症となるであろう．過保護や過干渉，子どもにかかりすぎ，これでは子どものほうに主体性や自主性が育つわけがない．子どもが悩みつつ人生問題に取り組む姿を見守る心と心のつながりと，時間的余裕がほしい．主体性を奪われるあやつられ現象は，高度文明時代の分裂病者の特異体験の1つであり，病める現代人の姿であろう．

8. アイデンティティー拡散症候群

1956年，E・H・エリクソン提唱の病理概念．自己アイデンティティー拡散状態を示す若者たちすべてを総称する概念である．

〔症状〕アイデンティティーとは，自我形成の途上の青春期において，社会から与えられたモラトリアム（猶予期間）を利用し，いろいろな失敗を許される試み的，遊び的な行動，試行錯誤を通じて発見していく「自分は何者であるか」という自覚のことである．この自分を発見していく体験過程が何らかの理由で障害されて，社会的な自己イメージあるいは自己概念が一定せずに広がってしまい，「自分は何者であるか」という自己定義をなしえない状態に陥ることがある．それを「アイデンティティー拡散」という．若者たちがアイデンティティー拡散に陥ると，6つの病体が形成される．

(1) 自己意識の過剰——アイデンティティーの拡散状態，あるいはその獲得過程が遷延する場合，自己意識の過剰が起こる．

(2) 選択の回避とそれにともなう孤立感や空虚感——アイデンティティー拡散の状態に陥ると，すべての決断や選択が葛藤を引き起こすので，決断や選択，つまり自己定義を回避するようになる．それは心理的には外的な孤立感と内的な空虚感をもたらす．そして，それでも判断を保留した自由な選択者の位置（モラトリアム状態）にとどまろうとするために，

一種の心理的な麻痺状態に陥る.

(3) 対人的距離の失調（他者とのかかわりの距離と孤立）——アイデンティティーの獲得が不完全な場合，対人的なかかわりあいにより自分が「呑みこまれ」てしまうのではないか，アイデンティティーの喪失をもたらすのではないかという懐疑的緊張を生む．そのため，表面的で形式的な対人関係をもつだけに終始するか，他者とのかかわりあいがもてずに自分の内的な世界に閉じこもり孤立化する.

(4) 時間的展望の拡散——アイデンティティーの拡散から若者の時代が極端に延長すると，危機が迫っているという切迫感が麻痺し，時間意識が失われる．たとえば，自分をまだ幼い赤ちゃんのように感じたり，逆に老いた老人のように感じたりする．しかも，時間が変化をもたらす可能性を信じることができずに，それを恐れるようになる．その徴候としては，生活全体の緩慢化や無気力，絶望感や死への願望などがみられる.

(5) 勤勉さの拡散——アイデンティティーの拡散から勤勉感覚が崩れ，与えられた課題への集中力が不能となるか，読書などの一面的活動へ自己破壊的に没入するか，このいずれかの形をとる．そして，職業アイデンティティーの獲得を回避すると同時に，自己意識の過剰やいつまでも競争に固執する状態に陥る.

(6) 否定的アイデンティティーの選択——アイデンティティーの拡散からアイデンティティーの感覚を失うと，社会から望ましいとされている役割に対して軽蔑や憎しみを抱き，それとは反対のやくざや暴力団などを過大評価し，その方向へと進む．それは若者たちが，努力することなく容易に，何らかの自己支配力を獲得しようとする絶望的な企画であり，非行化の原因と考えられる.

この6つの病態形成をみると，アイデンティティー拡散が，たとえば登校拒否から分裂病に至るまで，若者たちのすべての病理現象を網羅して，〈アイデンティティー拡散症候群＝青春期の心の病〉という公式が成り立つほどの概念であることがわかる．ところが，こうして6つの病体形成が挙げられても，その拡散の程度や質的な違いにより大きな差異が生じる．そして，何よりもアイデンティティー拡散に至る過程，つまり発達過程で

いかなる障害が起こっているかが重要な問題となる．

9. 思春期挫折症候群

　1983年，稲村博提唱の症候群．思春期，青春期に何らかの原因で挫折することを契機として発症するさまざまな病態を総称する．

　〔症状〕

　(1) 神経症様症状——心気症状，恐怖症状，脅迫症状，抑うつ感など，大人の神経症に類似した症状を呈する．ただし，大人のように症状が固定的ではなく，流動的であることを特徴とする．

　(2) 逸脱行動——不登校，家庭内暴力，無断外泊や家出，暴走や不純異性交遊，再三の自殺企画などが合併する．

　(3) 思考障害——「自分は親や教師からひどいめにあわされており，だから断固，復讐しなければならない」と固く信じているように，自己中心的かつこじつけ的，しかもやや妄想的である．だが，分裂病の被害妄想とは明らかに違う軽度の思考障害を合併する．幻聴などの幻覚症状は認めない．

　(4) 意欲障害——無気力となり，まとまったことができなくなる．具体的にはテレビを見るとかラジオを聞くなどの受身的なことを少しする程度で，毎日ごろごろ時を過ごすようになる．しかし，分裂病の無為，自閉，感情鈍麻とは違い，夕方や日曜日などに外出するときはめかしこんだり，親に甘えて次々にものをねだったりして，外界への関心はむしろ強いことを特徴とする．

　(5) 退行——親に甘え，言動があさましいほど幼児化して，ときには見るテレビや雑誌まで幼児向けのものとなる．以前はむしろしっかりしていたとされることが多いから，親にとっては情けなくなるほどの退行を示す．

　本症状群は，病状の特徴を見るかぎり，登校拒否と怠学との延長線上の接点に概念化されたと考えられる．分裂病や躁うつ病とは異なるが，境界例やアイデンティティー拡散症候群に包含される病態と考えて間違いない．青春期はもっとも挫折体験が起こりやすく，それが人生の分かれ目となる時期である．したがって，その挫折体験に注目することは，それ

自体，治療的関与の糸口となる．

10. 五月病

〔症状〕無気力や軽い憂鬱感等の不適応症状で，不本意または無目的に大学に入学した学生や新入社員等に起こりやすく，5月ごろに発生することが多い．

11. ピーターパン・シンドローム

〔症状〕いつまでたっても大人の仲間入りができない青年男性の心の状態，軽い異常を示す．

12. 未生怨(みしょうおん)

未生とは，まだ生じていないこと，まだ起こっていないこと，怨は，あだ，うらみを意味する仏教語である．怨心といえば，うらみの心である．つまり，すでに生まれる前から抱いている恨みであり，自分を害する者，敵を意味する．

なぜ，両親は自分たちの欲望で自分を生んだのであろうか．この出生の由来をめぐって，誰でもが通るであろう根源的な悩みが若き日々には生じよう．

すでに生まれる前から親に対する恨みをもち，未生怨に悩まされる．この意味で未生怨をどう解決するかが，思春期の少年，少女の自我の発達の1つの大きな課題といえる．

仏陀の教えでは大慈悲を本とし，我を害する怨敵も憎むべきでなく，我を愛する親しい者にも執着してはならず，平和にこれを愛憐する心をもつべきであるとするが，両親は，私たちが育つ過程において最も身近にいて温かく見守り育ててくれる養育の恩ある無二の尊い親，父母であるはずである．何度感謝しても，その有り難さは言い尽くせない．

子を持って知る親の恩，親心がわかれば，有り難さ，今日あるのは誰のお陰かという親の恩もわかるのであろうが，思春期の子どもたちにとって，未生怨になることがある．

家庭内暴力は，どうして自分を生んだのか，育て方が悪い，思うようにやってくれないを理由づけに，親に文句をいい，あげくの果ては物を投げつけ，ときには暴力をふるうといった子どもたちが父母に対して向ける

もの，父母が子どもに対して向けるもの（幼児虐待等），夫婦間の家庭内暴力もあろう．

現代の日本社会では，家庭内暴力という場合，思春期の子どもが家庭内で，主として母親父親に対して向ける暴力のことであり，正常な思春期の反抗とそれにともなう暴力まで，さまざまなレベルがあろう．いずれも「家庭環境の中」だけで起こるゆがみであろう．

これらの家庭内暴力が精神病の徴候，非行や拒食症，多食症，思春期挫折症候群，境界パーソナリティー障害の現われの1つとして起こる場合があり，子どもの心，個々の家庭状況，親子関係，そのパーソナリティー等原因を正確に把握し，適切な精神医学的接し方が治療にとって重要といえよう．

第9項　人間の苦悩解決の試み　ブッダ

精神科医の石塚幸雄著『自己実現の方法』（講談社現代新書，pp.26-29）には，精神医学の視点より釈迦牟尼の試みについて，次のように理解し論述している．

> さて，このような人間の苦悩解決の試みをさかのぼってゆくと，現在から約2,500年前に，北インドのマガダ国の王子として生まれたといわれる，釈迦牟尼の試みがまず想起されます．
>
> 当時の科学ともいうべき「論理」の訓練を受けた釈迦牟尼は，後年仏教と呼ばれる思想体系をつくりあげたわけですが，若い王国の王子として生まれ，将来はその王国を相続して社会的に重要な役割を約束され，さらに，美しい妻と生まれて間もない幼児がいる，外から見ればきわめて幸せに見える環境の中で，人生の空虚さとそのはかなさを思い悩み，自分のみならず人間一般の苦悩を，いかにして解決するかという哲学的問題を解決するために，俗界を逃れてひとりで長い間黙想し，ついに，苦悩解決の秘密を発見したとされています．釈迦はきわめて論理的に，まず，人間の苦悩の分類をしようと試み，以下八つのカテゴリーに分けたといわれます．
>
> 第一，生きること．赤ん坊を産むこと，自分自身が生きること，そ

して他の人間を生きさせることに伴う各種の苦悩．第二，年をとること．自分，また自分が大切に思っている人間が，年をとるということからくる苦悩．第三，病気．自分が病気になること，また大切な他の人間が病気になることからくる悩み．第四，死．自分が死ぬこと，またそれに対する恐れ，さらに，自分が大事に思っている他の人間が死ぬこと，またその死を恐れることからくる悩み．第五，離別．自分が大事に思っている人間から別れたり，大事に思っているものを手放したりしなければならないことからくる悩み．第六，親近関係．すなわち，相手に対して苦々しい感情や憤り，憎しみなどをもちながらも，いっしょに居なければならないことからくる悩み．第七，所有．ほしい物，ほしい人間が手にはいらないことからくる悩み．第八，錯誤．肉体的，または精神的な誘惑に負けて，やってはならないことをしてしまい，その結果によって生ずる悩み．

　けれども，これらの人生に避けがたい出来事は，人間の苦悩を引き起こす重要な要因ではあるけれども，これだけでは，人間の苦悩は完全には説明できないということに，釈迦は気づいたといいます．それは，人によっては，年をとってもその老い先の長くないことを悩まずに，幸せで安定した生活をしている人間もいれば，年若い若者が，これから年をとって死ななければならないことを心配する，というように，人によって大きな個人差があるということです．このことから釈迦は，人間の苦悩には，二つの要因があり，一つは，彼が列記した人生に避けがたい八つの出来事であり，もう一つは，それぞれの個人が，そうした出来事に心理的に反応する，その反応の仕方にあると考えます．

　釈迦は，このような心理的な反応が，どうして起こるかを考察し，人間の心が〈考える〉ことによって自らを苦しめる，苦悩が発生する，という結論に達したわけです．

　このような立場は，現在の米国の精神医学の中で脚光を浴びている認識学派とでもいうべき治療法の学派とまったく同じものです．

　また，釈迦は理論的な人間として，次に，人間の心が考えるという

過程を理解しようと企て，人間の心が考えるときに，その心は，一つの想念に集中し，それからまた別の想念に注意を移して，行ったり来たりする，すなわち動くという結論に達したということです．人間の心が考えるときには心が動く，心が動くことが，人間の苦悩の原因になるというわけです．このようにして釈迦は，いかにして人間の心が考えることを止めることができるか，すなわち，動くことを止めることができるか，ということを探索し，ついに，長い期間にわたるいろいろな実験を経てそれに成功した，というのですが，先に述べた認識療法における重要なテクニックのひとつとして，思考ストップというテクニックを使うこつは，きわめて興味ある符合です．

釈迦は，たとえば，自分の呼吸音に耳を澄ませたり，いろいろな視覚的なイメージを心に描いて，精神を一点に集中し，最終的にはその集中性を消し去ることによって，完全に人間の心の動きを抹殺し，その結果，人間の心が空に戻り，内心の波立ちや苦悩が起こらないようにしようとした，というのです．

第10項 心の病 諸人救済と大乗仏教精神

わが国の歴史より仏教文化を除去したら何も残らぬほど，古代・中世・近世・近代とわが国および東南アジア諸国は歴史的に仏教思想文化とかかわりが深い．

仏教における新しい波として，紀元2，3世紀「大乗仏教」が登場して第1期の大乗仏教，さらにつづいてインド仏教において第2期の大乗仏教，第3期の大乗仏教があり，さらに中国および日本の仏教におけるその歴史があるが，大乗仏教精神とはいったい何ぞや．

大乗仏教の思想は，すべての者が心の安らぎを得ねばならぬ．この道は個人の道ではなく大衆の道でなくてはならぬ．仏教は自己の形成に専念する「少数者の道」であるべきではなく，すべての者がゆくことのできる「広大なる道」，もしくは大衆とともに乗ることのできる「大いなる乗り物」Mahāyāna（マハーヤーナ，大乗（だいじょう））でなくてはならぬ．

自己形成に専念する正統派の行き方を批判して，大衆の救済こそ先に

すべきことを主張，それをさらに具体的な人間像のうえに具象化し，羅漢という正統派の描く聖者の理想に対して，菩薩 Bodhisatta（ボーディサッタ）Bodhisattva（ボーディサットヴァ）という理想的救済的人間像を打ち出したのが大乗仏教である．わが国は大乗仏教国であり，その大乗仏教は，理想的人間像を語るにあたり，「上求菩提」および「下化衆生」の二句を用い，前者は仏教者の自利行（自覚），後者は仏教者の利他行（覚他）の実践とし，生きとし生ける者の救済に身を挺する利他行に重点をおく．

個人の自覚から大衆の救済へと比重を転換する．それを菩薩の精神と考え，実践する．

自己の悟りの実現とともに，また他の多くの人々の救済を実現したい，それがすべての仏教者のなすべきことであるとする．まず自己の悟りを実現し，そこではじめて他人の救済におもむくということであったら，道は無窮，人はいったいいつになったら他人の救済におもむくことができるであろうか．「下化衆生」このことに挺身してゆかねばならぬのではないか．

大乗の仏教者たちは，願いをもってその生涯をかけて仏道を歩む人々としてスコラ的風潮の伝来の仏教に固執する人々のゆき方にあきたらず，怠慢に対して反発し批判し，その克服道として大乗仏教思想は登場し，その精神は今日なお社会的救済実践として生きつづけていると考えられる．

私たちは，生きがいを求めて，社会的諸活動，救済実践に情熱を傾注するであろうが，その実践，社会的救済実践には，必ず思想があろう．思いつきはともあれ，信念をもって初志貫徹を志す場合，そこには大乗仏教精神のごとく，必ず思想があろう．

大乗仏教，とくに浄土仏教を中心に，その歴史的社会的救済実践を問題の所在とし，救済の視点より現代社会における私たちの救済を考えるのが著者の立場であるが，一般に「救済」は，災害や不幸から人々を救い，たすけることをいうのであろう．

戦後，わが国は経済政策に重点を置き，経済大国として日本は確かに豊かな国となったが，歴史的現実には常に飢饉・飢餓・貧困があり，多くの

犠牲者も存在した．今日豊かな時代になり，高度な資本主義経済の情報化社会に至ったが，反面，現代社会ならではの心の病を患う人たちが増加しつつある傾向にあろう．

人間苦はいつの時代にも存在しようが，病める人間存在，その臨床の現場を抜きにして救済史は語れないであろう．その意味から，その救済史の視座，大乗仏教の歴史的社会的救済実践，浄土仏教における救済実践とその思想および系譜を念頭に入れながら，現代人の心の病発病のメカニズムの解明，および治療法の探求を臨床の視座より紐解く，当然，精神病理学精神保健福祉の範疇にも立ち入っての検討である．

まずそのはじめに抜苦与楽の道，人生苦と苦の解決道を明らかにしたブッダの人生観，生老病死の人生構造より探求をはじめる必要があろう．

第11項　宗教の概念

宗教は religion の訳語であり，ラテン語の religio（レリギオ）からきた言葉 religare（結びつき）が語源とされている．

religere（吟味する）から，精勤，心をこめることの意と解することができよう．

漢字の宗・教という言葉は，古く中国南北朝の末期から隋唐にわたって天台宗や華厳宗の学者たちが経典解釈の問題を名・体・宗・用・教等と要約する場合に用い，やがて宗と教とを熟字して宗教という言葉を作ったと推定されている．宗は教えによって表示さるべき要点のことであり，教は宗を詮表する文学や言説のことと解釈された．①

今，religion と漢字の宗教という原語について語ったが，religion（レリジョン）は神と人との結合，交通，人類と神との再結合という欧米人の響きをもつ概念であり，レリジョンの1つが仏教であると考え，仏教をレリジョンであると簡単に決めることには重大な問題が伏在しているであろう．

キリスト教，マホメット教，ゾロアスター教等からいえば，宗教とは神と人との結合とか交通という定義が適当であるかもしれない．けれども，このような狭い宗教概念を固執すると，仏教はもとより中国の邪教や道教も宗教とはいえなくなるであろう．儒教や道教は，必ずしも人格的

な唯一神の実在を教えているわけではない．②

　キリスト教は有神論 theism, 仏教は無神論 atheism といわれる．

　儒教は孔子を創始者とする実践的理想とその教説であり，漢代に国教となって以来，中国の代表的思想として朝鮮や日本の思想，道徳にも大きな影響を与えた．孟子，荀子らによって発展し，朱子が四書を制定するなどして，朱子学を大成させた．

　明代の王陽明は知行合一・心即理・致良知の三説をもって陽明学を確立．清代には朱子学，陽明学の実践的側面を否定した考証学が起こった．日本では朱子学が江戸幕府の官許学となって以来，社会一般に及んで盛行した．③

　道教は中国の民間信仰であり，黄帝，老子を教祖とし，不老長生を目的とする現世利益的多神教的な宗教である．3世紀後半，五斗米道（天師道）が起こって主流となり，晋の葛洪(かっこう)，南北朝の寇謙(こうけん)らによって組織，教理が整備された．後世，多数の派に分かれるが，王重陽(おうじゅうよう)にはじまる全真教(ぜんしんきょう)と五斗米道(ごとべいどう)系の正一教が二大主流となった．

　宗教はそれぞれの思想的見解（宗）を説く教えであろうが，宗教のその宗とは，おおもと，尊主，要の意味であり，主として尊ぶこと，つまり根本の心理，根本的立場，態度，よりどころとして尊崇するその教え，所立の道理であろう．たいせつな心のよりどころであり，言語では表示されない究極の真理と，それを人に伝える教えでもあろう．

　宗とするという原語に第一とするという意味があるが，宗教は第一とするものを教える．人生において一番たいせつなもの，何が一番たいせつなのか，もっともたいせつな尊き，根本真理を教えさとす，第一とし尊崇すべきもの，私どもにとってたいせつなものは多々あろうが，一番たいせつなものは何なのか，それを教えさとすのが宗教の概念の意味するものであると考えられる．

　一番たいせつなものはいったい何なのか，それは生命への畏敬ではなかろうか．

註① 山口益・横超慧日・安藤俊雄・船橋一哉『仏教学序説』平楽寺書店, pp.3-

4.
② 同，p.6.
③ 『日本語大辞典』講談社，1989年，p.919.

愛別離苦

人生には，愛する者と別れ離れるという苦しみを味わうということがある．人生の苦悩の根本原因である生・老・病・死の四苦に，愛別離苦・怨憎会苦・求不得苦・五陰盛苦の四を加え四苦八苦という．

愛別離苦は，愛する者に別れる苦痛で，愛する者とは必ず離れねばならない会者定離・生者必滅とともに，世の中の「無常」を表わす．

あらゆる存在は，諸行無常，無常であり，無常なるが故に苦であるという宗教的反省が無常観であろう．ところが，愛別離苦の経験に2通りの反応がある．1つは正常悲哀反応，もう1つは異常悲哀反応である．

(1) 正常悲哀反応　そのことをめぐり，人間のもつ意味ある苦悩であり，通常，愛する者なしでも生きうる自分を再建するであろう．

(2) 異常悲哀反応　愛別離苦の経験によって，自己の身体的不調，第三者への憎悪を年余にわたってもちつづけ，無力感，無用者感，出口のないいらだち，悪循環的症状の度を深める．

通常はいつまでも悲しんでいては自分がだめになってしまう，不幸経験者であれば，いつまでも泣いてばかりでは仏が浮かばれないからと，悲しいながらも愛する者なしでも生きうる自分を再建するであろうが，出口のないいらだち，悪循環に症状の度を深めていく異常な悲哀反応を示す．

法然，親鸞，栄西，道元，日蓮等，仏教書をひもとけば，心の安らぎ，人生観の確立の方向が得られようが，1人悩み泥沼に陥っていく．溺れ，涙にむせび，正気を失ってしまう．

人間としての苦悩，ノイローゼ的苦悩は，内面的出来事を特色とし，人生航路，青春期の未熟性，未発達性が病状を生むことがある．

中学生から高校半ばあたりの青年期前半，13, 4歳〜16, 7歳まで．17, 8歳以降22, 3歳くらいまで，高校後半から大学卒業ころまでの青年期後

半には「ノイローゼ的苦悩」，内面的出来事を特色とする心の病にかかる人たちがいる．

ノイローゼ

その教義の概念は理由のない「不安」に支配され社会適応に難渋する軽症の精神障害であり，心理的次元の要因が主役を演じる．精神療法が中心になるはずの病態であり，治療を要する精神症性不安，何よりも主観的内面的症状「不安」にノイローゼのノイローゼたるゆえんがあろう．

ノイローゼの不安は「対象なき不安」「理由なき不安」であり，その不安が人間存在の全体を支配し尽くし，人間の心理的エネルギーを消費させ，出口のない円環運動をするのがノイローゼの苦悩の特色である．

周囲の人や特定の人の行動や身ぶりをすべて自分に関係づけ，強い不安をもつ神経症，正視恐怖，赤面恐怖，異性恐怖，社交恐怖等は対人恐怖症 anthropophobia といわれている．

人はありのままに生きればよいのであるが，自分の顔貌や容姿，肉体への理由のない脅迫的なこだわりに思春期悩み，心気症になる人がいる．

身体は「精神としての身体」「身体としての精神」であり，身体と精神は不可分であろう．青年の思春期における身体との出会いは「鏡像段階」，自己愛的であれ自己嫌悪的であれ，飽きもせず長い時間，鏡の前で過ごす．鏡の症候学，体鏡症状，鏡ばかりのぞいているという症状もあろう．

1. 対人恐怖症 ノイローゼ段階の対人障害

対人恐怖症の人たちが人前で恥じ，もてあまし，消し去りたいと思うものは，ほかならぬ自分の身体であり，身体的特徴であろう．人から見た「わが身体」である．

青年前期に発症する病状は，

(1) 醜貌恐怖，醜形恐怖

自分の顔貌，軀幹，手足，頭蓋等の形状が醜いが故に人々に嫌われ，さげすまれ，避けられると確信する．鼻，眼，髪，口もと，眉，顔貌全体の雰囲気，頭蓋骨，顎，腕，足，尻，性器など外面的身体部分であるが，この醜貌恐怖者も客観的に何人もみとめる醜貌の持ち主ではもちろんない．何の異様さもない．むしろ，平均以上の美貌の人が醜貌恐怖症をいだく

ことも少なくない．それは平均からの逸脱の度合いではなく，世にも類比のない2人とない異形性，たとえば顎の張り方は独特で世界に2つとない奇妙な異形姓と自身が妄想する．妄想の部類と思われるほど頑固で，いくら説得しても，自説を訂正しようとしない，異形恐怖であろう．

2. 心気症 Hypo-chondr-ia（減‐軟骨‐症）

この用法ヒポコンドリアは，昔，本症の原因が季肋部，とくに脾臓中に宿るものと考えられていたことに由来する．自己の身体の調子にたえず注意を向け，病気でないのに病気があると思って悩む神経症である．①

自己の生理的現象や微細な身体現象に著しくこだわり，これに執拗にとらわれ，重大な疾患ではないかと恐れおびえる．

(1) 視線ノイローゼ，視線恐怖

中学2，3年ごろから自覚されだす．人前に出ると不必要に緊張する．自然さを失う．どもったり，赤くなったり，目のやり場をなくしたりする．自分のぶざまな格好を相手が見，さぞかし自分を軽蔑するであろうと思い，みじめな気持ちになる．負けてなるものかと気負うと，いっそう輪をかけ，どもったり，赤くなったりする．この悪循環が自負をますます心もとないものにしていく心理構造であろう．

(2) 体臭恐怖

自分の体から変な臭いがでていてそのためまわりの人々にいやがられ逃げていると確信する．

(3) 赤面恐怖

(4) 表情恐怖

(5) 吃音

(6) 発汗

(7) ふるえ

2. 神経症性不安

(1) 軽症の精神障害「不安」

(2) 行動障害 社会適応行動障害

(3) 性格

3. 神経性食思不振

思春期やせ症 anorexia
大食症 bulimia

註① 緒方知三郎『常用医語辞典』金原出版，昭和43年，p.328 参照．

第12項　身心症 Psychosomatic disease（PSD）について

　心理的要因，精神的不安や緊張，興奮等が種々の身体症状，身体の違和変調をあらわす場合を身心症という．精神的原因にとって生ずる身体障害をさす．心によって起きる身体の病気である．
1. 精神的原因により，(a) 身体の各器官の働きに異常を呈する場合，(b) 上下肢に麻痺がおこり，声帯が麻痺して声が出ない場合．
2. 心療内科病　高血圧症，狭心症，心筋梗塞，消化性潰瘍，過敏性大腸炎，糖尿病，甲状腺機能亢進症，神経性皮膚炎，緑内障等の各科病気の中で，心理的原因がその経過に大きな影響を及ぼし，その診断，治療上，こうした心理的要因を配慮して診断しなければならないさまざまな病気群をいう．

　いちばん多い身心症は，
　(1) 精神的な不安，緊張，興奮が自律神経を通してさまざまな身体症状，心悸亢進，息切れ，冷汗，易疲労感，肩こり，下痢，便秘等の不定愁訴，自律神経失調症といわれるものであろう．
　(2) 生命機能が低下し，食欲がなくなり，便秘がち，食欲が衰え，不眠がち，全身倦怠感が生じ，さまざまな身心の違和変調が起こる，うつ病状態の2つのタイプがあろう．

　身心症の治療は，身体の症状だけでなく，その原因になっている心理的ストレスや葛藤，不安，緊張について「心理的相談助言」「精神療法」「薬物療法」（精神安定剤や抗うつ剤）等の治療があろう．

　ストレスとは，俗にいう「プレッシャー」のことで，「内体的，精神的圧迫」のことである．ストレスに対する反応は，個人の性格，環境，人生観まで関係し，大きく個人差があろう．①

　生体が外傷，中毒，寒冷，伝染病のごとき非特異的な刺激ストレスに当

面すると，その刺激の種類に無関係な一連の個体防衛反応が現われる．下垂体前葉～副腎皮質系（pituitary-adrenal system）の内分泌系がその役割の主たる部分を演ずることを提唱し，汎適応症候群と名づけた．

医療の対象は「病気」だけでなく，「病気をもつ人間」であり，総合医学的医療のあり方，身心医学的アプローチは，その点をとくに強調している視座であろう．

身心医学は，身体的病変のみを追求し，症状に悩んでいる「人間」を見ない身体的アプローチ一辺倒の"臨床医学"に対する反省に根ざすもので，その基本は，身心両面，bio（身体）— psycho（精神）— socio（社会）— ethical（倫理）なアプローチをめざす．

身心症発症メカニズムの解明，原因

1. ホメオスターシス理論 Homeostasis（Cannon, W.B.）

生体が，生理的変化（外界温度の変化や出血等）のみならず，それに対応する身体活動に備え，ホメオスターシス維持のため大量のノドアドレナリン，アドレナリンが分泌され，交感神経系の機能亢進による緊急反応 emergency reaction が起こるという説である．

アメリカの生理学者キャノン Cannon, Walter Bradford（1871-1945）は，Homeostasis ホメオスターシス（生体恒常性）の原理を提唱．ホメオは「同一の」，スターシスは「状態」を意味するギリシア語であり「体の内部の環境が常に一定状態にあること」である．ホメオスターシスという働きがなかったら，病気や怪我が自然に治るということはないといわれる．

ホメオスターシスには，特神経系（自律神経系）と内分泌器官が関与し，個体が急に気害的要因に曝されたときに，交感神経アドレナリン分泌系の活動 Sympathico-adrenal activity が見られる．

生体の生理的活動を全体として眺めて気づくことは，身体の一部の活動は多かれ少なかれ他の部分の反応を惹き起こすもので，各器官なり組織の活動は，常に個体全体としての関連に立っている．

また生体は，たえずその環境の影響を受けて活動を変化する．これら内外の要因に応じて個体のあらわす活動は複雑微妙であるが，総じて個体が全体として生存を全うしてゆけるように反応が起こっていることが

わかる.

　すなわち，生体の大きな特徴はそれ自体の存続を維持するための自働装置を具えた安定系であるということであり，身体内の一部の過剰な変化が個体全体の生命を脅かすのを防ぐための調節機構は，生体機能のいたるところに見出される．この原理を，キャノンはホメオスターシス(生体恒常性)と呼んだ．②

2．ストレス学説

　カナダの内分泌学者セリエ Selye, Hans (1907-1982) のストレス学説も有名である．

　セリエは，ホメオスターシス（生体恒常性）にも限界があると1936年，警告反応 alarm reaction なる仮説を出し，ストレスにかかった状態を3期に分けて説明している．

　(1) 警告反応期 alarm reaction　ストレスが混入したら気をつけてと体に警告反応，その第一期の反応期の名称である．

　　(a) ショック相

　　　個体が刺激に直面した直後で，個体側にまだそれに対する何らの準備もできていない時期であり，刺激に対する単なる受動的なあらわれにすぎない時期である．刺激に対する個体の抵抗性は正常状態より低下し，外科的ショック時に見られるごとき神経の抑制，体温および血圧の降下，血液濃縮，毛細血管透過性増加等の症状が見られる場合もある．それがショック相，第一反応期，最初の相（すがた）である．

　　(b) 反ショック相 counter-shock phase

　　　刺激が下垂体前葉―副腎皮質系を刺激すると，個体は刺激に対し積極的な防衛反応を呈してくる．すなわち，下垂体前葉向副腎皮質ホルモン（ＡＣＴＨ）の分泌増加，副腎皮質肥大ならびに副腎皮質ホルモン分泌増加をきたし，皮質ホルモンによる有機代謝（糖質，蛋白質代謝）および無機代謝（電解質及び水分代謝）の変化，血液凝固時間短縮，血液中リンパ球数減少，胸腺およびリンパ組織の萎縮等の諸変化がみられる．③

(2) 抵抗期ストレスから自分の体を守ろう，健康を維持しようと抵抗する時期．
(3) 疲憊期
ストレスに耐えかねた体が疲労困憊している時期であり，この時期，状態に入ると，さまざまなストレス病を発症する．

ストレス病を感じているとき，自分がどの時期にいるかを自覚することは，とても重要なことであろう．

セリエは1936年，生体が外傷，中毒，寒冷，伝染病のごとき非特異的な刺激 stress に当面すると，その刺激の種類に無関係な一連の個体防衛反応が現われるが，これには下垂体前葉─副腎皮質系 pituitary-adrenal system の内分泌系がその役割の主たる部分を演ずることを提唱し，これを汎適応症候群 general adaptation syndrome と名づけた．

外圧の加わった生体では下垂体～副腎皮質系が活動し，副腎皮質ホルモンの過量分泌をきたして抵抗するが，この活動の機能亢進，機能低下により種々の疾患が生じ，その中には今まで成因のあきらかでなかった高血圧，関節リュウマチ，結節性動脈周囲炎，ショック，急性胃腸潰瘍等が包含されるとしているのである．④

3. Alexander, F. の精神分析理論

精神分析学において活躍したアレクサンダーが，この学問に対してなした最大の寄与は，修正感情体験という考え方であろう．

クライエントは過去に何らかの外傷を蒙り，その呪縛の中に閉じこめられて苦しんでいる．セラピーは自身の人格がかつて外傷を与えた人格とは異なる陽性のものであることを積極的に提示しなければならず，クライエントはセラピーが実際に提示する人格と接触することによって，外傷を与える人格の影響から脱却することができる．クライエントはセラピー自身の人格をてことして，かつての外傷体験を修正することができると，アレクサンダーは説く．⑤

註① 芦原睦『心でおきる身体の病─心の健康診断法─』講談社，1994年，p.63.
② 『医学大辞典』南山堂，1954年，p.1459.

③ 同，p.376.

④ 同，p.1056.

⑤ 中本征利『精神分析技法論』ミネルヴァ書房，1995年，pp.78-79. アレクサンダーの文献については，同，p.83 に，

「Psychoanalysis and Psychotherapy, Norton Company, 1956.

修正感情体験を中心として彼の学説が精神分析学説史とともに極めて手際よく整理され叙述されている．

Psychoanalyse der Gesamtpersönlichkeit, Internazionaler Psychoanalytische Verlag, 1927

初期の彼の考えの総合で修正感情体験という考え方を既に胚胎させている．

Psychosomatische Medizin, De Gruyter Verlag, 1971

Geschichte der Psychiatrie, Diana Verlag, 1969

Dynamic Psychiatry, The University of Chicago Press, 1952

最後の3冊は身心医学・精神医学史，そして精神医学との架橋の試みとしての力動精神医学の本である」と著書の紹介がある．

第13項　自然治癒力

　古代ギリシアにおけるヒポクラテス的な医の思想は，病気とは人間の身心や環境における調和が破れた状態であり，病気の治療は「自然治癒力」に基づかねばならぬと，人間の心には自ら癒す力，治る力のあること，自然治癒力・自然回復力の存在に注目している．

　19世紀の初め，精神医学を専攻する内科医が誕生し，さらに半世紀後に，精神科医という精神の病だけを扱う専門医が登場して，自然科学の一分野としての医学，精神医学の知による新しい知により自ら体系化，精神医学体系という精緻に築きあげられた分類標本箱の中で，患者は客体（もの）と化し，医学的治療，精神病院に収容，監禁される．

　精神病の治療には，1. 精神療法（フロイト理論，精神分析を含む）(1) 行動療法，(2) 集団療法，2. 物理療法（電気ショック），3. 薬物療法（対症療法）の3種類があろう．

精神病の治療に使われる向精神薬は化学物質であり，向精神薬は精神安定剤（トランキライザー）と抗うつ剤に大きく分けられよう．トランキライザーは患者の興奮を抑えて不安を軽減し，抗うつ剤は躁うつ病患者の気分をもちあげ，または安定させる薬である．

　すべての薬には副作用があろう．口の渇きやインポテンツ，筋肉運動の異常，便秘，肝障害等である．

　薬は病気そのものを直接治療するのではなく，患者の不安を抑え気持ちを安定させる．よく眠らせることによって，正常な生活のリズムに戻してやる．よく眠れば，たいていの病気は治るであろう．生活のリズムを取り戻すことが，回復の第一歩である．病気を治すのは本人自身の自然治癒力であり，医療はその手助けをするのであるといえよう．

　精神病も「病気」であるから，患者を放っておけば死んでしまう．死んでしまってよいというのであれば，確かに治療は必要ないであろう．廃人になっていく人を見捨てるか，見捨てないか．精神治療にも，苦しんでいる人はたすけなくてはならないという基本的なモラルがある．

　精神病の精神とは「一般的な日常生活を送るのに必要な能力」であり，病気になれば日常生活に障害が起きてくる．だから，精神障害者といわれる．患者は発病したときから死に至る道を歩みはじめてしまうが，それを救済するのが医療者の義務であるはずである．

精神科の病気は大きく3分類

(1) 精神病

　1 気質性精神病（原因がはっきりしているもの）　アルコール依存症，薬物依存症，老人性痴呆症，梅毒，脳挫傷，脳挫傷によって起こる精神病

　2 内因性精神病（原因がよくわからないもの）　分裂病，躁うつ病，てんかん（コントロールする能力を失ってしまったような状態，病識がない）の三大精神病

　　　分裂病の原因はよくわからない．親がワンパターンの硬直化した育て方をしたり，親に情緒的な表出が少ない，育て親が違う等の素因も否定できない．素因と個人史と文明の不適応が考え

られる.
(2) 神経症
   1 不安の病気　不安の概念は現代の神経症論の基礎概念である．ヒステリー（神経衰弱）
   2 患者が自分自身をコントロールできている状態．病識がある．神経症は，遺伝的な素因と歪んだ幼児体験が複合して発病するといわれる．出産外傷等（ランク説）
(3) 精神病質
　　精神病質者の定義　クルト・シュナイダー Schneider, C の滞続症 Stehendes Symptom がある．

分裂症

(1) 感情の障害　感情の表出がその場にそぐわない．他人が泣くような場面で笑いだしたり，何も起こらないのにいきなり怒ったり，多幸的（躁期），ぐったりしている（うつ病）.

(2) 意欲の障害　意欲が徐々に低下していく．悪化すると，1日中ベッドに寝たままの状態．

(3) 知能の異常　幻聴や幻覚がある．対話性の幻聴が分裂症特有の症状，妄想．

(4) 自我意識の異常　世界が遠ざかっていくような感覚．自分の行動と自分の意志が別．命令されて動いているような意識のあり方,「させられ体験」分裂症の一般症状．

(5) 思考の異常　論理がいきなり飛躍したり，言葉のつながりがおかしい，文法的に支離滅裂.

病気の自然治癒, 回復力

　現代人の誰にも，風邪をひくように心の病にかかる可能性があるというが，先日，ほんとうに久しぶりに，元気な私がめずらしく風邪をひいて寝込んでしまったのである．

　今までであれば，信頼する近所のホームドクターの問診をうけ，薬を飲めばすぐ回復したのであるが，2年ぶりにひいた風邪はしつこい．

　歳のせいか回復が遅く，うがい，風邪薬，休息と2週間，お陰さまでや

っとのことで風邪が治り，体力も回復の方向へ向かった．

　自然治癒力，生命力，その存在を身をもって経験し，生きている生の力の中にある病気の回復力，自然治癒の回復力の恩恵にあずかったのである．

　毎日が実に憂うつで，心の病は風邪の苦悩と同等とは考えないが，それにしても「風邪をひくように」かかるという心の病．身近な風邪の体験を通して病状のつらさを知ることとなったのである．

　風邪をひくように，狂気はすべての人間の中に潜んでいて，誰でも発病の可能性はあろう．1960年代，欧米では地域精神医療という動きが出始め，「鉄格子なんていらない」精神病院の扉を開けて，できるだけ早く患者さんに社会に戻ってもらう，いわゆる精神科医療の転換がはじまり，大きく変わっていく時代に入る．

　「電気ショック」「インシュリンショック」いわゆるショック療法，治らない，遺伝であろう，危険である，本体不明の脳病という伝統的精神医学の理念の解体が次第にはじまり，心の病は人間特有の病気としての視座に変貌していく．

　伝統的精神医学の考え方は，1900年ごろ，ドイツのクレペリンの思想，つまり精神病を外因性，内因性，心因性とに分け，内因性の精神病として分裂病（統合失調症），躁うつ病，てんかん等があって，精神病は平均的人間から逸脱している，平均概念，規範からの偏りである，精神病は遺伝である，本体不明の脳病である，何を考えているかわからない，衝動的にいろいろやってしまう存在である，精神病は危険である，治らない，不治である——この伝統的精神医学の考え方は，精神病者を精神病院に隔離収容し，一生そこに入れておく思想ともいえよう．今までの伝統的精神医学を貫いていた考え方は，このようであったのである．

　ところで，近代医学のもつ，もう1つの根本的欠陥に，操作的治療主義があろう．病気は全くのマイナスである．治療はその病原を除去することであると考えて，物質が侵入した，物質が欠如している，したがってどこか悪いところを除去すればいい，悪いところだけ薬を与えればよい，不足するものを補ってやればよい．こう考え，治療が一種の操作主義，操作

的治療主義，この考えは根本的欠陥をもっているだろう．

　病原は，本来「人間の存在の仕方そのもの」にある．精神病は人間特有の人間そのものの病であり，「人間存在のあり方」の中に精神病状態に至る基盤を位置づけ，特別の人間だけがなるのではない．すべての人がなり得るもの，1つの病的状態としてある状況の中で生じてくるものである．病気そのものは，その人の生きざまの反映であって，病気はその人が生きている生の力，生きている力，その生の回復力により，その人の生が自然に回復する力がでてくるような状況を整えながら，自然治癒力により回復していくであろう．

　こう考え，精神病の状態は本来的に回復可能な状態であり，状況を整え，病の自然回復を待つ，一種の自然治癒，新自然治癒主義を提言するのである．

　伝統的精神医学の考え方であるが，1893年，ドイツのクレペリンKraepelinは『精神医学』Psychiatric（第4版）から早発性痴呆dementia praecoxという概念を用いはじめ，早発性，思春期に発病する，人生の早い時期に発病し，最終的に痴呆に至る病気として，精神分裂病（統合失調症）を治らぬ病「不治の病」として概念づけた．

　1911年，スイスのオイゲン・ブロイラーBLeuler,Eは「早発性痴呆」という言葉はよくないと「精神分裂病」という概念を提唱した．

　クレペリンは人生の早期，思春期に発病するといったが，必ずしもこの病がすべて思春期に発病するわけでなく，必ずしもすべてが痴呆に至るとは限らないとして連合障害とし，真理的特性に重点をおいた．そのため範囲が拡大し，種々のものを含むあまり，かえって混乱した印象を与えたといえよう．

　1960年代から，精神病は「不治の病」として精神病院に隔離収容され，一生そこで過ごさざるをえないといわれた精神医学が変わりはじめ，精神病院がだんだん開放化され，精神分裂病（統合失調症）の患者が社会の中で生きていく，つまり精神分裂病は治りうるんだという社会的治療ということがいわれはじめられる．

　分裂病の治療を「社会適応」という考え方から見ようと，障害者ととも

に生きる社会，精神障害者とともにある社会，健常者，障害者がお互い，いっしょに，さらに交感する社会，こうした豊かな相互関係の中から回復をどう支援していくか，患者とともに生きて，お互いに学びあえる社会がたいせつであると考えられはじめている．

　精神病院から解放され社会の中で自立して生きていくための居場所，生活の訓練の場として，社会復帰施設が必要であろう．しかしながら，知的・身体障害者の施設は第一種社会福祉事業のため，補助援助も厚く充実しているが，第二種社会福祉事業に位置づけられている精神障害者の社会復帰施設は，今日いまだ100万人の在住する大都会，政令都市，私の住む千葉市にも存在せず，2003年開園を目標に，私どもの希望がやっと実現し，建設されはじめるという状況にある．

　社会復帰施設や小規模作業所（通所施設）が少ない，皆無という社会状況は，依然として精神病院で一生を過ごすという，わが国の精神医療の伝統が大きく生きつづける状況を形成してゆき，なかなか進まないであろう．

　居場所がないかぎり，病院に患者として生活することになり，社会復帰への道はなかなか歩み出せないであろう．欧米の流れから大きく遅れている日本の現状があろう．

　発病の構造は，三つ子の魂百までもといわれるとおり，人間の性格の基本パターンは3歳くらいまでに形成されるであろうといわれている．

　気質は遺伝によるが，性格は環境の中で形成され，病前性格は後天的な形成，家族によるところが大の家族論がある．

　発病の構造は「葛藤の中から」，すなわち心の中で対立した欲求が起こって，どちらを選ぶべきか迷いが生じる．互いに相反するいくつかの欲求を同時に満足させることができないときに生ずる心理的状態，葛藤が基本にあり，いざこざ，争い，入り組んだもめごと，紛争，悶着（もめてゴタゴタすること，トラブル），相克（対立する者が争いあうこと），軋轢（あつれき）（仲が悪くなって争いあうこと）など，家庭，仕事の場にある潜在的な葛藤が根本にあるといわれている．

　昔からうつ病は，引越し，試験，入学，就職，過重な労働，失恋，結

婚, 身体的な疾患, 更年期等がうつ病のひきがねになるといわれている.

　幻滅の悲哀, 今まで頭の中で描いていたすばらしい物事が実際とひどく違う, がっかりの状態, つまり生きがいの喪失の状態, 憂うつな気分が心を閉ざして人を病気へと導く. 人間はよりよい人生を創りたいから悩み, よりよい人間関係をもちたいから悩み, より深く愛したいから悩み, そしてより長く生きたいから悩む.「悩み」は人間の希望が大きければ大きいほど, 逆に深く大きくなっていく.

　現代人が心の病になる原因として考えられるのは, 一因として人生の目的が希薄化したことにあろう.

　ドイツの精神医学者フランクル Frankl, Viktor Emil は, 人は意味への意志 Will zum Sin をもちこたえているかぎりは, どれほど極限状態におかれようと, 人間としての尊厳を失わず生きることができるが, 意味への意志を喪失したとき, 不安に耐えられなくなり, 神経症や心身症に罹患し, あるいはそのために生命を失うことがあると, ドイツ強制収容所有の体験記録『夜と霧』Ein Psycholog erlebt das Konzentrationslager, Verlag für Jugend und Volk, Wein (1947) において指摘している. ①

　人間が己の人生に意味をもちながら生きることは重要なことで, 生きるための意味が人の心と身体に絶大なエネルギーを与え, また逆に主体性を根底からもぎとられてしまったら, 人は果たして健全に生きられるのだろうか.

　現代人は物質的関心のみが強くなり, 人を思いやる心, 親子関係, 宗教心が希薄になり, 人生の苦悩に正面から立ち向かい, それを乗り越えようという姿勢, 自分自身の生き方をふりかえり, 確かめる眼を喪失している 21 世紀の, そのような社会環境が, 心の病発生の社会構造基盤となっているのではなかろうか.

　心の病の病態は, 躁, うつ病ともども, 軽い状態から典型的な病態, 重症状態と変わっていく. うつ病の症状は, 食欲不振, 下痢等の身体症状, 熟眠障害, 離人症, 集中困難, 不安, 焦燥等の症状があり, 軽うつ状態は, 人間社会からの疎外感, 心を閉ざしはじめていく.

　離人症 Depersonalization

(1) 自我意識面の障害

「自分が存在していると感じられない」,「自分が行なっていることに対して自分がしているという感じがしない」,「私はもとの自分ではなくなってしまったような感じがする」.

(2) 対象意識面の障害

「自分が今まで親しんできた人やものが何となく疎外に感じられる」,「街を歩いている人々が生きている感じがしない」,「外にあるものと自分の間にヴェールがあるようでピンとこない」,「そこに机があることはわかるが,実際にあるという感じがしない」.

(3) 身体意識面の障害

「私は自分の手や足が自分のもののような感じがしない」,「私は自分の身体がなくなってしまったように感じる」,「私は自分の身体が自分の身体のように感じられない」,「私は自分の身体が生きていると感じない」.

離人症は,以上の(1)(2)(3)の障害を主観的に体験する現象である.

1898年,フランスのデュガ Dugas,L が Depersonalization という用語を提唱している.

発生原因としては,(1) 感情を重視する感情説,(2) 一般感覚の障害を考える感覚説,(3) 両者の連合説等の学説がある.

離人症は,主に神経症,うつ病,分裂病等にあらわれよう.②

軽うつ状態は「ねむれない」,熟眠感がない,安眠できない.神経症状態であり,心の病の軽い段階と位置づけられよう.

典型的なうつ状態は「妄想」がでてきて「夜も昼も眠れない」,熟眠が断続的になっていく.人に会うのが嫌になり,家人との対話もなく,心は完全に孤立した世界に入っていく.当たらして事実には関心が向かず,時間の経過の感じが全然わからなくなる.

一晩中ウトウトしている.断続的に目がさめてしまい不眠,睡眠障害となる.

妄想 delusion は,病的な状態から生じた誤った判断である.

重症うつ状態になると,意識障害,完全不眠となる.

意識は錯乱状態,幻視,幻聴,幻嗅,幻味,幻蝕,幻覚が現われる.健

忘もともなう．

躁病の軽躁状態は疎外感があり，心が閉ざされはじめている．熾然奔逸，多弁，多動，爽快気分であろう．

「早朝覚醒」熟眠感をもって目がさめる．起きるとじっとしていられず動き出す．自身はよく眠れたというが，未明覚醒，夜中にゴソゴソ動きまわる．

自身の身体は強健であり，どんな無理にも耐えられる「強健妄想」（うつ病の心気妄想の対極である）．

富裕妄想は，今お金を持っていないが，将来必ずお金が山ほど入る．それゆえ，借金をし，どんなにお金を使ってもかまわない（貧困妄想の対極）．

天才妄想，自分は天才である，この世の救世主である（罪責妄想の対極）．

重症躁状態は，意識障害と完全不眠を特色とする．興奮のあまり一睡もできなくなり，意識は障害されて錯乱状態，言語は支離滅裂となる．

精神分裂病（統合失調症）schizophrenia

躁うつ病とならぶ二大内因性精神病であり，発生頻度の高さ，病状の特異性，治療上の困難さ等から，今日も注目されている精神病である．

特徴として，(1) 青年期に発生し，(2) 進行性，推進性に経過し，(3) やがて人格の特有の欠陥状態を残し人格の荒廃状態に至る．

(a) 対人接触に対し特有の障害，姿勢の固さ，不自然なぎこちなさ，表情の少なさ，心の通じにくさ等がみられる．

(b) 主観的病状，世界没落体験，迫害妄想，心気妄想（検査上ではとくに悪いところはないのに，自己の健康状態について必要以上に思い悩み，訴えを繰り返す症状，神経症の一種を心気症 hypochondria というが，実際は健康であるにもかかわらず，自分は病気にかかっている，体に異常があると確信する妄想 hypochondriacal delusion をいい，癌，梅毒，結核，皮膚性寄生虫妄想，腸内寄生虫妄想等があろう．

血統妄想 descent delusion（自分は高貴な生まれである，天皇の子である

というように自分の素性を誇大に考える妄想），対話性幻聴（他人から話しかけられる幻聴，自分を批判したり悪口をいったりする被害的色彩があり，周囲が自分の噂をしている，患者に直接話しかけてくる声，非難したり，脅迫したりの声，性的内容の声等の幻聴があろう），作為（つくりごと）思考影響体験（他から影響され催眠をかけられ，魅きつけられるという妄想的確信による「させられ体験」であろう．自己の思考や感情，行動が他人から動かされる，支配されると感じ，私がしているという能動性ないし主体性の意識が薄れ，心的行為の主体を他人に帰せしめる様相）等．

(c) 客観性病状，自閉性，両価性 ambivalence（同一の対象に対し愛と憎しみのような相反する心的傾向，感情，態度が同時に存在する精神状態）．

ブロイラー Bleuler, E は1911年，アンビヴァレンス ambivalence（両価性）を分裂病の基本病状とした．

(1) 意志のアンビヴァレンス　食事をとろうとすると同時にとるまいとする．
(2) 情動のアンビヴァレンス　夫が妻を愛しながらも憎む．
(3) 知的なアンビヴァレンス　相反する思考，認識を同時に固執する．

と，肯定と否定の矛盾を本人が全く認めようとせぬ3つをあげている．自閉性，両価性等と呼ばれる特有の感情，意志障害，衝動的興奮や昏迷等の緊張病性症状，言語新作や支離滅裂思考等の症状に分けられよう．③

精神分裂病（統合失調症）は世間，集団に疎外され，迫害される自分であり，集団，世間にこだわる病といえ，迫害妄想といえよう．④

病型として，伝統的にクレペリンやブロイラー以来，

(1) 破瓜型　思春期にはじまってそれからだんだん荒廃に至る．集団に入ることの困難さを示している．
(2) 緊張型　年をとってから起こるタイプで急速に発病，興奮と抑うつの両極に発病する型，集団との違和に悩むタイプ．
(3) 妄想型　40歳以上発病，妄想体系をつくりあげ，その中に住んでしまう型．

重症躁状態は意識障害と完全不眠，興奮のあまり一睡もできなくなり，

意識は障害されて錯乱状態，言語は支離滅裂となる．

治療について

治療には，いったんよくなる症候的治癒と，根源的に治る根源的治癒があろう．

大事なことは，ゆっくり休むこと，よく眠ること，現存する葛藤をいったん忘れることであろう．

抗うつ剤（元気が出る薬），抗躁剤（興奮を落ちつける薬），睡眠薬（夜よく眠れるようにする薬）により気持ちの安らぎを得る，安心してやすめる場に変えていく，遊びを楽しむ，さまざまな活動を無心に楽しむ，そういうことにより，状態は自然と回復するであろう．

キーワードは患者自身，そして家族，社会，精神医療従事者（医師，看護士，心理士，精神保健福祉士ＰＳＷ，精神科作業療法士，保健士）のチームワークによる治療であろう．

患者の人権を尊重し，できるだけ地域社会の中で生活ができるように支援する愛の共同体でありつづけること．

家族もひずみを背負っている．過剰に保守的であったり，干渉的，説教的であったりしがちであるが，本来的な家族のよき人間関係を回復する必要があろう．

社会としては差別をせず，温かい援助者になって，人権，人間なら誰でも生まれながらもっていて，他から侵されたり，そこなったりすることのできぬ何者にも侵されない権利，

自由平等の権利，人間である以上当然のこととして保守されねばならぬ基本的人権 fundamental human rights，平等権，自由権，社会権をたいせつにする必要があろう．

日本国憲法の基本的人権には，(1)自由権，(2)平等権，(3)社会権，(4)参政権，(5)国務請求権がある．

(1) 自由権
　　1 精神の自由　思想・良心の自由（第19条），信教の自由（第20条），集会・結社・表現の自由，検閲の禁止（第21条），学問の自由（第22条）

2 身体の自由　奴隷的拘束および苦役からの自由（第18条），法廷手続きの保証（第31条），住居の不可侵（第35条），拷問および残虐刑の禁止（第36条），刑事裁判を受ける権利（第37条），黙秘権（第38条）など

3 経済の自由　居住・移転および職業選択の自由，外国移住・国籍離脱の自由（第22条），財産権の保障（第29条）

(2) 平等権

法の下の平等（第14条），男女の本質的平等（第24条），参政権の平等（第44条）

(3) 社会権

健康で文化的な最低生活の保障（第25条），教育を受ける権利（第26条），勤労条件の基準の法定，児童の酷使禁止（第27条），勤労者の団結権，団体交渉権，争議権（第28条）

(4) 参政権

公務員の選定・罷免の権利（第15条），最高裁判官の国民審査権（第79条），地方公共団体の長・議員の選挙権（第93条），憲法改正の国民投票権（第96条）

(5) 国務請求権

請願権（第16条），国・公共団体に対する損害賠償請求権（第17条），裁判を受ける権利（第32条），刑事補償請求権（第40条）

治療に当たる専門職者チームワークの心得について

(1) 人間の多様性を生かす道

人間の能力には，優柔だけでなく，多様性がある．長所を買うよりも短所の批判に急な人は，これに気づきにくく，狭量になりやすく創造性に欠ける．存在する者をみな使いきるけいこ．それは当然に，個性の把握という態度や方法につながる．

(2) リーダーは仕事の目標を明確に示すこと．手段方法は教えるものではない．聞かれたら相談にのる．チームワークでは，物事をやりすぎた罪より，やらなかった罪のほうが重い．

(3) 協力点の明示

誰が，何をなすべきか，仕事を構造的に示せ．チームワークの中で，自分はいったいどういう点で協力しているのか，これを的確に理解させるためには，チームワークの仕事の構造がわかっていなければならない．また，どういう手順でそれを解きほぐしたらよいのか，その手順をお互いに知っている必要がある．構造計画と手順の計画が明示されねばならない．係りのあいだや部局のあいだで，これを互いに見せあえば，協力方法ははっきり発見できる．リーダーとフォローのあいだでも，有効な意思疎通となる．よい因縁を積み上げてゆけばチームは育つし，逆縁が重なればチームは分解する．創造し生きるか，分解し死ぬか．それは因縁の累積効果である．

(4) 何人かの人々が気持ちよく協力して仕事をやるには，どうすればよいか．企業組織の中で人間が「やる気」を出す要因を分析してみると，福利厚生施設がよくなるとか，月給が上がるとかいう，いのちをつなげることにかかわることよりも，仕事を達成し，それを上司が正しく評価してくれることのほうが，はるかに積極的で長つづきする効果を示しているというのである．「どうすれば生きてゆけるか」の問題よりも，「いかに生くべきか」の問題のほうが，人間に働きがい，生きがいを生みだしているということになる．

こうなると，日本の社会が，社員に「やる気」をだしてもらうために，千万金を投じて福利厚生施設といった，いのちの保養のほうにばかり狂奔しているのは，とんでもない見当違いの悠長なお話ということになる．

このような意味での創造性を，目的としての創造性と呼ぼう．そして，目的としての創造性が満たされないとき，人間がいかにみじめなものになるか．

「人間はパンのためにしか働かないものである」という独断的な哲学が，がんとしていすわっているであろう．

われわれの人生のきわめて多くの時間が，仕事をするためにさかれている．人生で費やしている精神的肉体的エネルギーにいたっては，その時間的比重よりもさらに大きな比重を，仕事のためにかけている．その

仕事が，もしも「やりがい」を感ぜず，「生きがい」につながっていないとしたら，こんな悲惨なことがあろうか．

(5) たいせつなのは仕事のやり方

「作業ではなく仕事を」この意味を知るためには，作業と仕事の違いを理解しなければならない．ごく常識的にいって，仕事とは，一連の作業の組み合わせからなる，ひとまとまりの物事である．そして作業は，仕事のひとこまの手続きにすぎない．

「なすに値する新しいものごとを，自分の主体性と責任において達成する」それが創造的な行為で自発的であればあるほど，その行為は創造である．⑤

 註① V・E・フランクル『夜と霧』みすず書房，1961年．
  ②『精神医学事典』弘文堂，昭和50年，p.667.
  ③ 同，p.388 参照．
  ④ 森山公夫『和解と精神医学』筑摩書房，1989年，p.153.
  ⑤ 川喜田二郎『チームワーク』光文社カッパビジネス，昭和41年 参照．

第14項 心の病, 発病メカニズムの解明および治療法

医学的にいう狭義の精神病とは，精神分裂病（統合失調症）と躁うつ病である．心の病の中で神経症，人格障害，依存症等，それは精神病ではない病気であるが，この2つを総称して「精神疾患」と呼んでいる．

心の悩みをいかに治療し癒していくか．

(1) 精神病レベル　本人自身には自分は病気であるという自覚，病識はない．

(2) 神経症レベル　本人に自分はおかしいという自覚がある．

(3) 病気でないレベル　本人にとって深刻な人間的悩み，実存的苦悩がある．

以上3つの段階の悩みのどの段階なのかの見極めが重要となろう．

Ⅰ．精神病とは何か

精神病とは，自分が本来の自分でなくなり，ひどい妄想等にとらわれ，

日常生活を送るのが困難になってしまう病気のことである．
Ⅱ．精神病であるための条件 精神病認定の基準

(1) 後天的に生まれたあとに人生の一定の時期に発病，発症する．思春期以前の成長期0歳～中学生ぐらいまでの時期は普通精神病は発症せず，人格が形成されない時期には発症しない．その時期の異常は何らかの発達障害あるいは神経レベルである可能性が高く，それは精神病ではないであろう．

(2) 実認識がおかしい．幻覚，妄想．

精神病の人は，第三者から見て明らかにおかしいことをしゃべったり行動したりする．幻覚，妄想がでてくる．現実には見えないものを見たり，聞いたり臭ったり，味がしたり，皮膚で感じたりする．

「誰かが自分を殺しにくる」という妄想にとりつかれ，たえず緊張し，緊張が極度に達すると「殺される前に殺さなければ」と思い込み見知らぬ人を殺し，通り魔殺人を起こしたりする．覚醒剤精神病でも「妄想」が認められる．意識がもうろうとした意識障害，幻覚，妄想は痴呆のせいで生じることもあり，意識障害や痴呆で生じる精神病のことを，脳器質性精神病，痴状精神病，老人期痴呆等という．

(3) 人の生活に質的な重大変化が起きる．

仕事上のミス，他人とのトラブルが多くなり出社せず，学生ならば登校せず，主婦ならば家事や子どもの世話もせず，自分の食事も満足にとれず昼夜逆転の生活になったり，「生活の質的変化」が起きる．

Ⅲ．精神病の原因 どうしてなるのか

(1) 脳そのものの変化によるもの
  (a) 器質的障害 頭部外傷，脳腫瘍，脳梗塞，脳出血，脳炎等「脳」そのものが傷ついたことによって精神病が起こる．
  (b) 症状性精神病 脳以外の身体疾患（肝不全，腎不全等）により結果として精神病になることがある．
  (c) 中毒性精神病 アルコール，覚醒剤，大麻，コカイン，シンナー，鎮痛・鎮静剤，睡眠薬，ステロイド剤等の医薬品の影響で精神病を発病することもある．

(2) 心因によるもの

社会的ストレス，家族の死，重病，別居，離婚，家庭崩壊，親からの虐待等家族に起因するもの．定年退職，失業，リストラの危機，勤務の過酷さ，難しい勤務条件，劣悪な環境，人間関係等の会社関係によるもの．地震，台風，津波等の天災による家屋損失，長期間の避難生活等によるストレスによって起こるもの等があろう．

極度の恐怖や不安，心理的な葛藤等社会的心理的ストレス，精神的原因による精神病である．1～2か月でもとの状態に戻るか，または精神病レベルから神経症レベルまで戻ることもある．

デリケートな神経症の人，適応能力の弱い若年者，老年者はバランスが崩れやすい．

(3) 内因，本人の素質によるもの，内因性（機能性）精神病

体や脳，外傷，環境的ストレスの影響もなく発病する．遺伝，生まれながらの素質的要因が原因ではないかと研究が進んでいる．

精神分裂病（統合失調症）が入院患者の7～8割である．躁うつ病，老人性痴呆，精神発達遅滞（幼児期から知的発達が遅れている），アルコール依存症，覚醒剤中毒，薬物シンナー使用の中毒性疾患，人格障害，神経症の重い人（拒食症摂取障害），てんかん，脳腫瘍，脳炎，脳器質性疾患による精神病，肝不全等の身体疾患に基づく精神病の人たちが精神病院に治療入院している．

心療内科取り扱い病名

心療内科では，ストレスが関係するあらゆる病気を医者は診断するが，代表的な病気は，(1)ストレス潰瘍，(2)過敏性腸症候群，(3)白衣高血圧症，(4)虚血性心疾患，(5)心臓神経症，(6)過換気症候群（過呼吸症候群），(7)摂食障害（拒食症と過食症），(8)痙性斜頸，(9)円形脱毛症，(10)自律神経失調症，(11)不眠症，(12)パニック障害，(13)神経性胃炎，(14)潰瘍性大腸炎，(15)慢性膵炎，(16)呑気症，(17)不整脈，(18)気管支喘息，(19)神経性咳嗽，(20)糖尿病，(21)バセドウ病，(22)肥満症，(23)筋緊張性頭痛，(24)書痙，(25)頸腕症候群，(26)更年期障害，(27)神経性皮膚炎，(28)適応障害，(29)神経症，(30)うつ状態等である．

精神病	自分が本来の自分でなくなり，ひどい妄想にとらわれ，日常生活を送るのが困難になってしまう病気	
精神分裂病 （統合失調症）	特徴：さまざまな妄想をともなう．幻覚・幻聴が顕著である	
(1) 妄想型	1. 自分は高貴な生まれであると信じ込み，天皇の親族である等という（初期の症状）． 2. 公の機関から特命を帯びた特殊な人間であると思い込む． 3. 自分の身体が人間の形から化け物のような形になったと思い込む． 4. 誰かが命令していると思い込む．"神の声"が聞こえたりする． 5. 実際には聞こえないはずの音や声が聞こえたりする． 6. 他人が自分の悪口をいいふらしていると思い込む（初期の症状）．被害妄想	
(2) 破瓜型 　　（解体型）	思春期に発病する． 1. 独り言をつぶやく日数が多くなり，突然笑い出す． 2. 正常な思考能力は崩れているので，行動も話すことも他にはとうてい理解できない．	
(3) 緊張型	思春期に多く発病，すぐ回復するが再発する確立が高い． 突然暴力的になり，急に体を強ばらせ，動かそうとしても動かなくなる．	
躁うつ病 （双極性感情障害）	特徴：感情病，気分障害ともいい，躁状態鬱状態感情の障害を基盤とする病態が交代的に出る病気で数週間，数か月持続する．単独で発生することもある．若年層から老年層に発生する．ほとんど幻聴，幻覚はないが，通常の社会生活は全くできない． 発病メカニズム：遺伝的要素以外はっきり解明されていない．	
躁　病	症状：1. 高揚した気分，意欲の亢進，観念奔逸等の症状が現われる． 　　　2. 気分が高ぶり次から次へまとまりのないことをしゃべりつづける（観念奔逸）． 　　　3. ちょっとしたことで切れる状態になり，くってかかって喧嘩をしたりする． 　　　4. 多動，多弁，気ばかり大きくなり，衝動を抑えきれず，判断力低下のため無闇に買い物をしたりする．	

躁病		5. 乱暴な運転，暴走行為，信号無視，無分別な投資，性的な逸脱が出てくる． 6. 1晩や2晩眠らないで動きまわる．睡眠欲求の減退，睡眠時間の短縮が現われる．
	有効治療法	1. 社会的逸脱行動（放っておくと無闇やたらにお金を浪費したり，人と争って人に迷惑をかけたりする）が認められたらすぐ入院が必要． 2. 抑うつ病状主体のクライエントは，もっと気楽に人とつきあえるようカウンセリングを通じて自覚してもらう． 3. 治療薬　抗躁作用のある炭酸リチウムやカルバマゼリンを投与 　興奮したり攻撃性が激しく暴力行為がみられる場合は抗精神薬を用いる．
うつ病	発病メカニズム：	重いうつ病は遺伝的要素も強く作用している．それと生育環境や現在の環境が影響していることが多い． うつ病になりやすい性格は，メランコリー型性格（まじめ，周囲への気配り完璧．円滑な人間関係を維持，頼まれると嫌といえず断れない．周囲に気配りする生活．一度その関係が崩れまずくなると，あらゆる価値観，自信が喪失してしまう），抑うつ状態になって現われることが多い．
		1. 神経症の時より激しいうつ状態，喜怒哀楽が抑えられてもただイライラする感情が著しく現われる． 2. 食欲もなく体重も減り，夜もぐっすりと眠れない． 3. 気が滅入り沈んだ感じになり，寂しい悲しいときに悲しむことさえできなくなる．悲しむエネルギーが沸いてこない． 4. 何をするのにも気力がなく，わずかなことで疲れやすい．動作が鈍くなり体を動かすことが少なくなって会話も減少する． 5. 逆に，イライラが激しくじっと座っていることができず足踏みをし，激しく身もだえして髪や衣服を掻きむしったりする症状が現われる．

うつ病		6. 自己の無価値観が生じ自殺に至ることも少なくない．自分は人間として「価値のない存在」と妄想的に過剰に思い込む．「生きていてもしょうがない，いっそ死んでしまったほうがよい」と． 7. 貧困妄想　自分には全く財産がなくなった，所持しているお金がない（お金はあるのに）と思い込んでしまう病態もある． うつ病に有効な治療法 　1. 十分な休養をし安静にして，その人にとって重要な決定は先送りし，何も心配させず眠らせるようにする． 　2. 薬物治療　抗うつ薬の服用が一般的． 　3. 自殺の恐れがあるときは緊急入院させる． 　4. 食事や睡眠が充分とれぬときも入院させ，生活のリズムを整える必要あり．
神経症（ノイローゼ） 専門用語としては「神経症性障害」「ストレス関連障害」「身体表現性障害」		日常生活において最もかかりやすい病気の1つ．さまざまなストレス，心以外の疾病やケガ等から精神的バランスが崩れて起こる．精神病ではない．病識もあり，普通どおり暮らしていける（重症は社会生活困難になる）． 発病メカニズム：神経症的な資質をもつ人や，生育過程に問題のあった人が多い．安定した両親に育てられたのではなく，両親のどちらか（母親の場合が多い）が子どもに対して「支配的」であったり，逆に「無関心」であったりして子どもの心のバランスが崩れることが多い． 　　性格的に過度の神経質であったり，几帳面な人が神経症にかかりやすい性格といえよう． 　1. 不安神経症：急にどうしようもない不安や恐怖に陥る．症状が進むにつれ仕事や勉強をしていても全く落ち着かなくなり小刻みに震えたり，食事がのどを通らなくなり夜も眠れなくなる．ピークに達すると不安が高じ意識を失って倒れたり，死ぬという観念にとらわれ全身が硬直呼吸困難に陥ったりする． 　2. パニック障害：時間や場所にかかわらず突然動悸が激しくなり息が苦しくなったりする．過度の疲労が重なり，無意識のうちに心の中に溜まったストレスが激しい身体症状となって現われる．

神経症（ノイローゼ）	3. 恐怖神経症：ある場面や状況で突然ドキドキして緊張する．ものすごく怖くなっていても立ってもいられなくなる症状．動悸が激しくなり呼吸困難になったりする． 　広場恐怖症：広いところに出るのが怖い． 　空間恐怖症：電車等すぐに逃げ出せない空間に閉じこめられているのが怖い． 　対人恐怖症：人に対する恐怖． 4. 強迫神経症：触わったものが何でも汚いと考え，何か触わると必ず手を洗う行動にとりつかれ，それをやめることができない病気．何度も手を洗わないと気がすまない．ある数字に非常にこだわる．方角にこだわり，強迫観念に支配される症状が出る． 5. 精神障害：つらい精神的身体的ストレスからくる． 　急性　身近な人の死去の絶望や悲嘆，失望が作用し発病． 　慢性　大震災のショックを受け心的外傷後ストレス障害になった人が多い．眠れない．怒りやすい．驚きやすい．集中困難．いらだったりする． 6. 適応障害（神経症）：心理社会的ストレスによる軽い抑うつ状態や不安． 7. 心気症：心の不調で自分が悪い病気にかかっていると思い込んでしまったもの． 8. 離人・現実感喪失症候群：自分の感情や体験に実感がともなわない．周囲の出来事がお芝居か何かのように現実感なく感じられる． 神経症の治療法 　薬物治療が主体．神経症治療には抗不安剤（マイナートランキライザー），眠れぬ場合は睡眠薬． 　薬物治療は現実からくる強力なストレスを緩和させるだけで，根本的解決にならない．薬物療法をつづけながら，自分自身を取り戻す努力をしなければならない． 　生育環境が神経症的な資質をはぐくんだ場合，価値観を転換させる精神療法やカウンセリングが必要であろう． 　本人の気持ちの問題に深く共感してくれるカウンセリングを受け，自分を根本から見直し新しい自分をどう作っていくか考える価値観の転換が必要であろう．

心の病　発症予防法

　心の病に(1)精神病（統合失調症、躁うつ病）および(2) 精神病でない精神疾患（ノイローゼ，不眠症等）の神経症レベルの疾患と2種類あることを述べたが，心の病を発症させない方法，予防法はあるのだろうか．

　精神病は，突然理由もなく発症してくる．遺伝的な要素が主体（脳器質性や症状性のものを除く）で，自然に発症してくる病気であると考えられる．

　精神分裂症が再発する原因の1つに，ともに生活する家族のクライエントへの接触の仕方が重大な結果をもたらすし，慢性的ストレスを与える原因にもなろう．

　家族がクライエントに対し批判的なコメントを多くいったり敵意ある言動が多く，情緒的にベッタリ，その家庭環境が精神分裂病再発の確率を高める．精神病を起こす素因があったとしても，その人をとりまく環境によっては，一生のあいだ発病せず過ごせる可能性もあろう．

　家庭環境，父母が子どものころに接する態度，「三つ子の魂」形成が大きく影響し，精神病を起こす原因となる．幼児期からの圧迫的，権威的な両親に養育された人が，精神病を発病しやすく，父母が「ああしなさい．こうしなきゃダメ，なんでこうするの，ちゃんとしなければダメでしょう」と著しく過干渉で，いちいちあれこれと指示命令をしすぎる操作的な両親に養育されると精神病になる子どもを育てがちと，昔からの格言「三つ子の魂」論が指摘している．

　子どもに対し「～しなさい．しなければダメでしょ」といわず，愛情をもって見守る．その子のもつ個性，その子の良い性格をのばす．子どもの自主性，主体性がたいせつで，子どものときから健康に育てる．子どものころの心の傷が人生を大きく左右することになるというのが「三つ子の魂百までも」の考え方である．

　精神的に不安定な親に育てられた人，幼児期に身体的，性的虐待を受けて育った人，十分な愛情を受けず愛情不足で育った人，親のがんこな価値観や意見を押しつけられ伸び伸びと育つことができなかった人，十分親に甘えられないで育った人は，大人になっても精神的に不安定で何らか

の精神的問題を抱えているといわれる．

　人は誰もが，心の悩みをもっている．精神疾患にかかる人は基本的に心の悩みがあり，その人なりの心の問題があろう．

　悩みを聞き，理解し，治るように援助していく，ＰＳＷの存在もたいせつであろう．宗教者の役割も重要であろう．家族のサポートも必要であろう．

　子どものうつ病，不登校等，子どもの神経症的な症状もふえていよう．何よりもたいせつなのは家庭というかけがえのない器であり，みなが自分の気持ちを素直にホンネで話ができ，円満な笑いのある明るい家庭，暖かみのある家庭であるかどうか．

　お世話になった人，育てていただいた父母に，お陰さまという感謝の心をもって生活しているか．現代人としても何かたいせつな忘れものをしていないか．お盆，お彼岸といった日本人としての宗教的生活が営まれているが，そういう精神生活がたいせつにされ，有り難さが身にしみて感じられているかどうか．

　人間としての尊厳のある暮しがあろう．よく耳にする心豊かな生活，ここに現代人の課題があろう．

　「三つ子の魂百までも」そして学童期，思春期，青年期のアイデンティティーの形成に，心の病にかかわる人生行路の重要な探求すべき課題があるように思われる．

　日本人としての暮らしのリズムには，1年に2度，春秋「お彼岸」があろう．此岸から彼岸へ，苦しみの此岸から楽しみの楽土へ，迷いの世界から悟りの世界へ，「お彼岸」それは信仰週間であろう．お彼岸，その1週間は，私たちが自分の夢や希望を明らかにする信仰週間でもあり，夢希望を明確にし，人々はみな自己実現をめざすのであろう．言い換えてみれば，それはアイデンティティーの発見，形成を意味するといえよう．

　お彼岸の意義は，自分が今日あること，そのお育てのご恩を仏に感謝する仏恩報謝とともに自己の生き方の確立にあり，そう考えると，私たち日本人には，夢や希望，アイデンティティーの明確化という人生の重要課題，人間生活に最重要な実存的課題がお彼岸に存在し，先祖たちはお彼岸

をとおして，アイデンティティーという現代人にとっても最も重要な人生の課題獲得の機会を提供しており，ごく身近なところに心豊かな生活を営む，人生の智慧獲得の機縁を定めているのであろう．

日本人としてわが国の風土における生活には，実にすばらしい東洋的叡智が存在していて，身近にそういう青年期のみならず生涯をとおして必要なアイデンティティー明確化の機会が決定されていることに驚天動地する．

浄土仏教では発願廻向といい，ねがいをおこすこと，誓願をおこすこと，悟りを求める心や浄土を完成し人々を救おうという心を起こすことを大切にする．

浄土に生まれたいと願い，すべての善根功徳を往生の目的にさし向ける宗教的廻向発願心，求道の念を起こす発心の人を意味する．

お育ていただいた父母，恩師，人々への感謝の念，有り難うお陰さまでという心が，心の病発症の予防にもつながり，病魔の入りこめぬ人間の健康生活の道があるように思われる．

以上，心の病　精神病としての 1. 精神分裂病（統合失調症），2. 躁うつ病（躁病，うつ病），3. 神経症ノイローゼ，(1) 不安神経症，(2) パニック障害，(3) 恐怖神経症，(4) 強迫神経症，(5) 精神障害，(6) 適応障害，(7) 心気症，(8) 離人，現実感喪失症候群について，発病メカニズムの解明および治療法，心の病の発症予防法の視点から考察を加えた．さらに今，(9) ヒステリー，(10) 摂食障害，(11) 睡眠障害，(12) 性的機能不全，(13) 医薬品の乱用，(14) 人格障害，(15) アルコール依存症，(16) 病的賭博，(17) 病的放火，(18) 病的窃盗，(19) 抜毛症，(20) 性的同一性障害，(21) 性嗜好障害等の心の病について，病状および治療法の探究を進めてみようと思うのである．

それによって，心の病発病メカニズムの解明および治療法が，なおいっそう明確になるであろう．

(9) ヒステリー　神経症の1つ．強いストレスが原因となり，1) 解離性（転換性）障害，意識を失う，自分が自分であるという感覚がなくなる，2) 身体表現性障害，さまざまな身体症状を呈する．歩けなくなる，目が見えなくなる，声が出なくなる，腹痛，吐く，下痢，胸痛，呼吸が苦しく

なる，動悸がある，手足の痛み，皮膚のしびれ，ヒヤヒヤとした感じ等の身体的問題が起こる．

　1　解離性障害の特色

　　　どうしても思い出したくない過去の体験を思い出し，その感情と面と向かって考えたくないばかりに，一時的に意識や記憶を失ってしまったり，自分とはまるで異なる別個の人格に自身を転換させてしまう多重人格障害等が起こる．近所を歩きまわったり，遠くまで乗り物に乗って行ってしまう行為，突然意識がなくなり眠ってしまう症状がでる人もいる．記憶が曖昧，全くない．

　2　体表現性障害

　　　周囲から受けるストレスにより，それに耐えられなくなって現実から逃れたいという気持ちが，突然声が出なくなる症状となって現われる．症状はいろいろあり，頭痛，胸痛の軽いものから胃潰瘍のように重症な症状も現われる．

発病のシステム：人間にはその人の心のキャパシティーがあり，他の人が我慢できることがその人にとっては精神のバランスを崩すほどのことがある場合，自分の能力以上の責任や期待を負い，その人の能力の許容量を越えたとき「ヒステリー症状」となって現われる．ヒステリー症状を起こし現実から逃げようとする「自分を守る」正常な防衛反応といえよう．子どもは親にさまざまな形で援助を求め成長していくが，親の前でいつもいい子どもでいたい，そのため無理をして生きてきたような人に神経症的な性格がめばえ，性格傾向が偏ることで神経症的な性格が形づくられる．

有効な治療法

(1) その人の環境を調整し，その人が抱えこんでいるものから解放してあげること．

(2) 解決できるよう手助けしてあげる．周囲の人がその人の悩みを一人で抱えこまないよう共有してあげること．

(3) 何が原因でそうなったか，じっくり聞いてあげること．その人の悩みを分かちあうことが治療の第一歩．

(4) 自分で解決できないほどの量の仕事など，頼まれても断われない本人の価値観を変える．「～しなければならぬ」「～すべきだ」という観念の間違い．そういう価値観を変えられるように本人にわかってもらうことが治療上重要．
(5) 治療薬としては抗不安薬，精神安定剤を使う．
(6) 子どものころにしっかりとした教育，安定した育て方をしなければならない．
(7) 他人の目を気にせず，周囲の人に自分の気持ちをしっかりと表現できるようになることがたいせつ．
(8) カウンセラーに定期的にかかる精神療法．
(9) 摂食障害（拒食症）は大半が女性．
　(a) 神経性無食欲症　もっと痩せなければという観念にとりつかれ，食べることに嫌悪感をもってしまう．無理に食べてもすぐ吐いてしまい，栄養にならずどんどんやせていってしまう．
　(b) 神経性大食症（過食症）　食べまくる病気．なぜこんなに食べるだろうかという病識がある．
　原因：幼児期に母親との接触に問題があった人．母親から充分な愛情が受けられなかった．甘えられない母親で受けとめてもらえなかったという思いをしたことが病気の根本原因．
　治療法：1　なるべく母親とスキンシップすること．幼児期に得ることができなかった母親の愛情をとりもどすということ．
　　　　　2　心のモヤモヤをいだいたまま大人になった人が多いので，自分に対する不安定さがある．
　　　　　3　食べる行為，拒食行為によって自分をアピールしている．母親にふりむいてもらいたい，母親が愛情を注いでくれるかもしれないという思いがある．
　　　　　4　治療薬　抑うつ状態が著しいときは抗うつ薬マイナートランキライザー，感情の起伏が激しいときは感情調整剤．症状が重く暴れたりする場合には，精神分裂症と同じメジャートランキライザーを使用する．

(10) 睡眠障害（不眠症）　不眠のため苦痛を感じ，日常生活に支障をきたしている．
　(a) 不眠症　1　入眠困難　不安や恐怖，何らかの原因で眠れない．
　　　　　　　2　途中覚醒　寝ていても途中で何度も目が覚める．
　　　　　　　3　熟睡感のなさ　寝ていても寝た気がしない．
　(b) 過眠症　日中いつも眠く異常な眠気におそわれる．
　(c) 睡眠リズム障害　昼夜とも完全に睡眠のリズムが狂ってしまった状態．
　(d) 夢遊病　睡眠中，寝床から起き上がり，歩きまわり，全く覚えていない．
　(e) 夜警症　睡眠中，突然恐怖の叫び声とともに覚醒する（睡眠時驚愕障害）．
　(f) 悪夢　恐ろしい夢に目覚め，眠りが妨げられて苦痛がもたらされる．
　発病の原因：不眠症，過眠症の原因として，脳そのものの異常より生じてくる場合もある．睡眠リズム障害は脳のホルモンバランスの異常があるといわれる．
　治療法：
　　眠れない　睡眠薬．
　　不安やストレス　安定剤等の治療が中心．
　　専門カウンセラーによるカウンセリング　悩みやストレスの原因は何か，カウンセラーといっしょになって解決すること．じっくり話しあい，悩みを他と共有すること．本人が逃げず，解決するんだという意気ごみがあれば治療はうまくいくもの．
(11) 性的機能不全　セックスレス夫婦，性的反応不全等はお互いによく相手と話し合うことで解決することが多い．じっくりと話し合う姿勢が必要であろう．
(12) 医薬品の乱用　抗うつ薬，下剤，アスピリン等鎮痛剤の乱用．胃腸薬としての制酸剤やビタミン剤，ステロイド，その他ホルモン剤，利尿剤，薬草や民間治療薬の乱用．ペンタゾシン中毒（鎮痛剤の注

射薬）が有名

治療法　カウンセリング

(13) 薬物依存症

睡眠薬，鎮痛剤，麻酔剤等の医薬品，アルコール，カフェイン飲料，有機溶剤（シンナー，トルエン）覚醒剤を乱用し依存する．

カフェイン，アルコール以外は乱用そのものが違法行為のため，依存症は警察により逮捕される．社会的問題でもある．

一度味わうと，自分の意志ではコントロールできないほどほしがる．ごく単純な動機から入る．友達づきあいに注意．

薬を得るためには，仕事のこと，家庭のこともどうでもよくなって，ときに犯罪をおかしても入手したいという行動に出たりもするであろう．

　症状：感情の起伏（突然，泣いたり怒ったりする．）が激しくなるのは典型的な依存症の症状．依存生活が長いと，抑うつ，幻聴，幻覚，妄想，錯乱状態になることもある．

依存症の特徴

　1　性格が次第に変化．わがまま，無責任，他に対し責任追及が激しくなる．

　2　自己中心的．自分のやりたいことが実現しないとものすごく怒る．常にイライラ，情緒不安定．

　3　平気で嘘をつき乱暴になる．

治療法：1) 薬では抑えられない．2) 自分の心や体に対する自覚，さまざまな症状に悩み苦しむだけでなく，法によって罰せられるリスクがある，その点をまず理解させることが必要．3) 精神療法つまりカウンセリングにより薬の自己破壊的行為の自覚をもってもらう．4) 集団療法も効果的．

(14) 人格障害　性格の偏りが思春期前後から目立ち，特徴として

　1　認知がゆがみ，常識が全く通じない．非社会的人格障害．社会的ルールが通じない．

　2　自分の感情をコントロールできない．怒りや暴力を押さえきれず衝動的行為をいつも行なってしまう．恐れや不安が強すぎる．異

常に頑固，過度に警戒し疑う．
3 人づきあいがスムーズにいかない．人と普通につきあえない等．
種類
　　a 妄想型人格障害　自分の権利を異常かつ執拗に主張．自分が退けられたり拒まれたりすると，非常に怒る．疑い深く何でもない他人の行為が自分を馬鹿にしていると誤解し，配偶者の浮気を疑ったりする．うぬぼれが強く自分の話ばかり．周囲の出来事を自分を陥れようと陰謀をたくらんでいると，理由なく思い込む．
　　b 分裂病質人格障害　何をしても喜びを感じない．いつも一人でいることを好み，ボーッと自分の世界にひたっていることが多い．親しい人もいず，社会のルール，習慣に無関心である．
　　c 非社会的人格障害　人に冷たく，人の気持ちに無関心．社会的ルールや責任を無視．人との協力的な人間関係がもてない．すぐに暴力をふるう．何事も我慢できない．罪悪感がなく罰せられてもなおらない．家族や他を激しく非難し，人と衝突する．自分が悪くても相手が悪いと主張する．
　　d 情緒不安定性人格障害　〔衝動型〕行動が衝動的．止められるとひどく怒る．些細なことで怒り暴力が突発．気分はきまぐれ不安定．仕事など我慢し続けるのは苦手．〔境界型〕目標がいつも曖昧で混乱．人ともどうつきあったらいいかわからなくなり，気持ちが落ち着かなくなる．考えがまとまらず，自暴自棄になり，手首を切る自傷行為を繰り返す．
　　e 演技性人格障害　自分が注目の的になるような活動や刺激を常に求め，芝居がかったふるまいがめだち，人の態度に過敏に反応する．いつも自分中心．周囲の人をふりまわすことにエネルギーを注いでいる．
　　f 強迫性人格障害　事を行なったり決めたりするのに非常に疑い深く，警戒心が強い．完璧にやらないと気がすまないので仕事は遅れる．柔軟性に欠け，過度に完全主義．細かいことにこだ

わる．自分のやり方を強要したりする．
- g 回避性（不安定）人格障害　自分がなく，「自分には魅力がなく，他より劣っている」と思いこんでいる．人とのつきあいにあって，自分が非難されるのではないかといつもビクビク．自信がないのでなるべく人と会わなくてよい仕事を選び，安心できる人としかつきあわない．ひっこみ思案．家にいて一人音楽を聞いたりテレビを見てすごす．
- h 依存性人格障害　人から十分な助言・保証なしでは何も決断できない．重大な決定は母親や自分が頼りにしている人まかせ．自分で決断しなくてはならなくなると不安で仕方がない．依存している人のいいなり．その人からいわれると断われない．

人格障害の原因：遺伝的要素，本人の育成歴に問題ありか，現在のところ，原因はわかっていない．治療法もこれといったものはない．

治療法
　妄想型人格障害：医師の診断をうけて，睡眠薬，抗不安薬，安定剤（メジャートランキライザー）等とともにカウンセリングを受ける．
　演技性人格障害：精神療法を主体に集団治療，同じような悩みをもった人や自分のことをよく理解してくれるカウンセラーとの出会いによって再生の道．
　強迫性人格障害：精神療法．
　依存性人格障害：カウンセラー治療．

(15) アルコール依存症

現実から逃れたいという気持ちから，飲酒により嫌な現実を忘れる．酒をのむことで相当な快感が得られる．気分がよくなるということで飲酒が習慣化．心の中の問題を自分で解決，人に相談し解決するのではなく，飲酒により一時的に忘れられる．心を癒すことができると常に酒を飲んでいたいという思いに支配され，アルコール乱用からアルコール依存へと進んでいく．依存性になると精神的依存が高まり飲むこと自体が生活する最大の目的となり仕事中も今日はどこで飲むか，そればかり考

えている状態になる．休日は朝から飲みはじめ，いったん飲み出すと歯止めがきかなく飲みつづけることになる．症状は進む．

症状
1 精神的症状　不安感，抑うつ，睡眠障害がおきる．重度になると幻聴，幻覚．人を意味もなく暴力的に攻撃したりして，大変に危険．自殺行為も起こしたり，全く眠れなくなったりもする．
2 身体的症状　お酒がきれたら手がこきざみに震えたりする．

治療法：本人が真剣にアルコール依存症から抜け出たいと決意することが必要．同じ悩みをもった人が集まって行なう集団治療，自発性をうながすためにも，集団治療は有効な手段．アルコールを絶対飲めない環境におく，断酒実行．離脱症状が起きて相当苦しい．全身に汗をかいて，血圧も上がり，もがき苦しむような感じ．この苦しみを乗り越えて，アルコールはもう嫌だ，こんなに苦しい思いは2度としたくないという結果につながる．軽症の人，真剣に治したいと自覚している人には精神療法が主体となろう．なぜアルコールを飲まねばならぬか，根本的問題をじっくり話し合う．

薬物療法：シアナマイト（吉富製薬）これを飲むと飲酒時一気に血圧が上がり苦しくなり，気持ちが悪くなり，酒を飲みたくなくなる．

(16) 病的賭博　賭博がやめられなくて家庭や個人の生活がめちゃくちゃになる．
(17) 病的放火　放火癖，犯罪（放火して人が死ねば殺人罪，死刑の可能性あり）．
(18) 病的窃盗　人のものを盗むことで最大の快感が得られる．
(19) 抜毛症（抜毛癖）　ひたすら自分の毛を抜く行為をくりかえす病気．
(20) 性同一性障害

男性が女性になりたいと，性転換手術を受けたいと希望したりする障害．女性は男性として社会生活をしたいと考え．女性にしか愛情を感じない．

2種のタイプがある．
1 性転換症　ホルモン療法，手術を受け，異性になろうとする．

2 両性役割服装倒錯症　生活の一部で異性の衣服を着，異性であるかのようにふるまう．

⒇ 性嗜好障害　性に対する好みが通常と著しく異なり異常．

(a) フェティシズム　男性が生身の女性には強い興味がもてず，女性が身につける下着，靴などによって性的な興奮や快楽を感じること．

フェティシズム的服装倒錯症　男性が女性の衣装を身につけることによって性的に興奮すること．

(b) 露出症　ほとんど男性であるが，公衆の面前で性器を露出して見せたい衝動を抑えられず見せてしまう．見た人のショックを受け驚くのを見て興奮する．

(c) 窃視症　性的な興奮を得るために，のぞきにふける人．くりかえす．

(d) 小児性愛　男性に見られる障害．1, 2, 3 歳までの少女，少年にのみ性的興奮をそそらせ，いたずらしてしまう．

(e) サドマゾヒズム　サディズム（相手に苦痛を与えることに性的な満足を感じる異常性欲の一種），マゾヒズム（肉体的，精神的苦痛を与えられることに性的満足を見出す異常性欲の一種）．両方愛好する人もいる．

(f) 卑猥な電話をかける．

(g) 触り魔的行為　痴漢．

(h) 死体愛好症（ネクロフイリア）　性的興奮を得るため相手の首を絞めたり酸欠状態にしたりする．身体的異常をもった人を性の対象として選ぶ．

以上，心の病，発病メカニズムの解明および治療法について考察してきたが，病院をはじめとした現在の精神医療の治療の中心は薬物療法であろう．

＊ 抗精神病薬（別名メジャートランキライザー major tranquilizer）　あくまで精神病の人の症状を緩和させる薬．ごく軽いうつ病にも使用することがある．

* 抗不安薬（別名マイナートランキライザー minor tranquilizer） ノイローゼなどの各種神経症の人の不安を軽減したり，ストレスを緩和させる作用もある．
* 抗躁薬　気持ちが大きくなって金遣いが荒くなったり，問題行動を起こしたりするのを緩和する．
* 抗うつ薬　気持ちが沈んで何をするにも元気が出ないような状態を改善するのに用いる．
* 抗パーキンソン病　抗精神病薬を使用したときの副作用である錐体外路症状（パーキンソン症状ともいい，筋肉がぎこちなくなったり，手足が震えたり，体全体の動きが鈍くなったりする）を予防するために使う．
* 睡眠薬　眠れないときに使用する．
* 抗酒剤　アルコール依存症でお酒がなかなかやめられない人に1日1回飲んでもらうと，酒を体が受けつけなくなる．
* 脳循環・代謝改善剤　簡単にいうと，年をとってボケ症状が出てきた人に飲ませ，少しでもボケが進まないようにする薬であるが，ボケ防止効果のほどは疑問の場合が多いかもしれない．この薬の本来の使い方は，脳梗塞や脳出血の後遺症にともなう意欲低下や，抑うつ，不安などの情緒障害，頭痛，肩の凝りなどに効くとされている．

註　早坂繁幸『精神科のすべてがわかる本』ＫＫベストセラーズ，1998年，p.158参照．

第5節　壮年期

　壮年期は働き盛りの年ごろ25歳から55歳くらいまでをいい，平均寿命が延びた今日では，おもに40歳代から60歳代の人というべきか．乳幼児，児童，青年，壮年期，老年期という人生航路の一時期である．
　中年 middle age も40歳前後の年齢，壮年をいい，男女とも真に人間らしく生きていける時期といえよう．歴史と社会のかかわりの中で子孫を

育む時期であり，心は張り合いを感じ，充実感すなわち真に生きている充実感に満たされるであろう．この点がうまく果たされないと「生きがい感喪失状況」が生じる．沈滞感，退屈感，人間関係の貧困，自己への沈入等，心気症 Hypochondriasis をおこす．検査上ではとくに悪いというところがないのに，自己の健康状態について必要以上に思い悩み，訴えを繰り返す症状である．平均寿命が延びた今日，子育てが終わっても人生は長いのであり，さらに展開する．一生を貫くほどの生存目標のなかった人も，自分は今まで何をやってきたのかと，新しい生き方を考えても決して遅くはないであろう．自分に残されている半生を本当に自分のやりたいこと，なすべきこと，好きなことに捧げ，なるべく自分にとって本質的なことをやろうという思いに満ちあふれているとすれば，精神病理は存在しないのであるが，この時期「生きがい感を喪失」し，うつ病が増加し，自殺者が増加，離婚も増加傾向にある．

　壮年期の終わりは向老期に向かうが，余生をどのように使うか自問し，持ち時間を考え，まだ体力も残っている．定年を前にしサラリーマンは神経症や更年期うつ病等になりがちである．

　更年期は更年期障害 Climacteric で知られるとおり，女性は成熟感から老年期への移行期で卵巣機能は次第に衰退して閉経に向かい，自律神経失調を主とする症状，冷感，熱感，のぼせ，肩こり，めまい，不眠，頭痛，心悸亢進等が現われ，うつ症状のほか，不安，焦燥，興奮等が目立つ．一般的にいえば，人が「苦」，「老，病，死」の人生苦に対し何らかの「不安」「実存的不安」を覚えることは正常であり，通常は自分でコントロールできるであろう．しかし，壮年期の心の風景は複雑である．人格も完成し，社会的地位も確立し，神経的にも安定したとみなされる壮年期，現代社会においてはこの壮年期が心身ともに不安定で危機的な状態にあるというのが精神保健の視座であろう．

　1. 自殺，2. 家出，3. アルコール依存症，4. 突然死，5. 孤独等，壮年期には病理現象が多い．

1. 自殺

　「自殺は人間の特権である」（セネカ Seneca, Lucius Annaeus, B.C.4-

A.C.65).

　自殺は心の病と関連する．自殺の起こる前に，必ず心の病が存在する．自殺を防止するためには，心の病気を治すことが先決であろう．精神面の健康をとりもどすまで，精神療法も必要であろう．「生きる理由があれば，ほとんどんな事態にも耐えられる」(ニーチェ Nietzsche,Friendrich wilhelm，1844-1900)．自分が生きていく意味を知れば，この意識を支えとして外界からの影響，精神的苦悩を克服できるという．生きていることの意味をはっきりと答えることができれば，人生は最高である．

　何のために，どんな意味をもって，この世に生まれてきたのであろう．存在の意味を問うことこそ，人間と動物との本質的な相違であり，生きていることの喜び，生まれてきてよかったという人生が最高であろう．自殺者は生存のすべての意味，人生の意味を快楽に求め，快楽をもたらさない人生は生きていく意味がないという誤った考えに支配されているのであろうか．とすれば，心地よく楽しい欲望が満たされたときの感情 pleasure を主とするエピキュリアニズム Epicurianism (快楽主義)といえよう．ブッダは快楽主義を離れ苦行主義をも離れて離二辺道中道により道を求め，真実の人生に目覚めたといえよう．

　自殺の予防には，家族の協力，家族内対人関係の調整も必要であろう．自らの意志に基づく自らを殺す行為は，精神病理の基礎疾患を治すことが重要ではなかろうか．

2. 家　出

　家族を捨てて家を出て行く．仕事も家も捨てて蒸発する．出社拒否には，うつ病性のものと，神経症性のものとがあろう．うつ病はれっきとした病気である．気分の病気である．感情ががたがたに崩れ絶望的な気分になってしまう．体質(素質)に加え，性格が生真面目，人情深い，頑固な人がなりやすい傾向をもっている．

3. アルコール依存症

　アルコール，コーヒー，煙草，コーラなどの物質依存，その中で最も重視されているのがアルコール依存症である．アルコールを飲まないと人生が空虚でものさびしく，精神的に欲しくて仕方がない精神依存の状態

が進行して，アルコールが体内から消えるとさまざまな離脱症状，禁断症状が身体に起こる．身体的依存状態になる．記憶力，記憶する能力が落ちる．頭がぼんやりし，注意が散漫になる．気分ががらがら変化し，怒りっぽくなる．食欲がなくなり，便秘，下痢をしやすい．不眠症になる．喉がかわき，手足が小刻みに震える．冷や汗がでる．自制力，忍耐力に乏しくなり，道徳感情や羞恥心が鈍麻する．身体的には肝，心，腎，膵等の器官が障害されている．アルコールを摂取することによって離脱症状は一応おさまる．しかし飲酒をつづけることにより，状態はさらに深刻になり，振戦せん妄 Delirium Tremens（アルコール精神病 alcholic psychoses）等になる．慢性アルコール中毒に現われる病状である．

(1) 身体症状としては，全身性の粗大な振戦（不随意な震え）に加え，発熱，頻脈，発汗，散瞳悪心等，自律神経症状，運動失調，反射亢進，頭痛，脱水症状，白血球増多，心臓衰弱，脳脊髄圧の軽度上昇およびグロブリン増加等をともなう．

(2) 精神病状としては，意識混濁，落ち着きのなさ，多動，作業せん妄，不安興奮，失見当識および活発な幻覚が現われる．幻覚は蛇，ネズミその他の小動物や虫がうごめいて見えるという幻視が現われ，幻聴を訴えることも，被害的妄想を抱くこともある．妄覚は夜間に著しく，暗示により再生されることもあり，リープマン現象という．アルコール禁断後3日後から発病し，3～6日つづいた後，深い睡眠から醒めて回復することが多い．アルコールに対する身体的依存 Physical Dependence が大きく関与していると見られている．

急性に生じて進行し，その間に死亡することもある．意識が混濁し，幻視，幻触（アリが身体をはっているような感じになる．アルコール精神病であるアルコール幻覚症は，意識は比較的清明であり，幻聴，被害妄想が生じる．「誰かに追いかけられ，狙われている」「殺される」等とおびえて逃げ回り，統合失調症のような疾病を示す．自殺も企てる．アルコールへの依存により，アルコール性てんかん，疾病になることもあり，妻の不貞を疑うアルコール性嫉妬妄想を示すこともある．①

アルコールの病気，疾病は，(1) アルコール精神病と，(2) アルコール依

存に大別される（世界保健機構第9回国際疾病分類）．

(1) アルコール精神病は，長年の過度のアルコール飲用に基づく臓器毒性が主要な役割を演じ，器質的精神神経病状態と考えられよう．

慢性アルコール中毒 Alcoholic Psychosis の禁断病状には，次のようなものがある．

1 亜急性アルコール性妄想ラゼーク Lasegue（脳症，夜間せん妄）は臨床的に最も多く，夜間悪夢のような錯乱夢幻様状態発作を起こし，昆虫や動物に関する幻視が多い．2 急性アルコール性妄想サットン Sutton（振戦せん妄）は錯乱状態が深く，昼夜の別なく完全に失見当があり重症である．職業せん妄も多い．3 アルコール性幻覚状態ウエルニッケ Wernicke（急性アルコール幻覚病）は幻聴が主で，内容は常に敵意，侮辱，脅迫等で想像的幻覚様体験であり，患者はしばしば幻聴の指示に従い，刃物で指を詰めたりする．強い不安感を必ずともない，記憶，見当識等は正確に保たれ，大部分1週間以内におさまる．4 アルコール性けいれん発作（アルコールてんかん）は，禁断後約19時間前後の数時間に光刺激等により誘発されて起きる（メンデルソン Mendelson, J.）．5 アルコール性嫉妬妄想は解釈妄想の形をとり，常に主題は嫉妬であり，対象は医師，警官にまで及び，攻撃的となる．心気的，同性愛的，近親相姦的色彩を混じることもある．6 アルコール性幻覚症パラノイア（クレペリン Kreapelin, K.）は，幻覚性の慢性妄想である．幻覚，幻聴が活発である．②

アルコール中毒 alcoholism（アルコール症）

「アルコール及び他の薬物に対する依存が重大な健康問題を呈することを認識することこそが重要で，それはそれにかかわる病因 agent の問題として理解されるばかりでなく，宿主 host とその環境 environment という視点からも理解されるべきである」（WHO専門委員会，1966）．

アルコール中毒は薬物依存の1型とWHOは考え，それを飲む人の人格特性，飲酒者の住んでいる社会文化の構造，アルコール飲用の状況などの視点も重要で，アルコール嗜癖の形成作用という視点のみでないことを示した．

アルコールは，より多く飲まないと酩酊状態に達しなくなり，飲酒がそ

の人の人生で占める意味が圧倒的になって頑固な「酒への渇望」が起き，適当に飲むことが困難となる．

　アルコールは飲酒量がある程度越すと「依存」が形成され，アルコール効果に対する精神的依存が進み，飲酒状況に埋没しはじめる．

　普通，大量飲酒をはじめて強い嗜癖状態が形成されるまで8～10年かかるが，若年者では5年ほどで達する人も希ではない．

　アルコール中毒症は，長期大量のアルコール乱用が生体のアルコール耐性を変化させ，身体依存を形成し，禁断症状の発現をみるという．

　アルコール中毒性の慢性妄想は，

(1) 解釈妄想　外界の出来事に関する妄想的解釈
(2) 幻覚妄想　クレペリンは「飲酒者の幻覚性妄想症」といった．
(3) 分裂病の妄想型

である．基本的には嫉妬が主題である．

アルコール依存症

　アルコール中毒は，何か有害な物質が外部から体内に入り込み障害をおこすいわゆる中毒 intoxication 症状であり，生体が好ましくない状態になり，急性中毒，アルコール銘酊を生じることもしばしばあり，銘酊が高度となると呼吸麻痺から死に至ることもあろう．大量に飲酒を繰り返していると慢性中毒となり，肝臓，神経系の障害をおこす．アルコール依存症は，アルコールを繰り返し摂取していると，アルコールに対してやむにやまれぬ欲求が生じ，知らず知らずのうちにアルコールを追い求める行為ができあがってくる．いわゆる依存 depandence であって，精神的にとりこになっている（精神依存）．身体面もできあがってしまうと身体依存となり，アルコールが切れて体内からなくなると禁断症状，離脱症状として体のけいれん発作，せん妄（幻覚）等が生じる．

　アルコールは，関連障害として社会生活面で，職場欠勤，飲酒運転，事故，犯罪，家庭不和，離婚，子どもへの悪影響や経済的困難等があろう．習慣性飲酒が知らず知らずに進みアルコール依存になるが，自分はアルコール依存ではないと考え，なかなか適正飲酒ができない．不認の病気ともいわれ，アルコール依存の障害の原因が自分にあることを認めない．

その気になればいつでもやめられると思っている．銘酊時の記憶がないため，本人が気づいていないなど，アルコール依存性が病気であることを理解していない例が多い．依存症が病気であることを認識することが重要であろう．

　適正飲酒は清酒で1〜2合，1合以下が望ましく，週1〜2回の休酒日が大切である．早いピッチで飲まないこと．夜は遅くても11時までに切り上げ，睡眠薬等の薬類等をいっしょに飲まない．酒の肴を味わいつつ飲む酒であれば，適正飲酒といえよう．中以上のアルコール依存症の人は節酒が困難になるので，断酒会，禁酒会等も有効であろう．

　　註① 大原健士郎『生と死の心模様』岩波新書 163, pp.65-66 参照．
　　　② 『精神医学事典』弘文堂，昭和 50 年，p.11 参照．

<ruby>空巣<rt>からのす</rt></ruby>症候群 Empty Nest Syndrome エンプティ・ネスト・シンドローム

　人生図式にあって，中年になると自分自身の人生や社会生活を改めて見直す．ふと気づくと，子どもは親離れし，夫は仕事と男のつきあいにしか「生きがい」が見出せぬため，ただひとり空巣に取り残され，専業主婦たちが心の空白を感じる．その時になって突然，自分たち夫婦間の空白が自覚され，妻たちの心の中が空っぽでむなしさを体験する．

　そして，有意義な人生をもとうとするとき，夫や子どもに依存するのではなく，自分自身の自立を目的とした人生を改めて確立しようとする．

　これらの中年の妻たちは，より積極的に空白をどうやって埋めるか，女性としての自立，自己実現の方向を模索しはじめている．妻の側の意識変革は急速である．

　現代の中年女性は，子どもたちが親離れしたとき，まだ自分の人生はこれからであると，ふと気づく．妻であり母であるだけでなく，もう一度，自分自身に戻る．社会人としての自分を取り戻したいと思う．

　自分 1 人が空っぽになった家庭の中で置き去りにされたような気持ちになるのは，30 代後半から 40 歳代であろうか．中年婦人の空巣症候群である．

子どもが幼くかわいく，夫婦子どもが家庭の中でとても充実した「愛の巣」を営んでいた時代と対比して，愛の巣が空っぽになった「空の巣」の状態で発生する母親あるいは家庭の主婦の精神症状である．

空巣症候群は，家庭の主婦に特有な中年期の精神症状であろう．

かつては夫と親密な愛情で満ち，子どもたちも母親中心に暮らし，愛の巣であった家庭が，夫は仕事本位，男のつきあいで不在がち．子どもは思春期を迎え，進学，就職と巣立っていく．愛の巣は空っぽ，この体験とともに起こる空虚感，抑うつ感等の心身の症状を，キンゼイ・レポートで有名なキンゼイが最初にいい出したのである．

第6節　老年期

老年期はいつはじまるのであろうか．日本では老人保健法の対象が65歳以上となっており，日本老人医学会では75歳以上としてもよいのではないかといっている．①

高齢期を高齢期前期60〜79歳，高齢期後期80歳〜に2区分するという考えも，中年期（初老期）40〜59歳につづいてであろう．中年期は臓器の機能や個体の抵抗力はなお余力をもち，若い人の仲間並みに活動する能力をもっているが，身体的には成人期から老年期に向かう時期であり，老化が認められる年代であろう．男女とも成人病にかかりやすく，女性は更年期が訪れる．

高齢期前期（60〜79歳）は生理的老化がある程度進行し，成人病，老人病の合併が増加する．疾病の予防，治療に注意し体力増進を工夫して暮らせば，なお社会的に活躍をつづける能力を維持することができるであろう．

高齢者後期（80歳以上）は生理的老化もかなり進み，健康の維持，病気や体力の維持，増進にいっそうの工夫が必要となろう．健康な精神機能が維持されるならば，判断力，洞察力により知的活動では家庭や社会に寄与しうる能力を持ちつづけていよう．②

いずれにせよ，老年 old age は年寄り，年老いた世代であろう．老化に

よって精神的, 身体的機能が減退する時期であり, 感情的には不安定, 記憶力が減退する時期であろう.

　65歳ごろまでは壮年期とあまり変わらないかもしれないが, 老いの自覚が身体的な衰えや症状, 五十肩, 老眼とともに生じ, 女性は閉経という肉体的定年が生ずる.

　職場では男性も「社会的定年」となり, 無用者となる. 毎日が日曜日, 社会的無用者となったという意識は, 老化した自身の存在の全体像を浮き彫りにし, 身をもてあまし, つらい日々を送るであろう. 平均寿命の延びた現代では, 社会的指導者は50歳から74歳までともいわれ, 生活の仕方も創意工夫して, その人の心がけ次第では生きがいが見出せるに違いない.

　日本は老人の自殺が世界一, 二といわれ, 人生の終末, 老年期は危機的状況ともいえる. 老年期に入ると, いずれの国においても自殺率は次第に増加する. わが国おいても, もちろんこの例外ではない. わが国の自殺の一特徴として, 老人の自殺率が高いことを上げることができる. ③

　死に近づきつつあること, 死の意識をもつことは, 人間だけに許されていて, 正常者より高齢者や精神病者, 限界状況にある人たちには拡大されて現われてくる.

　老年期には老年期神経症, 痴呆, 老年期うつ病, 統合失調症, 睡眠障害, 自殺, アルコール依存症等, さまざまな心の病気があろう.

　老人を敬う国民の祝日の1つに, 敬老の日がある. 老人を敬愛し長寿を祝うことを目的として, 1966 (昭和41) 年に制定されている. この敬老思想は, 「老人は多年にわたり社会の進展に寄与してきたものとして敬愛され」と, 老人福祉法の基本理念にあるとおり, 多年にわたり社会の進展に寄与してきた実績に基づいて高齢者は尊敬される. それが敬老の日である. 9月15日1日だけでなく1年中敬老の日でありたい, それが敬老の本当の精神であり, 父母同然にお年寄りをたいせつにしたいものである. 老年期の生き方の願うべき姿は, 人間らしく生きる, 自分の意志, 意欲によって自立的に生きる, 主体的に生きるということであり, 社会的保護というのみならず, 老人たちの主体的な生き方, 人間としての主体性をたい

せつにする必要があろう．老年期は身体的に衰え労働力も老化にともない衰弱し，収入の低下，失業，労働不能等で家族の経済的扶養が困難となり，老化にともなう疾病や身体障害，運動機能の低下が日常生活機能を奪うのみならず，家族にも身体扶養のための困難を経験させるであろう．老化にともなう心理の変容や精神的機能の低下により，孤独の苦痛，自殺，恍惚の人，老人性痴呆まで，老人だけの存在はさまざまな現象を生じさせる．

　日本国憲法は「健康で文化的な最低限度の生活を営む権利」（第25条）を国家の責務で保障していて，老人は生存権，人間らしく健康で文化的な生活を営むための国民としての基本的権利をもっていよう．④

　老人たちは死に最も近づいた世代であり，人間としての死の問題を避けては通られぬ死に至る存在でもあろう．死の意味は宗教的領域であり，信仰心もたいせつな問題である．仏教の死生観は死との主体的な和解に役立ち，安心立命に重要な人生観であろう．

　老人は政策制度，老人福祉制度および事業において保護され，貧困や疾病に苦しむ老人たちには生活費や生活手段，サービスを供与し，生活問題の解決に当たる．

　その一方，老人には非経済的サービスも必要不可欠であり，一言でいえば，老人開発，老人一般にさまざまな生活活動の機会を提供することにより，肉体的，精神的諸能力を維持発展させ，生活意欲を喚起，持続させる社会的方策であるといえよう．⑤

　(1) 娯楽，レクリエーション，(2) 教養学習（老人クラブ，高齢者教室），(3) 健康管理，(4) 社会参加（社会奉仕活動への参加）を通して肉体的，精神的諸能力の維持，向上，さらには生活意欲の喚起，維持がはかられよう．それにしても，老いは日々加齢 Aging を迎えて，若い世代の成長，成熟の発達と違う退縮 Involution を示す．発達した臓器，組織，細胞等が何らかの原因によって容積，数を減じ，機能を低下して萎縮する．その生理的に萎縮する臓器，組織をとくに退縮といい，老人性萎縮等をいうのである．生体が一定の発育を遂げると，年齢とともに萎縮していく．その発現程度には個人差が大きい．⑥

老化は人の退縮期に認められる変化で，ほぼ40歳前後からはじまっている．生理的変化，病的変化があろう．生理的年齢変化は，毛髪の変化（白髪，はげ，脱毛，剛毛），つめの変化，皮膚の変化，眼の変化（老人環，角膜，水晶体の混濁），歯の変化，脊髄の変化，動脈の硬化，血色の変化，老人性瘦削（やせ）があり，外的観察による変化があろう．生理機能的には脳，心臓，肺，肝臓，腎臓，血液，眼，耳，性等があろう．⑦

人間の最大の特徴，精神と心の働き，高齢者には精神，心の変化もあろう．精神障害としては，老年痴呆，初老期痴呆，動脈硬化性痴呆，躁鬱病，妄想状態，器質性精神障害，神経症，心身症，不眠症，自律神経障害等があるであろう．

これらは精神病理学，精神障害者福祉論の範疇であろうが，老人問題を扱う学問としては老年学ジェロントロジー Gerontology があろう．

註① E・H・エリクソン，J・M・エリクソン，H・Q・キヴニック／朝長正徳・朝長梨枝子訳『老年期』みすず書房，1999年，p.371 参照．
② 吉川政巳『老いと健康』岩波新書140，p.50 参照．
③ 大原健士郎『日本の自殺』誠信書房，昭和40年，pp.164-165 参照．
④ 『現代のエスプリ』126「老年」，至文堂，副田義也「主体的な老人像を求めて」pp.5-24 参照．
⑤ 同，p.92 参照．
⑥ 『医学大辞典』南山堂，1954年，p.63．
⑦ 前掲『老いと健康』岩波新書140，p.8 参照．

おわりに

　私たちには祖父，祖母，祖先があり，父母の愛情に育てられ今日があることは間違いない．もし父母，祖父，祖母がこの世にいなかったら，今日の私たちは存在しないであろう．

　若い時に気づかなかったことで，年をとるにつれて有り難く思われることが誰の人生にもあろう．「子をもって知る親の恩」とか「孝行したい時には親はなし」といわれるが，親の偉大さやご恩，親心の有り難さに気づくのも年をとったせいなのであろうか，感謝報恩の心，有り難さに号泣するのである．

　昭和19年の夏，終戦の前の年の7月12日，名古屋で兄弟4人の4番目としてこの世に生を受けた私は未熟児，そして臍(へそ)の緒(お)が首に巻きついていて仮死状態で生まれた．葡萄色をしていたという．逆さにし，お尻を叩いてしばらくして誕生の一声「オギャー」という産声を発した虚弱未熟児であった．充分な健康体でなかった母は，人生50年と言われた時代の39歳にて，医師から虚弱なうえ高齢出産ということで止められたが，もう1人子どもがほしいという母の希望，一心から私の生誕となった．今は亡き母は，元気な時，そう私に笑顔で語った．

　その頃，子どもを1人生むということは今以上に命がけであり，お腹の中で無理をしていたのであろう．誕生時，私は首が肩につくほどの瘤(こぶ)をもち，首を斜めに傾けて生まれた．立ち会った医師からは，手の施しようがないと見放され，そのため母は生まれた直後から母乳を与えながら，その瘤を小さくなれと毎日手で揉んで100日間，母の願いどおり私の首の瘤は次第に柔らかくなり，そして小さくなって，やがて瘤は消えて，母の愛情によって私は普通の健康な者の身体となったのである．当時の医学では手に負えなかったのであろう．医師には見放されたのであるが，母の手によって治癒回復し，未熟児の生まれながら小学校6年生の時には，今

の愛知県豊田市健康優良児第1位，相撲では豊田市で第2位，腕白ぶり，元気の良さは誰にも負けないたくましい子どもとして育ったのである．

「三つ子の魂百までも」子ども時代の愛情不足は，生涯に大きな影響を与える．今日の私の存在は母親の愛情によって育てられたことは間違いなく，父もそばで見守っていたに違いない．親心が感知できる年になり，もう両親共いない．誰にも父母があろうが，そのように人間は父母の愛情によって育てられ，狼に育てられて成人式を迎えた人間とは明らかに違うし，父母がいなかったら心の豊かな子どもは育たないといっても過言ではなかろう．

そのように私たち人間にとって父母，祖父，祖母はかけがえのない存在であり，親心により育てていただいて今日があろう．私は阿弥陀如来のご加護，加被力も，親が子どもを護るこの上もない深い愛情，お育ての御恩同然と信知している．

自身の出生の秘密を語る私も間もなく60歳，定年を迎える年齢となった．父母共80有余歳と長生きをし往生の素懐を遂げ，称名報恩の十三回忌の法要も済ませているが，父母の思い出が昨日，今日のようになつかしく思い出されるのも，年輪を重ねつつある人生航路の自然の恵みなのであろうか．

父は東本願寺の僧侶，母は布教師の父のもとで育った寺の娘であった．父は若い時から社会福祉事業を実践し，親鸞聖人，蓮如上人を崇敬し，念仏の信仰に生きた篤信の人であった．母によって聞かされた布教師であった母の親のこと，祖父の話は知らず知らずのうちに私の人生にも反映し，わが家の精神的伝統となっているように思える．

さて，数年前，現代ストレス社会にあって，心の病で苦しむ大勢の人たちへのサポートがない状況を知り，治療救済の道はないかと探究，考えぬいた末，臨床福祉の視点より学園に厚生労働省指定の養成校，大卒者の教育機関，精神保健福祉学科を設置し，精神保健福祉士を育成することになった．

門外漢の私は社会福祉の勉強もし，精神障害者福祉の領域に学問的意義，専門性を見つけ，臨床の現場の必要性を感じ，社会復帰施設，援護寮

を建設する構想が進展し，いよいよ実現することとなった．
　私どもにとっても，日本社会同様，課題解決はこれからである．
　本稿は，人間特有の「『心の病』発病メカニズムと治療法の研究」と主題が示すとおりの『精神保健福祉学序説』その1であり，序説である．今日までお育ていただいた大勢の皆さん，師恩にも感謝のおもいでいっぱいである．浅学菲才，お気づきの点はご指導いただけたら，この上もない喜びである．
　出版にあたって，東洋大学大学院生時代より知己であり親友である佐藤今朝夫国書刊行会社長にお世話になり，啐啄同時（そったくどうじ）の人生の記念として刊行，著者にとっても生涯忘れることのできぬ喜びである．
　著述は3年の歳月を要し，今，著者としては本著が多くの人にお読みいただけることを願う日々である．
　　平成15年3月
　　　　　　　　　　　　　自坊阿弥陀寺書斎にて　著者 識す

著者紹介

宇野　弘之（うの　ひろゆき）

昭和19年	愛知県生まれ．
昭和44年	東洋大学大学院文学研究科修士課程終了．
昭和47年	同大学院博士課程仏教学専攻（単位取得）．
平成10年	淑徳大学大学院後期博士課程社会福祉学専攻（単位取得）．研究テーマは『大乗仏教の社会的救済実践とその思想』（1998年刊）．
平成10年4月	厚生省介護福祉士養成校・専門学校新国際福祉カレッジ（介護福祉学科），厚生省救急救命士養成校国際医療福祉専門学校（救急救命学科・社会福祉学科）設置，学校長に就任．
平成12年より	国際医療福祉専門学校に厚生省精神保健福祉士養成校「精神保健福祉学科」を開設．
現　　在	浄土真宗 千葉 阿弥陀寺住職・満願寺住職． 学校法人阿弥陀寺教育学園 能満幼稚園・ちはら台幼稚園・専門学校新国際福祉カレッジ・国際医療福祉専門学校理事長． 学校法人宇野学園 しろばら幼稚園・千原台まきぞの幼稚園理事長． 社会福祉法人うぐいす会 特別養護老人ホーム誉田園・介護老人保健施設コミュニティ広場うぐいす園・ケアハウス誉田園理事長． 有料老人ホーム敬老園ロイヤルヴィラ（稲毛・西船橋・八千代台・大網・白里・水戸・札幌・東京武蔵野）・ナーシングヴィラ（東船橋・浜野・八千代台・千葉矢作台）理事長． メモリアルパーク千葉東霊園・佐倉メモリアルパーク・船橋メモリアルパーク・市川東霊園・市川聖地霊園・メモリアルパーク市原能満霊苑管理事務所長．
著　　書	『坊主の求道―仏蹟を尋ねて―』（国書刊行会），『わかる哲学―古今東西の哲学―』，『如是我聞』，『私の哲学教室』，『仏事大鑑』（国書刊行会），『般若心経の話』，『教行信証のお話』（〔アジア文化〕早稲田大学出版部），『大無量寿経講義』，『阿弥陀経講義』，『観無量寿経講義』，『正信念仏偈講義』，『十住毘婆沙論講義』（山喜房佛書林），『住職道』『高齢化社会における老人介護の実際』（国書刊行会），『現代福祉実学の構想』（中外日報社），『大乗仏教の社会的救済実践とその思想Ⅰ―仏教福祉学序説―』『大乗仏教の社会的救済実践とその系譜』（阿弥陀寺教育学園出版局）．
現住所	〒260-0844 千葉県千葉市中央区千葉寺町33番地　阿弥陀寺 TEL 043(266)5177　FAX 043(265)7182 E-mail: amidaji@fine.ocn.ne.jp

「心の病」発病メカニズムと治療法の研究―精神保健福祉学序説―

平成15年4月11日 印刷
平成15年4月21日 発行

ISBN4-336-04539-9

著者 宇野 弘之

発行者 佐藤 今朝夫

〒174-0056 東京都板橋区志村1-13-15
発行所 株式会社 国書刊行会
電話 03(5970)7421　FAX 03(5970)7427
E-mail: info@kokusho.co.jp　http://www.kokusho.co.jp

落丁本・乱丁本はお取替えいたします。
印刷 ㈱エーヴィスシステムズ　製本 ㈲青木製本

© Hiroyuki Uno

❖ 既 刊 ❖

高齢化社会における老人介護の実際
宇野弘之著
四六判・上製　204頁　1,942円

住　職　道
宇野弘之著
四六判・上製　124頁　1,942円

有料老人ホームってどんなとこ
沖小夜子著
Ｂ６判・並製　164頁　1,456円

有料老人ホームは日々楽し
沖小夜子著
Ｂ６判・並製　204頁　1,553円

仏教の考え方
村上真完著
Ａ５判・並製　388頁　2,700円

仏教的ものの見方　仏教の原点を探る
森　章司著
Ａ５判・並製　222頁　1,500円

表示価格は税別

❖ 既　刊 ❖

阿弥陀経の本義
稲城選恵著
Ａ５判・上製　284頁　5,800円

大乗仏教の極致としての他力本願ということ
稲城選恵著
四六判・並製　112頁　900円

他力信仰の本質　親鸞・蓮如・満之
加藤智見著
四六判・並製　240頁　1,800円

蓮如の生涯
豊島学由監修
四六判・並製　248頁　1,800円

蓮如の手紙　お文・ご文章現代語訳
浅井成海著
Ａ５判・並製　446頁　4,660円

歎異抄に学ぶ大乗仏教入門
本多静芳著
Ａ５判・並製　416頁　2,000円

表示価格は税別